Eric Shamus
Arie J. van Duijn

肢体手法治疗
MANUAL THERAPY
OF THE EXTREMITIES

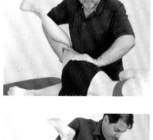
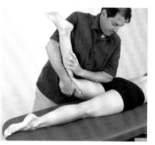
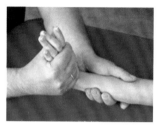
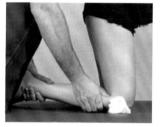
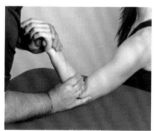
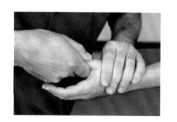
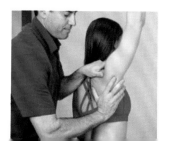

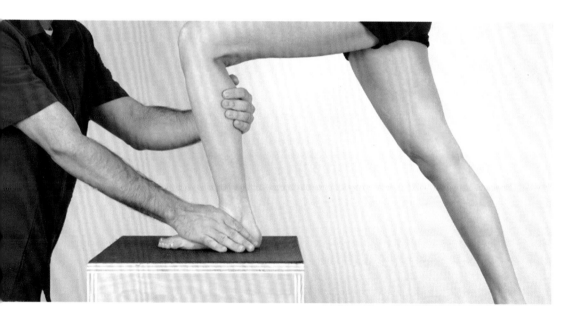

主编 〔美〕 埃里克·沙莫斯
阿里·J.范·杜金
主译 白玉龙

天津出版传媒集团
天津科技翻译出版有限公司

著作权合同登记号:图字:02-2018-329

图书在版编目(CIP)数据

肢体手法治疗/(美)埃里克·沙莫斯
(Eric Shamus),(美)阿里·J.范·杜金
(Arie J. van Duijn)主编;白玉龙主译. —天津:
天津科技翻译出版有限公司,2023.4
书名原文:Manual Therapy of the Extremities
ISBN 978-7-5433-4335-1

Ⅰ.肢⋯ Ⅱ.①埃⋯ ②阿⋯ ③白⋯ Ⅲ.①按摩
Ⅳ.①R454.4

中国国家版本馆 CIP 数据核字(2023)第 048705 号

中文简体字版权属天津科技翻译出版有限公司。

授权单位:Jones & Bartlett Learning, LLC
出 版:天津科技翻译出版有限公司
出 版 人:刘子媛
地 址:天津市南开区白堤路 244 号
邮政编码:300192
电 话:(022)87894896
传 真:(022)87893237
网 址:www.tsttpc.com
印 刷:天津海顺印业包装有限公司
发 行:全国新华书店
版本记录:889mm×1194mm 16 开本 22 印张 400 千字
2023 年 4 月第 1 版 2023 年 4 月第 1 次印刷
定价:228.00 元

(如发现印装问题,可与出版社调换)

主译简介

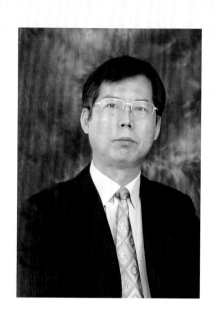

白玉龙　主任医师,教授,博士生导师。复旦大学附属华山医院康复医学科副主任。长期从事神经系统伤病康复的基础与临床研究。任中国康复医学会神经康复专业委员会副主任委员,中国卒中学会理事兼脑卒中康复分会副主任委员。主持国家自然基金面上项目4项、省部和市级科研项目等9项。以第一作者或通讯作者发表论文150篇,其中SCI论文26篇。主译、副主编和参编康复医学相关专著20余部。获教育部科技奖二等奖等奖励多项。

译校者名单

主　译

白玉龙

译　者 (按姓氏汉语拼音排序)

陈逸浩　陈英伦　杜　亮　胡　健　黄崧华

解二康　邢　影　张玉倩　赵　娟　邹　悦

校　对 (按姓氏汉语拼音排序)

陈英伦　华　艳　邢　影　张玉倩

主编简介

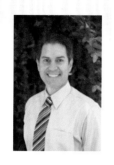

Eric Shamus 佛罗里达湾岸大学(FGCU)康复科学系的副教授兼系主任。在这之前,Shamus 博士曾在诺瓦东南大学任教 14 年,教授物理治疗和骨科医学课程。他教授了一系列手法治疗技术,包括肌肉能量技术、拮抗松弛技术、加压摆位放松技术、颅骨整骨疗法、肌筋膜放松技术、动态关节松动术和高速低幅闪动技术。他在佛罗里达国际大学获得物理治疗学士学位,在林恩大学/迈阿密大学获得损伤生物力学硕士学位,在林恩大学获得教育领导学博士学位,在圣人大学获得物理治疗博士学位。Shamus 博士是多本教科书的作者。他参加了许多国内和国际演讲,并撰写了多个章节和期刊文章。在手法治疗方面,他教授继续教育课程,并且指导物理治疗骨科住院医生和手法治疗从业人员。Shamus 博士是美国物理治疗协会(APTA)的重要成员。在佛罗里达物理治疗协会,他是会议委员会主席,并且在继续教育委员会、干针工作组及临时许可证工作组任职。他作为佛罗里达州的 APTA 众议院代表已经 15 年。另外,他也是美国骨科手法物理治疗师学会(AAOMPT)的成员。

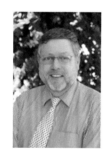

Arie J. van Duijn 佛罗里达湾岸大学物理治疗博士项目的副教授和项目负责人。他在荷兰莱顿的物理治疗学院获得物理治疗学士学位,在圣奥古斯丁大学获得物理治疗学专业硕士学位,在中佛罗里达大学获得教育博士学位。van Duijn 博士是认证的骨科临床专家,并获得了圣奥古斯丁大学的手法治疗认证。他目前的临床或教学领域包括骨科物理治疗,尤其是对于脊柱和四肢的手法治疗。他的研究方向主要是骨科手法物理治疗和手法治疗临床应用的教学研究。自 1998 年以来,他一直在教授骨科手法物理治疗的入门课程和继续教育课程。他曾担任佛罗里达物理治疗协会的领导职务,并受邀参加物理治疗和社会(APTA PASS)峰会。自 2001 年以来,他一直担任 APTA 众议院佛罗里达分会代表。他目前担任美国骨科手法物理治疗学会学术和临床学组专业组的创始主席。

编者名单

Denise Allen, OT/L, MHS, CHT
Hand Chapter
Visiting Instructor, Occupational Therapy
Department of Rehabilitation Sciences
Florida Gulf Coast University
Fort Myers, Florida

David Boesler, DO, MS
Introduction Chapter
Chair, Osteopathic Principles & Practice
Nova Southeastern University
Davie, Florida

Eric Chaconas, PT, DPT, FAAOMPT, CSCS
Shoulder Chapter
Assistant Program Director & Assistant
Professor, Physical Therapy
University of St. Augustine
St Augustine, Florida

Robert D. Dowd, PT, DPT, OCS, JSCCI
Introduction Chapter
Jones Institute
Carlsbad, California

Kathleen Geist, PT, DPT, OCS, COMT, FAAOMPT
Case Study: Appendix
Assistant Professor, Physical Therapy
Emory University
Atlanta, Georgia

Carl Heldman, PT, DPT, MA, ATC, FAAOMPT
Hip Chapter
Emory University Physical Therapy
Atlanta, Georgia

Lynn Jaffe, OT/L, ScD, FAOTA
Wrist Chapter
Associate Professor, Program Director,
Occupational Therapy
Department of Rehabilitation Sciences
Florida Gulf Coast University
Fort Myers, Florida

Elisabeth McGee, MOT, DPT, OT/L, CHT, MTC
Hand Chapter
Assistant Professor, Physical Therapy
University of St. Augustine
St. Augustine, Florida

Doris B. Newman, DO, FAAO
Introduction Chapter
Associate Professor
Osteopathic Medicine
Nova Southeastern University
Davie, Florida

Yasmin Quershi, PT, DPT, MHS, DO (AUS)
Introduction Chapter
Osteopathic Medicine
Nova Southeastern University
Davie, Florida

Jennifer Shamus, PT, DPT, PhD, COMT, CSCS
Ankle and Foot Chapters
Market Manager
Select Physical Therapy
Fort Lauderdale, Florida

Jacqueline van Duijn, PT, DPT, OCS
Case Studies in each chapter
Instructor II, Physical Therapy
Department of Rehabilitation Sciences
Florida Gulf Coast University
Fort Myers, Florida

模特

Sierra Griffin, SPT, BS
Doctoral Physical Therapy Student
Florida Gulf Coast University
Fort Myers, Florida

Juliana Mejia, PT, DPT, BS
Managing Director
First Wellness
Boca Raton, Florida

审校专家

Sara Bertrand, PT, DPT, OCS, FAAOMPT
Physical Therapist
Brooks Rehabilitation
Jacksonville, Florida

Thomas Bevins, PT, MS
Assistant Professor (retired)
Department of Rehabilitation Sciences
Florida Gulf Coast University
Fort Myers, Florida

Jason Brumitt, PT, PhD, ATC, CSCS
Assistant Professor, Physical Therapy
George Fox University
Newberg, Oregon

Michelle Dolphin, PT, DPT, MS, OCS, COMT
Clinical Assistant Professor, Physical Therapy
Upstate Medical University
Syracuse, New York

Sarah Fabrizzi, OT/L, PhD
Assistant Professor, Occupational Therapy
Department of Rehabilitation Sciences
Florida Gulf Coast University
Fort Myers, Florida

Christopher Hughes, PT, PhD, OCS, CSCS
Professor, School of Physical Therapy
Slippery Rock University
Slippery Rock, Pennsylvania

Joseph P. Kelly, PT, MSPT, OCS
Assistant Professor, Physical Therapy
Bradley University
Peoria, Illinois

Matthew Lazinski, PT, DPT, OCS
Assistant Clinical Professor
University of South Florida
Tampa, Florida

Ken Learman, PT, PhD, OCS, COMT, FAAOMPT
Associate Professor, Physical Therapy
Youngstown State University
Boardman, Ohio

Clare Lewis, PT, DPT, PsyD, FAAOMPT, MTC
Professor, Physical Therapy
California State University at Sacramento
Sacramento, California

Eric R. Miller, PT, DSc, FAAOMPT
Associate Professor, Physical Therapy
D'Youville College
Buffalo, New York

Marie-Eve Pepin, PT, DPT, MSPT, OMPT
Assistant Professor, Physical Therapy
Oakland University
Rochester, Michigan

Elysa Roberts, OTR/L, PhD
Senior Lecturer, Occupational Therapy
School of Health Sciences, University of
Newcastle
Callaghan, Australia

Nancy K. Shipe, PT, DPT, OCS
Assistant Professor, Physical Therapy
Slippery Rock University
Slippery Rock, Pennsylvania

Emily J. Slaven, PT, PhD, OCS, FAAOMPT,
Cert MDT
Assistant Professor
Krannert School of Physical Therapy
University of Indianapolis
Indianapolis, Indiana

Melissa Tabor, DO, CAQSM
Sports Medicine Physician
Osteopathic Center
Clinical Assistant Professor
Nova Southeastern University
Miami, Florida

Ann Vendrely, PT, DPT, EdD
Professor, Physical Therapy
Governors State University
University Park, Illinois

中文版序言

　　肢体康复是康复治疗的重要工作内容，而手法治疗则是肢体康复的基础部分。随着康复医学的不断发展，康复医生和物理治疗师在临床工作中研究、创造不同的手法为患者进行治疗，针对肢体功能障碍康复的手法治疗也越来越多。

　　本书是由白玉龙教授与他的团队，结合临床经验，精心翻译完成的一部译著。书中以各关节为章节，由浅入深，详细介绍了关节的解剖、生理特性，分析了关节损伤的可能原因。书中总结了目前临床上常用的治疗技术，并回顾了各类手法治疗现有的有效性证据。书中应用大量高清彩图，让读者可以更为直观地了解治疗技术的操作细节。值得一提的是，书中还详细介绍了患者进行自我松动的方法，充分体现了生物-心理-社会新型医学模式的理念，增强了患者的主观能动性。

　　希望本书可以为康复医生、物理治疗师等专业人士的临床工作提供参考与借鉴，从而为更多需要改善肢体功能的患者提供更精准、更有效的帮助。

吴毅

复旦大学附属华山医院康复医学科

2022 年 9 月 26 日

中文版前言

    手法治疗是物理治疗师的基本临床技能,广泛地应用于患有肌肉骨骼和(或)神经系统疾病患者的康复治疗中。为了给广大的临床实践者提供一本具有实用价值的手法治疗参考书籍,我们翻译了《肢体手法治疗》这本书。

    本书主要包括上、下肢肢体各个关节的手法治疗操作方法,不局限于单种技术类型,而是从关节活动受限方向的角度展示了每种活动受限可采用的各种手法治疗技术,具有较强的临床实用性。本书附有大量的手法操作图片,非常有利于读者轻松准确地理解每种技术的实施方法,希望各位读者能从本书中有所收获。

    我们本着尊重原著的原则,如实对各章节进行翻译。还需各位读者注意的是,书中介绍的某些知识也会随时间不断更新,在阅读时敬请注意。我们竭尽所能进行了翻译,但由于知识的局限,差错在所难免,敬请读者指正。

复旦大学附属华山医院康复医学科

2022 年 9 月 19 日

序 言

任何资源的质量和效用,都与其能否高效地提供最为重要且必要的信息直接相关,比如教科书的编写。尤其当面对一位患者时,能否利用这些信息选择最佳诊治手段显得尤为关键。Eric Shamus 博士和 Arie J. van Duijn 博士编写了本书,为运用手法治疗的临床实践者们编写了一份极有价值的资料。本书内容精准,覆盖面广,为手法治疗医生提供了实用参考。他们在临床实践、教育和研究中拥有多元、独特的学科背景,这些背景促使他们编写了这本适用于不同临床水平群体的资料,不仅适用于有经验的临床诊疗者,而且适用于刚开始学习手法治疗知识和技能的学生。

在过去的 30 年间,我参与了骨科手法物理治疗(OMPT)的专业领导、临床实践、学科教育和推广工作,对这项物理治疗师专业的极有价值且非常先进的亚专业的深度和广度有了一些见解。手法治疗之所以有趣,是因为它采用最简单的形式,是由具有相应教育背景、技能的专业人员所实施的"技术",在实施过程中选择因人而异的手法(一些手法治疗技术,如关节松动/手法治疗,需要在整个临床干预过程中进行即时、全程的检查和评估,因此这项技术仅由具有相应教育和训练的已注册的专业人员实施)。同时,手法治疗是临床实践中一个先进亚专业领域的公认标志,具有独特的理论范式,可管理患有肌肉骨骼、神经系统和(或)运动系统(也称 OMPT)疾病的患者。对理论范式的理解要复杂得多,而OMPT 范式之外的许多人(包括仅操作手法治疗技术的从业人员)则很少理解。

尽管本书有很多极为宝贵的特征,但其主要优势之一是能够在操作手法治疗技术的个人与使用复杂的临床推理方法、确定最有效干预措施(包括手法治疗技术)的高级 OMPT从业者之间架起桥梁,提供患者管理过程中的治疗技术。这本书的组织方式提高了临床推理的水平,因为它展示了每个关节在一个区域可采用的各种手法治疗技术。特异性和独特性是患者表现的标准,即使在诊断和损伤非常相似的患者中也是如此。OMPT 的高级从业人员会确定功能障碍的根本原因,然后迅速提供最可能有效的干预措施,以提供解决问题的最佳方式。当干预无效时,他们会迅速转向另一种已知对特定损伤有效的技术。拥有一整套独特的、最有效的 OMPT 技术并在一个区域展示和描述,对于正在学习中的学生和(或)执业临床医生学习和掌握先进的临床推理至关重要。另外,许多患者在关节内出现多种问题,需要运用多种技术。同样,本书中介绍这些资料的方式(同时介绍各种技术)为临床医生管理患者提供最佳选择。例如,患者表现出关节囊受限、生理(保护性)肌肉保护现象和肌肉柔韧性降低。书中列出了管理这 3 个不同问题所需技术的适当实用工具的项目,将这些技术结合使用,以促进对患者进行连续护理时的顺畅管理。最后,所有临床医生都有自己的"入门技术",但也知道这些技术并不总是对每位患者都有效。这本书的另一个特征是演示了多种管理疾病的方法,当"入门技术"治疗无效时,提供了高效的替代技术。这将丰富每位临床医生的治疗体系!

《肢体手法治疗》为学习者提供了学习和改进许多手法治疗技术的机会。我愿意将这本书推荐给学生、住院医生、OMPT培训人员,以及美国骨科手法物理治疗师学会的人员,因为我相信大家都会从这本书中获益。尽管这本书是为当今的康复实践而编写的,但我相信,在今后的很多年中,它将继续指导临床治疗。希望你能找到适合自己的正确道路。

Robert H. Rowe

前 言

我们编写此书的目的是为读者提供全面的资源，以帮助读者学习各种类型的四肢关节手法技术。考虑到涵盖肢体关节手法的大多数图书仅关注一种特定类型的技术，因此，我们选择为每种关节运动描述多种类型的技术。

我们还选择围绕受限动作而不是根据技术类型来组织资料，以增加本书的临床实用性：临床医生可从多种技术中选择，以治疗特定运动中的活动方向受限，而无须在章节间或教科书间来回查阅。我们对关节的功能解剖学和生物力学进行了概述，并总结了有关手法治疗功效的临床证据，以便临床医生和医学生可以根据具体的临床情况选择最合适的治疗技术。

通常，物理治疗师只考虑关节手法治疗的生物力学作用。对于临床医生和医学生来说，也必须考虑神经生理和心理影响，这一点很重要。无论使用哪种技术，关节手法治疗都会刺激皮肤和关节的机械感受器。这些信号传到背角神经元并导致脱敏，继而会导致肌肉张力、运动神经元池活性和流体动力学改变。此外，运动产生的刺激会传到脊髓上水平。研究表明，手法治疗可降低岛叶皮质中的激活，减少脑血流。内源性下行疼痛抑制系统也被激活，并产生镇痛作用或降低疼痛程度。临床医生对手法治疗技术的选择应取决于所需的治疗效果，因此，本书为临床医生提供了多种类型的技术，可应用于特定的治疗效果和特定的组织类型。

本书的组织结构

这本书的独特之处在于它从各种角度介绍了手法治疗技术，以改善肢体骨骼运动。骨骼运动的定义为围绕旋转中心关节轴的运动。例如，已证明髋部手法治疗技术可用于髋关节屈曲、伸展、内收、外展、旋转运动受限和关节分离。关节囊、韧带、肌肉、神经张力、筋膜、软组织限制等可能导致骨骼运动受限，每一种受限都需要不同类型的手法技术才能达到最佳的治疗效果。在这本书中，我们为每种骨骼运动提供了8种手法治疗技术，其组织方式如下：

- 非闪动式关节松动术
- 闪动式关节松动术
- 肌肉能量技术
- 动态关节松动术

- 拮抗松弛术

- 肌筋膜松解术

- 软组织松解术

- 自我松动术

每章都介绍了每个肢体关节的手法治疗。在每章的介绍中,都对解剖学和功能生物力学(包括关节运动学)进行了描述,随后介绍了常见的关节功能障碍,以及对这些功能障碍进行手法治疗的临床证据。本书详述了针对特定关节的每种骨骼运动的 8 种技术,并且在每章的结尾都有一个案例分析,阐明了关节功能障碍患者的临床管理。本书针对每种动作限制的各类技术进行了特别的描述,使其成为该主题最全面的资源,其总体目标是为医学生和临床医生提供全面的手法治疗方法。

每种技术都附有该技术的操作图片(本文中包含 500 余幅图片),对患者和治疗师的体位描述,如何实施该技术的说明,以及治疗师应记住的要点。

每位患者既往病史、体型、生理表现都不同,对使用手法治疗的看法也不尽相同。根据这些差异,临床医生需要使用各种手法治疗技术。此外,临床医生可能尝试某种特定技术但没有成功,本书中还提供了可根据特定患者情况使用的替代技术类型。自我松动术能使患者持续改善运动性,使运动方式正常化。需要注意的是,手法治疗的影响是暂时的,除非这些治疗在神经肌肉训练和加强治疗后进行。仅单独使用某种技术的情况很少见。与其他物理治疗干预相结合时,手法治疗具有最大的益处。

这些只是手法治疗师可用的许多技术中的一小部分。我们希望读者在临床上能觉得这些技术有用。

目 录

第 1 章

概述

学习目标

完成本章学习后,读者将能够:

- 明确本书中 8 种手法治疗技术的操作。
- 描述每种技术的基本框架和概念。
- 解释各种手法治疗技术的基本操作步骤。
- 阐明手法治疗的适应证、禁忌证和(或)注意事项。

运用手法治疗来改善运动、疼痛及功能障碍已有很悠久的历史。其最早的描述出现于古希腊希波克拉底(Hippocrates)的著作中,随后出现在罗马克劳迪亚斯·盖伦(Claudius Galen)的著作中。在现代医学发展的早期阶段,正骨技术的使用较为常见,其最终促进了骨科医学、整脊及物理治疗领域内手法治疗的出现[1]。

在美国物理治疗协会(APTA)针对物理治疗师操作的指南中,将松动术定义为"由不同速度和幅度的连续的关节和(或)相关软组织的技巧性被动运动所组成的一种手法治疗技术,包括小幅度、高速的治疗性运动"[2]。由于"松动"(mobilization)和"手法治疗"(manipulation)这两个术语可以互换使用,故本书中使用手法治疗来描述旨在改善关节活动性的闪动式和非闪动式手法技术。闪动松动是指高速低幅的闪动技术。

本书涵盖以下 8 种针对各关节运动方向的手法技术:

- 非闪动式关节松动术。
- 闪动式关节松动术。
- 肌肉能量技术。
- 动态关节松动术。
- 拮抗松弛术。
- 肌筋膜松解术。
- 软组织松解术。
- 自我松动术。

在本章中,读者将了解上述技术的基本框架和概念。

非闪动式关节松动术

关节活动可用关节活动度(ROM)来表示,而 ROM 由关节周围的骨性结构、关节囊、韧带,以及周围软组织共同决定。限制关节活动的特定组织决定了关节活动的终末感,即检查者被动活动关节至完全终末端时的感觉[3,4]。Cyriax[4]、Kaltenborn 等[5]及 Paris 和 Loubert[6],分别对正常关节终末感的类型进行了定义(详见表 1-1)。

异常终末感为特定运动方向上不应该出现的或者直接由特定病变引起的感觉异常。Kaltenborn 等及 Paris 和 Loubert 对异常终末感类型进行了具体的描述,包括肌肉僵直、空终末感、弹性感、松软感等[5,6]。

表 1-1　Cyriax、Kaltenborn 等及 Paris 和 Loubert 关于正常关节终末感的描述

作者			
Cyriax	囊性的	坚硬的	囊外的
Kaltenborn	稳固的	坚硬的	柔软的
Paris 和 Loubert	韧带的、囊性的	软骨的	软组织、肌肉

关节的运动包括骨运动和关节运动。骨运动是关节运动过程中骨的成角(旋转)运动,通常用运动方向、平面和运动轴来描述[3]。骨运动可以通过测量关节角度和(或)倾斜角度来明确,而关节终末感则可在允许的被动活动范围的终末端进行评估。关节运动或附属运动是在正常的骨运动情况下,相关联的两个关节面的相对运动。关节运动包括滚动、滑动和旋转,与骨运动不同,关节运动不受自主控制[3](见图 1-1)。

滚动是指在成角运动过程中,一个表面上的不同点与另一个表面的不同点的逐次接触。滚动的方向与骨杠杆运动方向一致。滑动是一个关节面上的特定点与另一个平面上的不同点逐次接触。旋转是一种纯旋转性运动,其中运动关节面的多个点接触另一个静止关节面上的一点[3,7]。

为了维持骨运动过程中关节的一致性,关节的滚动常与滑动同时发生。关节运动的方向取决于其关节面的解剖结构,尤其是关节面的凹凸性。凹凸定律定义为:当关节凸面在凹面上移动时,凸面的滚动

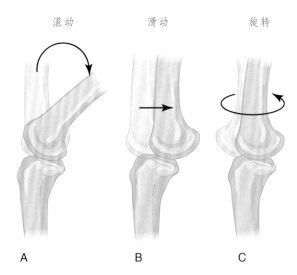

图 1-1　关节运动类型:滚动(A)、滑动(B)和旋转(C)。

方向与骨运动方向相同，而滑动方向与骨运动方向相反(见图 1-2)。当关节凹面在凸面上移动时，滑动方向与骨运动方向相同(图 1-3)。

在骨运动过程中，需要关节面间的正常滑动以保持良好的关节对线：如果关节滑动受到限制，由于运动轴与骨运动方向相同，则会导致异常的组织应力和可能的撞击(例如，在肩外展过程中肱骨头向下滑动受限时导致肱骨头撞击肩峰)[3.5.6]。

临床医生可通过关节分离及关节滑动来评估关节各个方向的附属运动。关节分离检查一般在关节放松位进行，牵引力垂直于关节面所在平面。关节滑动检查同样也需要在关节放松位进行，施力方向应与关节面所在平面平行。关节滑动检查需要检查关节的所有运动方向。Paris 等使用 7 级量表对关节附属运动进行分级(见表 1-2)[6.8.9]。

目前针对该量表的可信度研究有限。既往的研究表明其在评估椎间关节被动运动的可信度方面的组内可信度尚可，但组间可信度低[8]。在检查盂肱关节附属运动方面，具有良好的组内可信度和中等组间可信度[9]。

Maitland 等[10]对关节松动手法治疗分级如下(图 1-4)：

- Ⅰ级：治疗师在关节允许的范围内起始端，小

表 1-2　Gonnella 等[8]描述的等级量表

分级	描述	评估标准
0	关节僵硬	无可见的运动
1	活动度明显下降	活动范围明显下降且运动时有明显阻力
2	活动度轻度下降	活动范围轻度下降且运动时有轻微阻力
3	正常	正常
4	轻度活动度过大	活动范围轻度增加且运动阻力小于正常
5	明显活动度过大	活动范围明显增加且运动最终受限于关节周围结构
6	不稳定	活动范围明显增加且运动不受限于关节周围结构

范围、节律性地来回推动关节。

- Ⅱ级：治疗师在关节允许的范围内，大范围、节律性地来回推动关节，但不接触关节活动的起始端和终末端。

- Ⅲ级：治疗师在关节允许的范围内，大范围、节律性地来回推动关节，每次均接触到关节活动的终末端，并能感受到关节周围软组织的紧张。

- Ⅳ级：治疗师在关节活动的终末端，小范围、节律性地来回推动关节，每次均接触到关节活动的终末端，并能感受到关节周围软组织的紧张。

- Ⅴ级：超出关节活动允许范围的高速低幅的

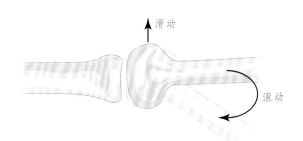

图 1-2　凹凸定律：凸面在凹面上运动。

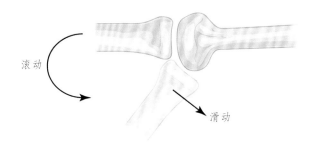

图 1-3　凹凸定律：凹面在凸面上运动。

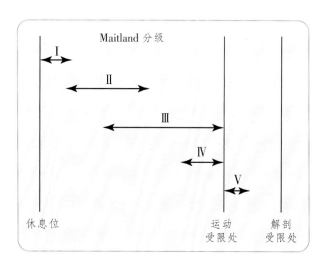

图 1-4　手法治疗分级。

闪动松动。

可应用非闪动松动术于图 1-4 各项分级中关节活动范围的终末端。Paris 和 Loubert[6]阐述了渐进式摆动的概念，一般是指应用摆动手法循序渐进地增加关节活动范围(见图 1-5)。

关节松动术的作用

关节松动(闪动和非闪动)的治疗作用可以从神经生理学效应、生物力学效应和心理效应三个方面解释[10,11]。I 级和 II 级手法主要产生神经生理学效应，因为该类手法未接触关节允许活动范围的终末端。由关节松动产生的机械刺激，可刺激关节机械感受器及皮肤和肌肉感受器，继而激活疼痛抑制通路[12]。Bialosky 等[11]提出了一种综合模型，认为手法治疗缓解肌肉骨骼疼痛的机制可包括神经生理学、外周、脊髓及脊髓上的机制。周围神经系统机制可涉及炎症介导化合物的释放，其中包括细胞因子和疼痛介质。脊髓机制包括对反射和其他神经运动活动的影响，主要通过闸门控制假说抑制疼痛[13-15]。手法治疗也可影响压痛的敏感性[16,17]，另外，脊髓上机制可能包括对阿片系统、多巴胺生成及其他中枢疼痛控制机制的影响[11,14,18,19]。

手法治疗的机械效应可归因于施加在关节周围结缔组织上的拉力。为了使结缔组织获得机械效应，那么施加在组织上的应力要足以达到应力/应变曲线的塑性区域，以实现永久性组织延长[6]。图 1-6 为组织应力/应变曲线。

手法治疗的心理学效应主要包括安慰剂效应[20]、治疗师和患者接触交流产生的影响、患者综合管理固有的积极作用，以及对所听见声音的潜在反应(在高速低幅闪动手法治疗时)[6]。

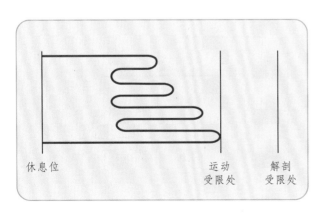

图 1-5 渐近式摆动。

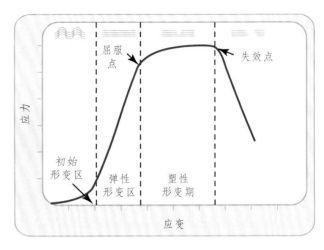

图 1-6 应力/应变曲线。

闪动式关节松动术

高速低幅闪动手法

在相关研究和临床实践中最著名的手法技术之一是高速低幅(HVLA)闪动手法。众所周知,HVLA 技术可用于多种环境下和多种临床表现的患者。HVLA 闪动手法可能是最早发明的一种手法治疗技术。实施 HVLA 闪动手法时,治疗师接触关节受限处,然后施加快速、轻微的力使关节通过受限处。为了使HVLA 闪动手法产生最佳效果,在开始手法治疗前,需要保证关节周围软组织处于放松状态。

发展史

HVLA 闪动手法自有历史记载以来就一直存在。19 世纪正骨法由欧洲移民带入美国。在亚洲文化中,闪动手法已经存在了数百年并且目前仍在使用。HVLA 闪动手法于 19 世纪被纳入医疗行为,并且成为最早一批在不同环境和学校中教授学生操作的手法治疗技术。

定义

HVLA 闪动手法是采用快速、短时的治疗力,在关节受限处作用一小段距离,以达到松解受限处的效果。这被称为 Maitland V 级手法。

基本概念

HVLA 闪动手法的使用方法如下。

• 治疗师和患者的初始位置：为感受关节受限

处的位置,治疗师应保持放松、平衡的体位。患者也需要保持放松的体位,一般认为肌肉在该处处于最放松状态时即为合适的体位。这样有利于治疗师对功能障碍进行最优化纠正。

- 针对关节受限处操作时,治疗师可复合叠加不同平面的运动(旋转、侧屈、屈曲、伸展、牵拉),这样更容易了解和处理关节受限。
- 治疗师需要施加一定的矫正力以改善受限关节的活动范围。该力是在特定方向上,通过关节受限处的快速、短时的闪动,以改善受限关节的活动范围。

基本步骤

1.为了更容易地通过关节受限处,可放松关节周围软组织。这可以通过软组织松解或肌筋膜松解手法来实现。

2.诊断一个关节的功能障碍,应从该关节所有运动平面出发(屈曲、伸展、侧屈、旋转、牵拉)。

3.将关节推到受限处,确保囊括所有关节运动的维度,关节此时应在充分"锁定状态",这样所有力量才会积聚在关节受限处。

4.在受限处维持一个稳定的推力,需要注意的是,不要在步骤 5 之前离开关节受限处。

5.采用短暂、快速(高速低幅)的闪动手法通过组织受限处,确保运用恰当的力量使关节通过受限处。

HVLA 治疗期间的空穴现象

HVLA 闪动手法治疗期间,可能会听到"砰"的声音或裂声。在整个手法治疗过程中,该声音并非是矫正关节受限所必需的。通常关节发出"砰"声的原理是,关节中氮气气泡的释放或者关节的真空环境受到破坏。治疗师需要告诉患者这种"砰"声是无害且无影响的。

适应证

- 改善关节活动受限,尤其是那些存在明显受限的关节。

禁忌证

- 不稳定和过度活动的关节。对不稳定或过度活动的关节使用 HVLA 闪动手法可能会加重关节的不稳定性。
- 颈椎。如果有类风湿性关节炎和唐氏综合征

者,由于翼状韧带不稳定,HVLA 闪动手法可能会导致第二颈椎的齿状突脱位。

- 退行性关节病。HVLA 闪动手法可能会损害或加重退行性关节病。
- 局部骨转移或骨质破坏。在某一区域内有局部转移或者如骨折等骨质破坏时,应禁用 HVLA 闪动手法。

HVLA 闪动手法是一种很有价值的手法治疗技术,可用于多种情况。治疗师需要明确诊断并能够精准定位组织受限位置。同时,治疗师还需要控制施力速度,掌握好力的作用和方向。

肌肉能量技术

发展史

多年来,治疗师们采取不同的方法,通过肌肉收缩来激活肌肉组织,旨在达到延展肌肉和松动关节的目的。如今为人所知的肌肉能量技术(MET)概念是由 Fred Mitchell 在 20 世纪四五十年代整理形成的[21,22]。因此,有人将 Fred Mitchell 称为"肌肉能量之父"[23]。Fred Mitchell 将该技术命名为肌肉能量技术的原因在于,该技术主要依赖于患者肌肉主动收缩产生的作用[21]。由 Mitchell 整合的肌肉能量技术概念,其起源要追溯到 Andrew Taylor Still。而在当时的背景下,即手法模式倾向于将骨骼恢复至原位而不考虑肌肉因素,Fred Mitchell 认为 Kettler 是首位关注关节的肌肉筋膜界面及其关系和肌肉功能对关节结构的影响者[23]。

在 Mitchell 之前,Kabat、Knott 和 Voss 开创了本体感神经肌肉促进技术(PNF),其通过相互抑制达到激活肌肉的目的,以改善关节活动范围。但 PNF 与肌肉能量技术还是有很大的不同,PNF 中主要涉及的是肌肉组织的等张收缩和向心收缩,而不只是 Mitchell 提出的肌肉能量技术中通过肌肉等长收缩引起肌肉放松。1974 年 Fred Mitchell 去世后,肌肉能量技术由骨科医生们继续传播。小 Fred Mitchell 正骨疗法医学院开始将 Mitchell 的肌肉能量技术融入他们的正骨课程中。另外,物理治疗师及其他手法治疗师们也逐渐将肌肉能量技术纳入他们的临床应用中[21,23]。

疗效研究

最近研究表明肌肉能量技术对脊柱有治疗效果,如各节段颈椎关节[24],以及四肢大肌群(如腘绳肌等)[25]。腘绳肌紧张是一种常见的病痛,是已知可导致下腰痛的原因之一。因此,将肌肉能量技术应用于四肢肌群可对脊柱产生直接和积极的影响[25]。也有研究显示,肌肉能量技术可增加上肢关节活动范围,比如一项针对大学篮球运动员的研究发现,在肩关节的水平外展肌上应用肌肉能量技术,可立即改善肩关节的水平内收[26]。

定义

肌肉能量技术是一种直接性手法治疗技术,需要将关节或肌肉推至关节活动受限处,即尽可能靠近关节主动生理活动方向的受限处,以及被动活动的解剖受限处或肌肉延长(拉伸)极限处(见图1-7)。长杠杆技术或短杠杆技术的选择主要取决于具体的治疗部位,如颈椎节段肌肉能量技术一般使用的是短杠杆技术,而针对骨盆和腘绳肌使用的一般是长杠杆技术。当患者听到指令时,需要在精准控制的位置上,沿着特定的运动方向,配合主动肌肉收缩抵抗明显的反作用力[21]。除了将关节或肌肉定位和复位至运动受限处,肌肉能量技术也可通过呼吸调整辅助促进关节运动。

基本概念

• 肌肉能量技术适用于脊柱和上下肢肌肉紧张短缩或关节功能障碍等情况。

• 肌肉能量技术的基本原则是,当肌肉组织痉挛、紧张或超负荷时,可能导致其依附的骨和关节出现功能障碍。任何跨关节肌肉在其高张力或紧张的情况下,都可能对关节部分活动范围产生影响。

• 肌肉能量技术中的肌肉收缩形式主要为等长收缩,患者在特定方向上用力收缩肌肉以抵抗治疗师施加的等量反方向作用力,该过程中杠杆无移动。保持一段时间,通常是3~5秒。在等长收缩期间,肌肉的起止点间的距离保持不变,因此,可产生固定的张力以防止肌肉短缩[23]。在某些情况下出现的是离心收缩而不是等长收缩。离心收缩过程是当患者主动收缩时该肌肉仍被延长。理论上,粘连和纤维化改变可通过离心收缩松解,有研究表明离心收缩有利于松解瘢痕组织[22]。

• 肌肉能量技术也包含关节的松动,尤其是当治疗师将骨杠杆最大限度地靠近关节活动受限处时。治疗师固定肌肉和(或)肌腱一端附着点,嘱患者同时主动收缩肌肉,这就会对肌肉另一端附着点产生一定程度的松动力。例如,通过股直肌来纠正髋关节后移,治疗师固定股骨的同时,患者主动收缩股直肌,以产生使髋关节前移的力。

• 肌肉能量技术适用于脊柱和上下肢肌肉紧张短缩或关节功能障碍。例如,可用来增加股直肌灵活性或降低其张力。治疗师将患者置于髋关节伸展、膝关节屈曲的体位,以达到延长股直肌的目的。在关节活动终末端,治疗师嘱患者伸膝以抵抗治疗师所施加的阻力,此时肌肉收缩形式是等长收缩。在肌肉片刻的伸展后,治疗师进一步延长股直肌。

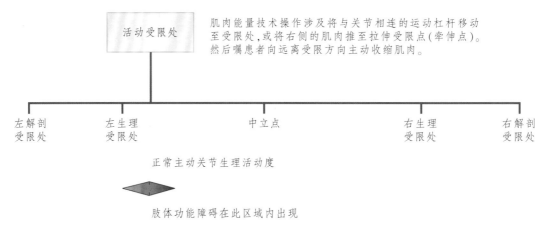

图 1-7 　肌肉能量技术。

基本步骤

1.应用肌肉能量技术前,应先对治疗部位进行关节功能障碍的诊断,或确定肌肉的紧张、高张力或短缩等情况。

2.将关节中相应的骨性结构作为力臂杠杆,使关节尽可能地置于活动受限处。这个过程通常在固定关节近端的同时，移动肢体以增加肌肉起止点之间的距离。

3.接下来,一般由临床医疗人员指导患者做与活动受限方向相反的肌肉收缩,该力的方向要准确。如果患者弄错了收缩方向，则会影响 MET 技术的有效性。

4.当患者开始主动肌肉收缩时,临床医生施加相等的反作用力与患者做抵抗,关节不产生运动。以上等长收缩通常维持 3~5 秒。

5.维持等长收缩 3~5 秒后,指导患者放松并停止主动收缩肌肉。

6.与此同时,治疗师放松并停止施加反方向的力。

7.接着,该关节骨杠杆进一步定位至新的活动受限处,通常较"收缩-放松"前更接近关节的生理和解剖界限。这也被称为"拉紧松弛的部分",主要通过降低紧张肌肉的张力,促进其被动地延长[1]。

8.需要重复该过程,直至关节活动恢复到接近被动活动的正常范围。通常需要重复 3~5 次,但也可一直重复,直到确认关节活动范围无进一步改善。

9.最后,应再次检查关节或肌肉的功能障碍,并与肌肉能量技术治疗前的情况进行比较。

肌肉能量技术治疗流程如图 1-8 所示。

应用中的常见错误

- 对患者缺乏关于该技术使用目的及技术本身的全面指导。

- 诊断不准确。

- 重复次数过多或过少。通常肌肉能量技术需要一直重复,直到肌肉无进一步放松。肌肉的反应通常在第 3 次重复时达到高峰,其后会逐渐下降(如果重复没必要)[21]。

- 在治疗师抵抗患者主动肌肉收缩的同时,出现患者肢体/骨杠杆的移动,从而产生的不是肌肉等长收缩而是等张向心收缩。嘱患者降低收缩力或治疗师减弱抵抗,可以纠正以上问题。肌肉能量技术不是格斗比赛,太大的力会降低肌肉能量技术的有效性。MET 应用于节段性脊柱关节时,几盎司(注:1 盎司约为 28.35g)的压力就已足够。而对于四肢肌群来说,一般几磅(注:1 磅约为 453.60g)的力就足够[21]。

- 用力方向错误。患者可能会对收缩的方向产生误解。正确的语言和触觉暗示将有助于预防该问题。

- 等长收缩时间持续少于 3 秒或远超 5 秒。大声地对患者报时有助于解决该问题。

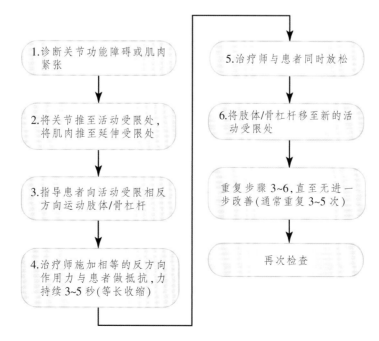

图 1-8　肌肉能量技术治疗流程。

- 患者"间断式"收缩肌肉,而不是保持适当稳定地静态收缩。
- 等长收缩后,治疗师将关节移动至新的活动受限处速度过快。在患者尚未完全结束肌肉收缩之前,治疗师不应进一步推动关节。
- 最后一次等长收缩结束后,在骨杠杆/肢体回到其中立位之前,治疗师需要最后一次将杠杆/肢体推至新的活动受限处。在等长收缩后,进一步推动关节至新的受限处是肌肉能量技术中最重要的一步,这是因为该步骤使关节朝受限方向更进一步移动,促使关节/肌肉恢复至正常活动范围。

神经生理学原理

等长收缩后放松:等长收缩后放松是关于肌肉能量技术的神经生理学过程的最常见理论,即如何增加关节活动范围,以及延展肌筋膜组织。小 Fred Mitchell 阐述了肌肉能量技术对神经肌肉接头处动作电位生理过程的影响[21]。在理解该理论之前,需要了解肌肉保持紧张、痉挛状态时的生理过程。当肌肉处于活跃或收缩状态时,α 和 γ 运动神经元被激活。当肌肉受到牵伸,肌梭开始兴奋且 α 和 γ 运动神经元出现反射性激活,除非神经肌肉接头无法被激活,否则这种反射一直存在。该过程表明牵伸肌肉时,α 和 γ 运动神经元兴奋,将冲动传送到被牵伸的肌肉使其收缩从而对抗肌肉拉长,这可能会对肌肉牵伸的有效性产生影响。

肌肉能量技术的过程被认为绕开了常规牵伸后肌梭兴奋引发 α 和 γ 运动神经元冲动,而是通过等长收缩后放松的生理过程。在这个过程中,肌肉收缩使神经肌肉接头兴奋,此时通过神经肌肉接头膜的是正性电流。这时进入短暂的"不应期",随着细胞内外钠离子与钾离子的波动,神经肌肉接头膜处形成负性环境。在不应期内,神经肌肉接头无法兴奋,即这段时间内 α 和 γ 运动神经元将不能对抗肌肉牵伸。

因此应用肌肉能量技术时,肌肉等长收缩后的几秒钟内,肌肉/肢体/骨杠杆可被进一步推至新的活动受限处,而不会发生 α 和 γ 运动神经元的抵抗牵伸的作用。

其他可能机制

高尔基腱器反射:高尔基腱器是在肌腱中发现的一种抑制体,当肌肉肌腱连接处张力达到阈值时被激活。一旦被激活,会对肌肉肌腱连接处的 α 运动神经元产生抑制作用,发出冲动使肌腱放松并降低相应区域内的张力。

肌肉疲劳理论:该假说认为在肌肉经历几次收缩-放松后,会出现疲劳,从而允许进一步向活动受限处牵伸,而不伴随相对抗的反射性收缩[22]。

相互抑制:当主动肌开始轻微收缩时,与之相对应的拮抗肌出现反射性放松[21]。这使得关节/肢体/骨杠杆可进一步向活动受限方向移动。但是,这个过程应仅发生在肌肉收缩期间,而拮抗肌收缩后遗留的抑制效应仍未得到充分解释。

适应证

肌肉能量技术可应用于不同情况的关节和肌肉:

- 延长短缩、挛缩或者痉挛/紧张的肌筋膜组织。
- 松动活动受限的关节。
- 改变维持肌肉收缩状态的神经反射关系。
- 当无法应用更具侵入性治疗手段时,例如高速低幅技术。

禁忌证

肌肉能量技术不可应用于以下情况:

- 肌肉急性损伤或疼痛[1]。继续加强肌肉收缩会使得近期受损的肌肉、韧带或肌筋膜炎症反应加剧,延缓组织愈合。此外,处于炎症反应期的急性受损肌肉也无法对等长收缩产生较好的反应。由于 MET 没有发生关节活动,所以无法很好地去除代谢废物和积聚的炎症代谢物,而等张向心收缩则可以,如通过肌肉泵的作用。
- 怀疑有关节血肿的患者。任何肌肉收缩都可能加剧并增加关节内的出血。
- 术后患者。肌肉能量技术对肌肉激活的作用可能会损坏局部缝线或关节/骨骼内置的硬件。此外,等长收缩和屏气会抑制静脉血回流,不利于患者的组织修复。MET 也可能导致近期手术患者发生内出血。
- 近期接受过心脏手术或有心脏相关复杂病史的患者(如冠心病或动脉粥样硬化等)。需要特别注意的是,有严重高血压病史或近期发生脑血管意外或心肌梗死者,因为收缩和屏气可能会升高血压,从而产生负面影响。
- 怀疑有深静脉血栓(DVT)的患者。
- 患者不愿意或无法遵循口头指示:例如,幼儿、婴儿或患有语言障碍、听力障碍或精神疾病者。

- 怀疑存在肌腱从骨附着点处撕脱的患者。肌肉能量技术可能会加剧撕脱。

肌肉能量技术应谨慎用于：

- 妊娠中期及后期的孕妇。等长收缩和屏气会进一步减少静脉血回流，并可能加剧由于下腔静脉受压引起的下肢水肿。

- 骨质疏松症患者。猛烈的肌肉收缩可能会使肌腱与骨骼发生撕脱。

肌肉能量技术用于治疗由肌肉骨骼关节受限和肌肉灵活性差引起的疼痛方面的效果较好。如果应用得当，其可非常有效地改善关节活动范围，降低肌肉张力和(或)痉挛，减轻疼痛，并恢复正常的关节功能。在大多数临床情况下，应用肌肉能量技术是非常安全的。

动态关节松动术

动态关节松动术(MWM)是在关节活动受限方向上持续地附属滑动同时伴主动运动的一种手法松动技术[27,28]。该技术首先由 Mulligan 提出[29]，其基本前提是关节位置的微小变化（"错位"）可改变运动力学，从而引起关节功能障碍。以下是应用 MWM 的治疗理念[27,29,30]：

- 通过评估患者以明确具体的关节功能障碍。这种功能障碍一般包括关节活动受限和(或)特定运动时疼痛。

- 根据凹凸定律来确定被动附属滑动方向。施加关节滑动时应保持无痛。

- 治疗师尝试平行或垂直滑动的各种组合，以找到正确的治疗平面和附属运动等级。

- 当治疗师维持附属滑动的同时，要求患者进行主动运动，此时症状应明显减轻。为了达到治疗目的，Mulligan 将需要实现的评估标准总结缩写为 PILL：P(pain-free movement and joint glide，无痛运动和无痛关节滑动)；I(instant results should be present，即刻效果应马上显现)；LL(long lasting results should be achieved，应实现长期持久的效果)[30]。

- 如果无明显改善，治疗师需要改变治疗平面及等级和(或)关节滑动的方向，以评估是否有改善。

- 在治疗师继续保持适当的附属滑动时，患者需要重复先前受限和(或)疼痛的运动或活动，治疗

师需要在关节活动范围终末端进行无痛施压。

Mulligan 用缩写 CROCKS 描述成功应用 MWM 技术[30]：

- C(contraindications，禁忌证)：手法治疗的一般禁忌证。

- R(repetitions，重复)：慢性期重复不超过 3 组，每组 10 次；急性期每组重复 3~6 次。

- O(overpressure，超负荷)：随着时间的推移，需要超负荷来维持新增加的活动范围。

- C(communication/cooperation，沟通/合作)：需要患者的及时反馈，特别是应用 MWM 期间出现的疼痛。

- K(knowledge，知识)：治疗师需要具备足够的解剖学和生物力学知识才能确定合适的治疗平面和附属运动。

- S(sustain/skills/sense，维持/技能/感觉)：需要在整个运动中维持关节滑动。治疗师需要具备足够的技能以合理应用技术，并能在治疗过程中感知患者的反应。

有关 MWM 技术应用效果的文献研究有限，主要包括有病例报告和相对小样本的随机对照试验。迄今为止，虽然关于 MWM 技术的临床证据不够充分，但有趋势支持 MWM 技术在减轻肌肉骨骼疼痛、增加活动范围和改善功能方面的有效性。

基本步骤

1.诊断待治疗关节的运动受限情况。

2.嘱患者主动运动至关节活动受限处。

3.治疗师在上述整个运动过程中，进行附属滑动。

4.慢性期，最多 3 组，每组重复 10 次，急性期每组重复 3~6 次。

应用中的常见错误

- 附属关节滑动方向错误。
- 诊断不准确。
- 在整个运动过程中未能始终维持附属滑动。
- 超负荷需要保持无痛。

基本概念

MWM 技术的基本概念是结合主动收缩与关节附属滑动以促进正常运动模式，以及关于正确运动

模式的神经运动学习。

例如,某位患者膝关节屈曲受限,患者主动屈膝的同时,治疗师对胫骨施加向后滑动松动,该操作可促进凹面在凸面上向后运动。

适应证

MWM 可应用于不同情况的关节和肌肉:

- 延长限制关节运动的短缩、挛缩或者痉挛/紧张的肌筋膜组织。
- 松动活动受限的关节。
- 调节维持肌肉收缩状态的神经反射。
- 当无法应用更具侵入性技术时,例如高速低幅技术。

禁忌证

MWM 技术不可应用于以下情况:

- 肌肉能量技术的禁忌证。
- 限制主动运动的术后患者。
- 超负荷无法保持无痛。

拮抗松弛术

拮抗松弛术是一种间接的手法治疗技术,常用于治疗肌肉骨骼疼痛,尤其是有痛点(TP)的情况下[31]。拮抗松弛术,也称位置释放技术,由骨科医生 Lawrence Jones 首次提出,他也首次描述了痛点的存在。痛点是存在于肌肉、肌腱、筋膜及其他软组织中的小块区域(通常小于 1cm),一般于触诊时出现疼痛。这些压痛区通常出现于高张力肌肉中,继而可能对该肌肉作用的关节功能产生影响。迄今为止,已发现超过 200 个痛点。目前关于拮抗松弛术的病理生理学机制主要有以下两种理论:由肌梭和循环异常导致的神经肌肉活动改变,从而引起了由自主神经系统介导的炎症反应[32]。第一种机制,也称本体感觉理论,主要指异常的肌梭活动引起肌肉失衡。肌梭兴奋性的增加引起主动肌肉收缩,继而模仿拮抗肌梭继续强化主动肌肉收缩,在关节周围造成神经肌肉失衡。应用放松技术的目的是使肌梭活动正常化,从而降低异常肌张力并改善功能。第二种机制则认为,拮抗松弛术中肌肉处于短缩状态,可使受累区域的微循环得到恢复,从而逆转局部缺血并促进肌肉新

陈代谢。尽管尚缺乏足够的证据来证实上述任何一种机制[33],但近期的一篇综述发现放松技术减轻肌肉骨骼疼痛的证据水平较低。

基本步骤

1.定位痛点。痛点是指肌肉和筋膜组织内紧张、触痛、肿胀的直径小于 1cm 的小块区域。痛点将用于监测应用拮抗松弛术期间患者的反应。

2.通常是通过缩短痛点周围的组织,将患者置于舒适放松位置(POC)。一般来说,患者会主诉疼痛获得最大缓解处的特定位置,并且治疗师会感觉到患者痛点周围组织的放松。

3.保持舒适放松位置 90 秒,在此期间患者需要保持完全放松。涉及肋骨区域时,需要在舒适放松位置处保持 120 秒。

4.患者被动、缓慢地回到中立位置,同时治疗师观察痛点,以确保痛点处的组织保持放松。如果痛点处再次出现异常张力,患者需要再返回至舒适放松位置。

5.治疗师再次检查痛点,如果主观疼痛和触诊紧张感较治疗前下降 70%,则认为治疗成功[32]。

应用中的常见错误

- 无法找到组织完全放松的位置。
- 患者无法放松。
- 在舒适放松位置未保持 90 秒。
- 被动离开舒适放松位置时,患者出现主动肌肉收缩。

基本概念

拮抗松弛术是一种间接性的手法治疗技术,向远离活动受限处的方向操作。例如,当患者由于腘绳肌(股二头肌)高张力引起膝关节伸展受限时,患者俯卧位伸膝。治疗师触诊并找到痛点,被动屈曲患者膝关节,旋转胫骨,并伸展髋关节,直到痛点消失,治疗师维持该姿势 90 秒。之后,治疗师将患者膝关节被动摆至伸直位并重新检查该处痛点。

适应证

拮抗松弛术可应用于不同情况的关节和肌肉:

- 放松限制关节活动的挛缩或痉挛/紧张的肌筋

膜组织。

　　● 调节使肌肉维持收缩状态的神经反射活动。

　　● 当更具侵入性技术或者直接性治疗技术被禁用时,如急性肌肉或软组织损伤时。

禁忌证

　　拮抗松弛术不可应用于以下情况:

　　● 不稳定的骨折,所有活动均被禁止。

　　● 所有活动均会增加疼痛,且不存在放松位置。

肌筋膜和软组织松解术

　　医学中,肌筋膜和软组织松解术历史悠久。现代的软组织治疗方法主要包括瑞典式按摩(swedish massage)、德国物理治疗师 Elisabeth Dicke 开创的结缔组织按摩(bindegewebsmassage)、Hoffa 按摩、肌筋膜松弛术(MFR)、罗尔夫按摩治疗法(Rolfing)、亚历山大技术(Alexander)、费登奎斯法(Feldenkrais)等[35]。后两种方法侧重于软组织受限的姿势效应,其他方法可分为利用力学效应(瑞典式按摩、罗尔夫按摩治疗法、结构整合法、Hoffa 按摩、MFR)和神经生理学效应(结缔组织按摩)。在本书中,术语"肌筋膜松解术"主要指松动筋膜层的手法技术,而术语"软组织松解术"则指针对其他软组织结构的手法技术。

结缔组织的解剖学和病理生理学

　　结缔组织广泛存在于各种解剖学组织中,并且其结构可因具体功能而不同。结缔组织可以分为 4 种主要类型(参见图 1-9)。

　　固有结缔组织可分为疏松、不规则致密和规则致密结缔组织。疏松结缔组织常见于浅表筋膜鞘,位于皮肤与其下层组织之间,存在于肌肉、神经鞘及内脏周围。胶原纤维的松散排列及包含的弹性蛋白和网状蛋白使结缔组织可发生明显形变。关节囊、腱膜、皮肤真皮层和筋膜中主要为不规则致密结缔组织,不规则致密结缔组织中的胶原纤维以多方向的方式排列,这种排列利于结缔组织吸收多方向的应力。肌腱和韧带中则为规则致密结缔组织。规则致密结缔组织中的胶原纤维以平行方式排列,这种排列利于单方向应力的吸收[3,7,35]。

　　结缔组织由细胞和细胞外基质组成。细胞外基质由纤维和纤维间成分组成(见图 1-10)。

　　结缔组织中主要的细胞类型是成纤维细胞,该细胞可生成细胞外基质成分,成纤维细胞可以根据结缔组织的类型分化成特定细胞。其他细胞包括巨噬细胞、肥大细胞、浆细胞、淋巴细胞和黑色素细胞。

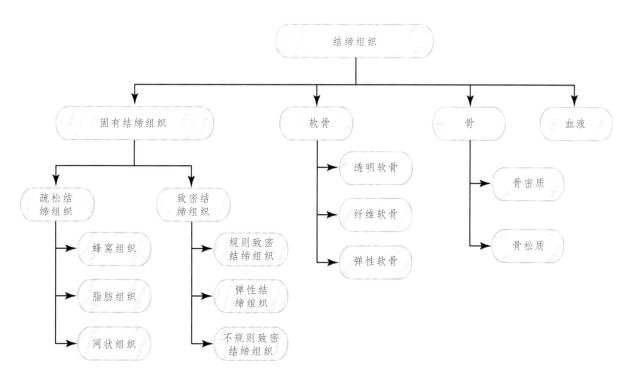

图 1-9　结缔组织类型。

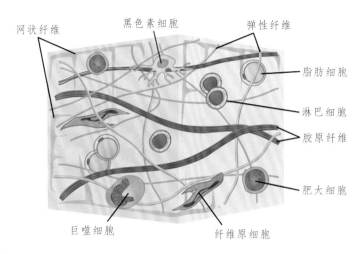

图 1-10 结缔组织。

细胞外基质的纤维成分包括胶原纤维和弹性纤维。胶原纤维利于结缔组织的结构完整，是体内最常见的蛋白质。目前已经发现多种胶原蛋白，主要类型如下[3,7]:

• Ⅰ型胶原蛋白:最常见的胶原蛋白类型,旨在抵抗张力。其存在于肌腱、韧带、关节囊、骨、皮肤及纤维软骨中。

• Ⅱ型胶原蛋白:存在于椎间盘的软骨和髓核中,旨在抵抗压缩力。

• Ⅲ型胶原蛋白:存在于肌肉、腱鞘、皮肤和关节囊中。其在愈合中的结缔组织也存在。组织损伤后,Ⅲ型胶原蛋白首先出现,并以杂乱无章的方式排列,随着愈合过程的推进,Ⅲ型胶原蛋白逐渐被成熟的Ⅰ型胶原蛋白替代。

弹性纤维使结缔组织具备弹性,根据特定结缔组织类型所需的弹性,弹性蛋白与胶原蛋白的比例会有所不同。

结缔组织的纤维间组分由水、蛋白多糖和糖蛋白组成。蛋白多糖(PG)对维持细胞外基质中的水含量起关键作用。PG还包括附着在核心蛋白链上的糖胺聚糖(GAG)(见图 1-11)。

GAG 主要包括硫酸软骨素(4 或 6)、硫酸角蛋白和透明质酸。后者未被硫化且可作为单个 GAG 链存在或者形成 PG 复合物[3]。这些大的 PG 通过带负电的 GAG 复合物与水结合,从而维持细胞外基质的水含量。水含量对于维持细胞外基质中纤维间的正常关系至关重要,且可防止基质内胶原纤维间潜在的交叉耦合。

肌筋膜

关于肌筋膜松解术的有效性机制主要有两种不同的理论。第一种是直接作用于结缔组织的力学特性。第二种是肌筋膜内存在机械感受器和平滑肌受体,肌筋膜松解术可以降低交感神经张力[36]。

越来越多的物理治疗师开始接受第二种理论,因为他们发现降低交感神经张力的效果与直接作用于结缔组织筋膜的效果相比,一致或者史好。

损伤和制动对结缔组织的影响

Akeson、Amiel 和 Woo 研究制动对结缔组织的影响[38-40]。他们发现关节周围软组织存在以下组织反应:

• 细胞外基质中的水含量减少。

• PG 含量减少。

• 胶原纤维之间形成交联和纤维间距离丢失。

• Ⅲ型胶原蛋白杂乱无章的排列。

• 纤维脂肪浸润形成。

在体位异常引起的损伤、固定或异常应力引起的软组织活动性丧失的基础上,在损伤、制动或异常姿势所致的异常压力的基础上,交联的形成、基质水分的丢失及未成熟胶原蛋白的增加可能进一步影响软组织活动性。这种组织反应可导致肌筋膜层间的活动性丧失,肌纤维和周围软组织之间活动受限,神经鞘内的神经活动性下降,从而引起神经卡压及肌肉作用丧失(肌肉在其结缔组织鞘内的收缩能力)[35]。此外,制动的肌肉因失去肌节而出现肌肉长度缩短。与肌肉内结缔组织相比,肌纤维长度的相

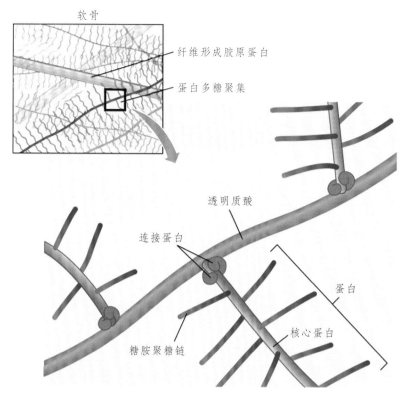

软骨

纤维形成胶原蛋白

蛋白多糖聚集

透明质酸

连接蛋白

蛋白

糖胺聚糖链

核心蛋白

图 1-11　蛋白多糖分子。

对丧失则会导致牵伸肌肉张力衰减的不平衡。结缔组织压力模式的改变也可导致软组织功能障碍,肌内膜和肌束膜增厚[41]。

结缔组织愈合进程如下[35,42]:

1.反应期:结缔组织受创伤后,组织发生应激,导致微血管和淋巴管被破坏。血管收缩以防止过多的液体流失。

2.炎症期:肥大细胞刺激导致血管舒张和包括细胞因子在内的炎症介质的释放。巨噬细胞和中性粒细胞启动吞噬反应。该阶段通常持续 24~48 小时。

3.增殖期:肉芽组织形成,组织血管形成增加。成纤维细胞活性增加,同时未成熟的 Ⅲ 型胶原蛋白生成。该阶段,高代谢组织(皮肤、肌肉)可能需要 5~8 天,低代谢组织(肌腱、韧带)则需长达 5 周。

4.成熟期:Ⅲ 型胶原蛋白被 Ⅰ 型胶原蛋白取代,胶原蛋白的排列改善。适当的组织应力刺激利于组织强度增加,改善组织结构。在此阶段,组织应力不足可导致瘢痕组织或纤维化的形成。

治疗原理

肌筋膜松解术首先是将组织置于应力下,旨在

作用于组织受限处。治疗师随后通过提供持续的压力来接触组织的近端和远端,在肌筋膜活动受限的方向上,分别通过上方手和下方手,将组织置于应力下。力的方向也可以是旋转方向,这主要取决于肌筋膜特定的活动受限方向。保持轻度施压,直到组织松弛且出现肌筋膜延长。施压的同时也可以结合摆动技术。

其他软组织技术包括肌肉放松技术,涉及垂直形变、肌肉弹拨或摩擦按摩[35,42,43]。治疗师可用手或用滚轴、球或其他工具直接在痛点或扳机点处施加压力。肌筋膜和软组织松解术也可结合牵伸技术,如 PNF。这些技术也可用于自我松动术。

基本步骤

1.治疗师触诊延展性受限的筋膜和软组织。

2.治疗师使用组织张力技术以松解筋膜。

3.治疗师触诊软组织,并在组织受限处,用双手朝相反方向施力。

4.在张力的方向上,治疗师需要用双手在相反方向保持 3~5 分钟。

5.需要在组织受限处保持轻压力,直到组织受限

处松弛且出现肌筋膜延长。

6.在间接性肌筋膜松解术中,需要双手贴近并去除筋膜上的所有张力。

应用中的常见错误

- 不恰当的施力方向。
- 力度过大或过小。
- 未能保持特定位置直至组织松弛。
- 患者存在主动收缩且无法放松。

基本概念

肌筋膜松解术可达到放松软组织、释放筋膜张力和受限、增加血液和淋巴液循环的目的。筋膜中存在机械感受器和平滑肌受体,目前有理论认为该技术可降低交感神经张力。

比如,当患者踝关节因跟腱修补术后局部瘢痕增生导致背屈活动受限时,患者取俯卧位并将脚伸出治疗床边缘。治疗师评估筋膜受限情况。如使用直接的筋膜手法,治疗师需要在筋膜活动受限处用双手朝相反方向施力。患者保持放松,治疗师于筋膜受限处施加大小相等、方向相反的压力,且需要保持施力直到组织松弛。

适应证

肌筋膜松解术可用于不同情况的软组织和筋膜组织:

- 放松导致关节活动受限的挛缩、痉挛/紧张的肌筋膜组织。
- 调节使肌肉保持收缩状态的神经反射活动。

禁忌证

肌筋膜松解术不可用于以下情况:

- 皮肤开放性损伤。
- 感染区域。
- 将直接的肌筋膜松解术用于治疗急性瘢痕(在这种情况下,间接的肌筋膜松解术可能更有益)。

手法治疗的一般禁忌证和注意事项

治疗师必须在应用手法治疗前筛查患者是否存在手法相关禁忌证和需要注意的问题[44]。筛查需要涉

及明确肌肉骨骼疼痛的系统性原因、疾病状态、骨折等。当确定一项手法是否适用时,该手法的类型与等级是重要的考虑因素;例如,Ⅳ级关节松动术禁用于存在骨骼疾病者,而控制疼痛的Ⅰ级手法则可使用,因为Ⅰ级手法不会使组织处于紧张状态。总之,治疗师应考虑以下情况:

- 系统性疾病。
- 恶性肿瘤。
- 凝血障碍和抗凝治疗。
- 骨骼疾病(骨质疏松症、骨质减少等)。
- 病情不稳定。
- 金属植入物,包括关节置换。
- 近期创伤。
- 骨折。
- 妊娠。
- 关节积血。
- 关节过度活跃/不稳定。
- 关节炎症。
- 系统性结缔组织病(类风湿性关节炎、马方综合征、唐氏综合征、红斑狼疮)。
- 心理因素。
- 非机械性疼痛。
- 肌肉僵直。

关键术语

尾端:在远端或朝向末端或下方的方向。

头端:朝向头部或身体前部的方向。

凹凸定律:凸面关节在运动时,滑动方向与自体运动方向是相反的;凹面关节在运动时,滑动方向与自体运动方向是相同的。

拮抗松弛术:一种间接的手法技术,施力方向远离关节活动受限处,以放松相关的组织和结构,从而引起组织的反射性松弛及关节活动范围的增加。

直接技术:一种将关节/软组织靠近关节活动受限处的技术。

HVLA闪动手法:治疗师先推动关节至活动受限处,然后在受限处施加快速、短而小的(高速低幅)力,使关节越过受限处。

间接技术:一种使关节/软组织远离受限处的技术。

松动:由不同速度和幅度的连续的关节和(或)相关软组织的技巧性被动运动组成的一种手法治疗技术,包括高速低幅治疗活动。

动态关节松动术(MWM):在活动受限的方向上,在关节进行持续地附属滑动的同时,伴随患者主动运动。

肌肉能量技术(MET):一种直接的手法技术,将关节或肌肉推至活动受限处。患者听从指令主动收缩肌肉,从特定的位置,朝特定的方向,去抵抗一个明显的反作用力。

肌筋膜松解术:主要关注筋膜层活动性的技术。

软组织松解术:针对除筋膜外的其他软组织结构的技术。

参考文献

1. Wise C. *Orthopaedic Manual Physical Therapy from Art to Evidence*. Philadelphia, PA: F. A. Davis Company; 2015.
2. American Physical Therapy Association. *Interactive Guide to Physical Therapist Practice with Catalog of Tests and Measures*. Rev 2nd ed. Alexandria, VA: American Physical Therapy Association; 2003.
3. Levangie PK, Norkin CC. *Joint Structure and Function : A Comprehensive Analysis*. 5th ed. Philadelphia, PA: F. A. Davis Co; 2011.
4. Cyriax JH. *Textbook of Orthopaedic Medicine: Diagnosis of Soft Tissue Lesions* (Vol 1, 7th ed.). London: Ballière Tindall; 1978.
5. Kaltenborn FM, Vollowitz E, Evjenth O, Kaltenborn TB, Morgan D. *Manual Mobilization of the Joints: The Kaltenborn Method of Joint Examination and Treatment*. 7th ed. Minneapolis, MN: Orthopedic Physical Therapy Products; 2011.
6. Paris SV, Loubert PV. *Foundations of Clinical Orthopaedics*. St. Augustine, FL: Institute Press; 1990.
7. Frankel VH, Leger D, Nordin M. *Basic Biomechanics of the Musculoskeletal System*. 4th ed. Philadelphia, PA: Wolters Kluwer Health/Lippincott Williams & Wilkins; 2012.
8. Gonnella C, Paris SV, Kutner M. Reliability in evaluating passive intervertebral motion. *Phys Ther*. 1982;62(4):436–444.
9. van Duijn AJ, Jensen RH. Reliability of inferior glide mobility testing of the glenohumeral joint. *J Man Manip Ther*. 2001;9(2).
10. Maitland GD, Banks K, Hengeveld E, Newton M. *Maitland's Vertebral Manipulation*. 8th ed. Edinburgh, Scotland: Churchill Livingston Elsevier; 2014.
11. Bialosky JE, Bishop MD, Price DD, Robinson ME, George SZ. The mechanisms of manual therapy in the treatment of musculoskeletal pain: a comprehensive model. *Man Ther*. 2009;14(5):531–538.
12. Hegedus EJ, Goode A, Butler RJ, Slaven E. The neurophysiological effects of a single session of spinal joint mobilization: does the effect last? *J Man Manip Ther*. 2011;19(3):143–151.
13. Courtney CA, Witte PO, Chmell SJ, Hornby TG. Heightened flexor withdrawal response in individuals with knee osteoarthritis is modulated by joint compression and joint mobilization. *J Pain*. 2010;11(2):179–185.
14. Fisher BE, Davenport TE, Kulig K, Wu AD. Identification of potential neuromotor mechanisms of manual therapy in patients with musculoskeletal disablement: rationale and description of a clinical trial. *BMC Neurology*. 2009;9:20.
15. Grindstaff TL, Beazell JR, Sauer LD, Magrum EM, Ingersoll CD, Hertel J. Immediate effects of a tibiofibular joint manipulation on lower extremity H-reflex measurements in individuals with chronic ankle instability. *J Electromyogr Kinesiol*. 2011;21(4):652–658.
16. Martínez-Segura R, De-la-Llave-Rincón AI, Ortega-Santiago R, Cleland JA, Fernández-de-Las-Peñas C. Immediate changes in widespread pressure pain sensitivity, neck pain, and cervical range of motion after cervical or thoracic thrust manipulation in patients with bilateral chronic mechanical neck pain: a randomized clinical trial. *J Orthop Sports Phys Ther*. 2012;42(9):806–814.
17. Coronado R, Bialosky J, Bishop M, et al. The comparative effects of spinal and peripheral thrust manipulation and exercise on pain sensitivity and the relation to clinical outcome: a mechanistic trial using a shoulder pain model. *J Orthop Sports Phys Ther*. 2015;45(4):252–264.
18. Haavik-Taylor H, Murphy B. Transient modulation of intracortical inhibition following spinal manipulation. *Chiropr J Aust*. 2007;37(3):106–116.
19. Schmid A, Brunner F, Wright A, Bachmann LM. Paradigm shift in manual therapy? Evidence for a central nervous system component in the response to passive cervical joint mobilisation. *Man Ther*. 2008;13(5):387–396.
20. Bialosky JE, Bishop MD, George SZ, Robinson ME. Placebo response to manual therapy: something out of nothing? *Journal of Manual & Manipulative Therapy*. 2011;19(1):11–19.
21. Ehrenfeuchter W. Muscle energy approach. In: Chila A, ed. *Foundations of Osteopathic Medicine*. 3rd ed. Philadelphia, PA: Lippincott, Williams & Wilkins; 2011:682–697.
22. Dowling D. Muscle energy. In: DiGiovanna E, Schiowitz S, Dowling D, eds. *An Osteopathic Approach to Diagnosis and Treatment*. 3rd ed. Philadelphia, PA: Lippincott, Williams & Wilkins; 2005:83–85.
23. DeStefano L. *Greenman's Principles of Manual Medicine*. Philadelphia, PA: Lippincott, Williams & Wilkins; 2011.
24. Burns DK, Wells MR. Gross range of motion in the cervical spine: the effects of osteopathic muscle energy technique in asymptomatic subjects. *J Am Osteopath Assoc*. 2006;106(3):137–142.
25. Shadmehr A, Hadian MR, Naiemi SS, Jalaie S. Hamstring flexibility in young women following passive stretch and muscle energy technique. *J Back Musculoskelet Rehabil*. 2009;22(3):143–148.
26. Moore SD, Laudner KG, McLoda TA, Shaffer MA. The

immediate effects of muscle energy technique on posterior shoulder tightness: a randomized controlled trial. *J Orthop Sports Phys Ther*. 2011;41(6):400–407.

27. Exelby L. Peripheral mobilisations with movement. *Man Ther*. 1996;1(3):118–126.

28. Vicenzino B, Paungmali A, Teys P. Mulligan's mobilization-with-movement, positional faults and pain relief: current concepts from a critical review of literature. *Man Ther*. 2007;12(2):98–108.

29. Mulligan BR. *Manual Therapy: "NAGS," "SNAGS," "MWMS" etc*. Rev 3rd ed. Wellington, New Zealand: Plane View Services; 1995.

30. Vincenzino B, Hing W, Rivett D, Hall T. *Mobilisation with Movement*. Melbourne, Australia: Elsevier; 2011.

31. Johnson SM, Kurtz ME. Osteopathic manipulative treatment techniques preferred by contemporary osteopathic physicians. *J Am Osteopath Assoc*. 2003;103(5):219–224.

32. Wong CK. Strain counterstrain: Current concepts and clinical evidence. *Man Ther*. 2012;17(1):2–8.

33. Wynne MM, Burns JM, Eland DC, Conatser RR, Howell JN. Effect of counterstrain on stretch reflexes, Hoffmann reflexes, and clinical outcomes in subjects with plantar fasciitis. *J Am Osteopath Assoc*. 2006;106(9):547–556.

34. Wong CK, Abraham T, Karimi P, Ow-Wing C. Strain counterstrain technique to decrease tender point palpation pain compared to control conditions: a systematic review with meta-analysis. *J Bodywork Movement Ther*. 2014;18(2):165–173.

35. Cantu RI, Gordin AJ, Stanborough RW. *Myofascial Manipulation: Theory and Clinical Application*. 3rd ed. Austin, Texas. Pro.ed; 2011.

36. Schleip R. Fascial plasticity—a new neurobiological explanation: Part 1. *J Bodywork Movement Ther*. 2003;7(1):11–19.

37. Shamus J, Shamus E. The management of iliotibial band syndrome with a multifaceted approach: a double case report. *Int J Sports Phys Ther*. 2015;10(3):378–390.

38. Akeson WH, Woo SL, Amiel D, Matthews JV. Biomechanical and biochemical changes in the periarticular connective tissue during contracture development in the immobilized rabbit knee. *Connect Tissue Res*. 1974;2(4):315–323.

39. Akeson WH, Amiel D, Mechanic GL, Woo SL, Harwood FL, Hamer ML. Collagen cross-linking alterations in joint contractures: changes in the reducible cross-links in periarticular connective tissue collagen after nine weeks of immobilization. *Connect Tissue Res*. 1977;5(1):15–19.

40. Akeson WH, Amiel D, Woo SL. Immobility effects on synovial joints the pathomechanics of joint contracture. *Biorheology*. 1980;17(1–2):95–110.

41. Riezebos C, Koes E. *De spierverkorting*. Den Haag, the Netherlands: Stichting Haags Tijdschrift voor Fysiotherapie; 1988.

42. Rudzinski L, Johnson G. Soft tissue mobilization in orthopaedic manual physical therapy. In: Wise C, ed. *Orthopaedic Manual Physical Therapy*. Philadelphia, PA: F. A. Davis; 2015:306–329.

43. Cyriax JH, Cyriax P. *Cyriax's Illustrated Manual of Orthopaedic Medicine*. 2nd ed. Oxford; Boston: Butterworth-Heinemann; 1996.

44. Goodman CC, Snyder TEK. *Differential Diagnosis for Physical Therapists: Screening for Referral*. 5th ed. St. Louis, Mo: Saunders/Elsevier; 2013.

第 2 章

肩关节

概述

讨论肩关节生物力学和相关手法治疗技术。

治疗技术

2A 肩关节一般手法治疗技术

2B 肩关节屈曲手法治疗技术
- 非闪动式关节松动术
- 闪动式关节松动术
- 肌肉能量技术
- 动态关节松动术
- 拮抗松弛术
- 肌筋膜松解术
- 软组织松解术
- 自我松动术

2C 肩关节伸展手法治疗技术
- 非闪动式关节松动术
- 闪动式关节松动术
- 肌肉能量技术
- 动态关节松动术
- 拮抗松弛术
- 肌筋膜松解术
- 软组织松解术
- 自我松动术

2D 肩关节外展手法治疗技术
- 非闪动式关节松动术
- 闪动式关节松动术
- 肌肉能量技术
- 动态关节松动术
- 拮抗松弛术
- 肌筋膜松解术
- 软组织松解术
- 自我松动术

2E 肩关节内收手法治疗技术
- 非闪动式关节松动术
- 闪动式关节松动术
- 肌肉能量技术
- 动态关节松动术
- 拮抗松弛术
- 肌筋膜松解术
- 软组织松解术
- 自我松动术

2F 肩关节内旋手法治疗技术
- 非闪动式关节松动术
- 闪动式关节松动术
- 肌肉能量技术
- 动态关节松动术
- 拮抗松弛术
- 肌筋膜松解术
- 软组织松解术
- 自我松动术

2G 肩关节外旋手法治疗技术
- 非闪动式关节松动术
- 闪动式关节松动术
- 肌肉能量技术
- 动态关节松动术
- 拮抗松弛术
- 肌筋膜松解术
- 软组织松解术
- 自我松动术

学习目标

完成本章学习后,读者将能够:
- 描述肩关节复合体的解剖和生物力学机制。
- 了解使用肩关节复合体手法治疗的循证依据。
- 掌握治疗肩关节各方向运动受限的 8 种手法。
- 描述每种手法治疗技术的基本操作步骤。

概述

肩关节复合体由肩胛骨、肱骨和锁骨组成,通过胸锁关节与中轴骨形成唯一骨连接。肩关节复合体由 4 个关节构成:盂肱关节(GH)、肩锁关节(AC)、胸锁关节(SC)和肩胛胸壁关节(ST)[1](图 2-1)。

这 4 个关节提供了上肢重要的关节活动范围,允许上肢通过多角度运动实现广泛的活动需求。由于上肢与中轴骨的单一关节连接,肩关节复合体的稳定主要是通过肌肉活动来实现的。这种动态稳定的概念兼顾了灵活性和稳定性。但是,肩关节复合体的关节和收缩结构的复杂排列及相互作用增加了功能障碍的风险[2]。除了肩关节复合体的 4 个关节外,上胸椎的运动也在向上运动的力学机制中起作用,如上胸椎的同侧旋转和伸展发生在肩关节抬高的末端。因此,在评估肩关节复杂功能障碍时,应包括上胸椎区域的检查[3-6]。

盂肱关节是一个含有滑液的、多轴的,具有 6 个自由度的球窝关节。盂肱关节主要是为活动而存在的,其结构稳定性主要来自关节韧带和肌肉。盂肱关节的近端部分是关节窝,远端部分是肱骨头。肱骨头的关节面明显大于关节窝的关节面[1,2,7]。中心薄关节软骨和关节盂唇的存在使肱骨头和关节窝的吻合度得到提升[1,2,7]。盂唇附加在关节窝外周的边缘,可使关节窝加深 50%。关节窝的位置时常有变化,但通常是朝向外侧、稍向前上方。在额状面,肱骨头与轴形成 130°~150°的夹角,并且后倾 30°[2,7,8](见图 2-2)。

盂肱关节有一个大的关节囊,可以提供更大的活动性。关节囊前下方较为松弛,上方较为坚实[2]。关节囊由 3 条盂肱韧带和喙肱韧带加强。喙肱韧带

是最上方的韧带,在中立关节位置限制下关节的平移和侧向旋转。盂肱上韧带附着于上唇和肱上颈,也限制了下移位和侧向旋转。这两条韧带横跨冈上肌腱前缘和肩胛下肌腱上缘之间的空间,形成肩袖间隙[2,3]。内侧盂肱韧带穿行在盂肱上韧带的下方,从前上盂唇到肱骨近端小结节方向的上部。它提供了肩关节外展 60°和外旋前的稳定性。盂肱下韧带复合体由前和后两部分组成,在这两条韧带之间有一个下囊。这个韧带复合体形成了一个悬吊样的结构,当手臂外展超过 45°时提供向下方向的稳定性[2,3,8],而前、后部分的两条韧带提供前后方向的稳定性。在 40°~55°的外展位和 30°的水平内收位,盂肱关节最为松弛,而在全外展位和外旋位,盂肱关节最为紧张。盂肱关节囊的受限模式是外旋、外展和内旋[9]。

喙肩弓形成了盂肱关节的顶部,由肩峰、喙突及喙肩韧带组成。在喙肩弓和肱骨头的间隙处包含肩峰下囊、肩袖肌腱和肱二头肌长头。肩峰下撞击综合征是肩关节疼痛的常见原因,通常与肩带复合体的生物力学受损有关[10-12]。

盂肱关节的活动包括围绕冠状轴的前屈和(或)后伸、围绕矢状轴的外展和(或)内收,以及围绕垂直轴的内旋和(或)外旋。开链运动包括凸面肱骨头相反方向的滚动和滑动。前屈的活动范围约可以达到 120°,后伸可以达到 50°。总的外展角度为 90°~120°,伴有约 40°的外旋。总的旋转活动角度取决于肱骨头在额状面的位置,当手臂外展 90°时,总的角度增加到 120°,而当手臂处于中立位置时,总的角度增加到 60°。在肩关节抬高的时候,若活动中发生肱骨头上方的滚动,此时需要依靠肱骨头下方的滑动来保护上方的变化并保持肱骨头在关节窝的中心位置。在维持肱骨头处在中心位置时,肩袖被认为起着重要作用,并可能在使肱骨头向下滑动中起着作用[2,3,8,13,14]。图 2-3 显示了冈上肌和肱二头肌腱与肱骨头之间的关系。

肩锁关节是一个拥有 6 个自由度的平面滑膜关节。关节面由锁骨外侧端和肩胛骨肩峰端的关节面组成,关节面的形状和大小不规则[2,15]。关节囊相当松弛且提供着很少的结构上的支持。这个关节有一个内在关节半月板,随着年龄的增长逐步退化,在 40 岁后不再具有功能。关节表面的透明软骨也随着年龄的增长而退化,到了 30 岁时开始纤维化[15]。有 4 条

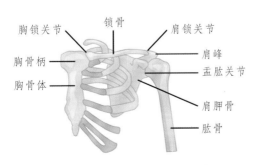

图 2-1　肩胛带和锁骨前视图,包括胸骨、胸骨柄、胸锁关节(SC)、锁骨、肩锁关节(AC)、肩峰、肱骨、盂肱关节或肩关节,以及肩胛骨。

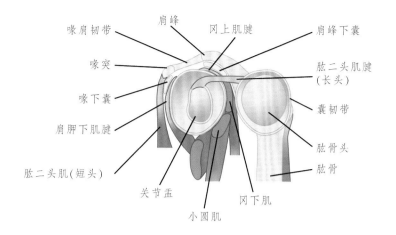

喙肩韧带　　　　肩峰　　　冈上肌腱　　　　肩峰下囊

喙突　　　　　　　　　　　　　　　　　　　肱二头肌腱（长头）

喙下囊　　　　　　　　　　　　　　　　　　囊韧带

肩胛下肌腱　　　　　　　　　　　　　　　　肱骨头

肱二头肌（短头）　　　　　　　　　　　　　肱骨

关节盂　　　冈下肌

小圆肌

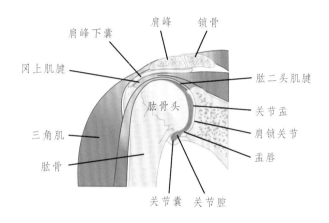

肩峰下囊　　　肩峰　　锁骨

冈上肌腱　　　　　　　　　　　肱二头肌腱

肱骨头　　　　　　　关节盂

三角肌　　　　　　　　　　肩锁关节

肱骨　　　　　　　　　盂唇

关节囊　关节腔

图 2-2　盂肱关节解剖。

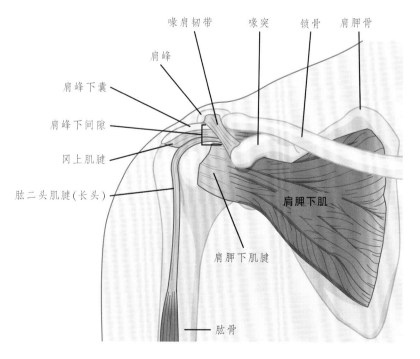

喙肩韧带　　喙突　　锁骨　　肩胛骨

肩峰

肩峰下囊

肩峰下间隙

冈上肌腱

肱二头肌腱（长头）　　　　　　　肩胛下肌

肩胛下肌腱

肱骨

图 2-3　冈上肌和肱二头肌腱与肱骨头的关系。

韧带作为结构支持：上、下肩锁韧带，锥状韧带和喙锁韧带的梯形部分。上肩锁韧带比下肩锁韧带更坚韧，肩锁韧带控制着前后运动，以及保持关节接近。锥状韧带控制着下上运动，斜方韧带作为有更多水平方向的功能韧带，控制着向后的平移力。喙锁韧带也在锁骨后旋转与肩胛带抬高时肩胛旋转起连接作用（见图2-4）。

肩锁关节的旋转运动包括上旋和下旋、内旋和外旋，以及肩胛骨相对于锁骨的一个前倾和后倾，每种运动的总活动范围约为30°[2,15]。手臂松弛位是肩锁关节松弛位，外展90°时是紧张位，关节囊受限模式是疼痛及在上抬和水平内收的活动末端受限[7,16]。

胸锁关节是一个鞍状滑膜关节，是肩胛带和中轴骨的唯一直接的物理连接。这个关节由锁骨内侧端和胸骨柄侧面近端及第一肋软骨所形成的切迹组成。关节盘把这两个关节面分开，并增加了两个关节面的吻合度，为韧带囊提供了附着点[17]。这个关节盘把关节空间划分成两个区域（见图2-5）。

在锁骨的上抬和下降期间，锁骨的内侧凸面在固定的关节盘上移动，因此在关节侧面部分和锁骨内侧向上滚动和向下滑动时产生运动，总的活动范围为55°~60°。在锁骨伸长和回缩期间，锁骨的凹面和远端在固定的胸骨柄关节面移动，关节盘与锁骨的滑动和滚动在同一个方向，总的活动范围为35°~

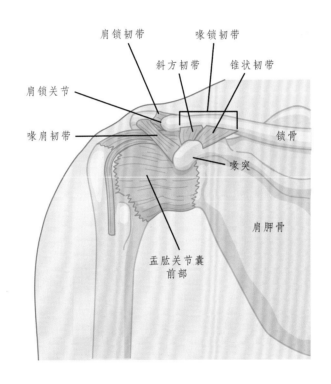

图 2-4　肩锁关节。

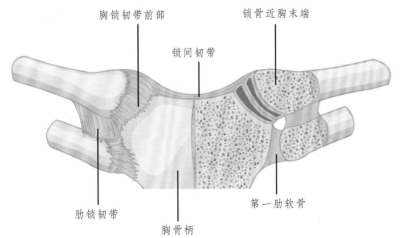

图 2-5　胸锁关节。

50°。另外，锁骨的长轴旋转允许锁骨从中立位向后旋，后旋约为50°[2]。关节囊包裹两个关节间隙以及用来加固前后，以此限制锁骨远端前后运动的胸锁韧带。肋锁韧带是一条很坚韧的韧带，插入在锁骨中间段和第一肋骨软骨关节的下方[17]。这个关节被认为有两条束：前束和后束[2]，但也有人认为这两条束是连续的[17]。胸锁韧带限制锁骨上移，以及当韧带满负荷时起到使锁骨向下滑动的传导作用[2]。锁骨间韧带位于胸骨柄的上部，连接两侧胸锁关节的上内侧面[17]。这个韧带可能提供了锁骨的上下稳定性[2]，尽管这个功能被人质疑[17]。手臂松弛位时是胸锁关节的松弛位，但充分上抬和向肩胛方向伸展时是紧张位。关节囊受限模式是疼痛及在水平内收和充分上抬时的关节受限[17,16]。

肩胛胸壁关节是胸部和肩胛骨前部的生理学关节。尽管肩胛胸壁不是真正意义上的解剖关节，但对整个肩关节复合体的活动有重要的影响，在肩关节复合体上举的过程中近60°是有肩胛骨的活动参与的。考虑到肩胛骨与中轴骨的连接是通过肩锁关节和胸锁关节，因此肩胛胸壁关节的活动不能独立于肩锁关节和胸锁关节而存在。除了在描述肩锁关节的运动时包含着肩胛骨相对于锁骨的运动外，肩胛骨也可以上旋和（或）下旋、上升和（或）下降、前伸和（或）回缩。上旋发生在肩关节复合体上抬时，有60°的总活动范围。上旋大多是肩锁关节和胸锁关节运动的组合。肩胛骨的上抬伴随着胸锁关节锁骨的上抬。前伸和（或）回缩是肩胛骨沿着胸骨凸面的平移，需要肩锁关节的内旋和（或）外旋，以及胸锁关节锁骨的延伸和（或）回缩。肩胛骨的前倾和（或）后倾伴随着胸锁关节锁骨长轴的旋转。肩胛胸壁关节的稳定性在很大程度上依赖于肌肉组织，以此为上肢的活动提供稳定的基础[2,3,8,18,19]。

肩关节复合体上举功能的生物力学

肩上举指的是上肢从体侧松弛位离开所发生的运动。尽管肩上举可以发生在任何平面上，但术语"肩胛骨面外展"（scaption）被用来描述肩胛骨平面的抬高，额状面范围为30°~45°。在这个平面上的运动似乎最大限度地提高了关节的一致性，在最小化关节撞击的同时优化了关节的性能[3]。在肩上举时，肩关节复合体和上胸椎的4个关节发生协调运动，这使得肩胛骨和肱骨的排列和最佳肌肉性能之间维持最佳关系[2]。盂肱关节和肩胛胸壁关节的整体活动比为2:1，也称为肩肱节律；然而盂肱关节和肩胛胸壁关节的贡献在整个活动范围是不同的。在最初上抬的阶段，肱骨头向上移动并始终保持在关节窝的中心，且在其余的关节活动范围内始终在中心位置。肩胛骨的上抬和上旋伴随着胸锁关节上抬的结果。盂肱关节相较于肩胛胸壁关节对于运动的贡献增加到3:1。在上抬的中期（60°~140°），肩胛胸壁关节的相对贡献在增加，肩胛胸壁关节的活动超过盂肱关节的活动（0.7:1）。在上举90°之后，由于三角肌和肩袖肌群的活动，盂肱关节产生了最大的剪切力。肱骨头仍在关节窝的中心，这表明由于肩袖肌群的活动，向下滑动的同时伴随着向上的滚动。肱骨在上抬的同时也伴随着外旋。随着上抬角度的增加，肩锁关节和胸锁关节对于肩胛骨活动的相关贡献转向肩锁关节，肩胛骨上旋时往往伴随锁骨的后旋。在上举140°之后，盂肱关节相较于肩胛胸壁关节的贡献增加到3.5:1。除了肩胛骨的上旋，在上举的过程中，肩胛骨还有约30°的后倾和在胸骨上的外旋发生[2,3,8]。在上举的最后阶段，上胸椎向身体同侧旋转并向伸展方向移动[6]。

肩胛盂肱关节的主要运动肌是三角肌，三角肌的前部和中部在肩胛骨上抬过程中最活跃。三角肌在肱骨不断上升的过程中越来越活跃，在外展到90°时达到峰值。肩袖肌表现出与三角肌相似的激活模式，在肱骨外展到90°时，冈上肌在肱骨外展90°时表现出峰值活性。冈上肌也压迫着盂肱关节并引导肱骨头在关节窝的中心位置。其余的肩袖肌肉（包括肩胛下肌、冈下肌、小圆肌）也在整个的关节活动范围内被逐渐激活，在上抬70°时达到峰值，以此来提供肱骨头向下的滑动，并在115°时再一次达到峰值，使肱骨外旋[2,20]。上斜方肌和前锯肌前部纤维形成力偶与下斜方肌一起提供了肩胛骨的上旋。在肱骨外展的过程中上斜方肌起着更重要的作用，反之，在肱骨屈曲的过程中前锯肌起着更重要的作用。在上抬过程中菱形肌起到稳定肩胛骨的作用，当肩胛骨向上旋转时起离心控制作用[2,8]。

背阔肌和胸肌是使肩关节复合体下沉活动的主要肌肉，发生在重要的闭链功能性运动中，比如从椅子上站起来。大圆肌和菱形肌协同收缩使得肩胛骨在这些活动期间保持稳定[2]。

当上抬一位有肩关节功能障碍患者的肩膀时，评估 4 个肩胛带骨的关节运动是十分重要的，同时要考虑肩胛带骨复杂的生物力学。另外，上胸椎的活动能力也需要被评估[6,21]，颈椎作为肩部疼痛的潜在来源需要清除。考虑肌肉组织在肩关节活动和动态稳定中所起到的作用，肌肉组织的功能需要被仔细检查。最近的证据表明在处理肩关节疼痛和功能障碍时，手法治疗是一种非常有用的干预措施。在最近一份系统综述中发现，手法治疗包括肩袖损伤和肩关节粘连在内的各种肩关节功能障碍的推荐等级是 B 级[22]。Camarinos、Marinko[23] 和 Howard 等的系统综述[24] 发现，手法治疗肩胛带关节可以改善肩关节的活动能力和疼痛感。Surenkok 等发现有证据表明肩胛骨的松动可以减少肩关节功能障碍患者的疼痛，增加活动性和身体功能[25]。Moore 等研究发现肌肉能量技术(MET)在顶尖运动员肩关节活动度的即时效果发现，仅仅将肌肉能量技术应用于外旋肌和肩关节水平外展肌就会增加内旋和水平内收的关节活动度[26]。在 Djordjevic 等的研究中，动态关节松动术结合肌内效贴的处理，在肩关节疼痛的患者中可以起到增加关节活动度、减轻疼痛的作用[27]。Godges 等研究发现，肩胛下肌的软组织松动结合 PNF(神经肌肉促通技术)的收缩-放松可以增加外旋活动度并且达到上限。作者假设与外展 90°相比，减少肩胛下肌的长度和紧张度可以导致外展 45°时外旋活动度降低，相反延长肌肉会增加外旋活动度，在另一个研究中也有相似的发现[28,29]。最近的证据也表明，针对上胸椎和颈椎的手法治疗可以减轻肩关节功能障碍和疼痛患者的疼痛，并且改善功能[4-6,21,30]。

常规手法治疗的常见肩胛带功能障碍包括关节囊粘连、肩峰撞击综合征(包括肩袖异常状态)和骨关节炎。关节囊粘连(冻结肩)的患病率为一般人群的 2%~5%，但在甲状腺疾病或糖尿病患者中的患病率明显增高(上升到 38%)。其特点是多发的滑膜炎和不断进展的关节囊复合体的显著纤维化，从而导致关节活动度的显著下降[31]。关节活动度的减少可能发生在关节囊限制模式，临床医生应该评估主动关节活动度和被动关节活动度，以及盂肱关节的附属运动。最近的临床实践指南推荐把手法治疗技术运用在疼痛管理、关节活动度及功能改善上。同时，指南建议进行牵伸练习并根据患者软组织激惹程度决

定牵伸强度[31]。Vermeulen 等[32]发现在持续 3 个月以上的关节囊粘连关节活动度减少超过 50%的患者中，高等级的松动技术比低等级的松动技术在恢复关节活动度和减少残疾方面更有效。最近的一项研究调查了终末端Ⅳ级松动术和因关节囊粘连活动度显著下降患者中肩胛骨松动的使用情况，发现与标准物理治疗(包括适中松动、牵伸练习及一些其他形式的治疗)相比，上述的治疗在关节活动度、功能障碍和运动学上的提升更为显著[33]。Johnson 等[34]发现在原发性关节囊粘连的患者中，后向滑动的关节松动比前向滑动的松动在恢复外旋活动度上更为有效。尽管这个发现有悖于凹凸定律，但是作者认为关节囊紧密性的不对称可能会影响肱骨头的运动[34]。关节囊前部的紧张性和肩袖的间隔可能会影响关节运动性滑动，以及在这种情况下可能会阻止通常与外旋相关的向前滑动。向后的定向活动可能会比向前的定向活动在修复关节囊前部的移动性上更有效，因此，在修复外旋的活动性上向后的滑动可能更有效。

肩峰下撞击综合征(SIS)可包含肩峰下空间结构的撞击，导致肩袖肌腱的肌腱炎、肩袖撕裂及滑囊炎。这种撞击可能由肩胛带的关节活动改变造成。降低盂肱关节的活动度，尤其是向下滑动的附属运动可能会成为造成肩峰下撞击综合征的影响因素。胸锁关节和肩锁关节的功能也应该考虑，因为这些关节活动度的下降可能导致肩胛骨活动的改变[12]。最近的一项系统综述发现，对于患有肩峰下撞击综合征的患者，手法治疗有效性的证据有限。这些作者同样发现有适度的证据支持运动疗法的效果[10]。Braun 和 Hanchard 进行了系统回顾，认为手法治疗和运动对肩峰下撞击综合征的治疗应该有效，但需要进一步高质量研究的证实[35]。Rhon 等比较了手法治疗和皮质类固醇局部注射的长期效果，发现两组在疼痛和功能方面均有显著改善，然而，与注射组相比，手法治疗组使用的随访健康服务更少[36]。在动态关节松动术和盂肱关节松动术结合监督下的运动计划中发现，其在减轻疼痛和提升功能方面十分有效[37,38]。Tate 等报道肩袖和肩胛肌群的力量训练计划，结合后下滑动的盂肱关节和胸椎的手法治疗，可明显改善肩峰下撞击综合征患者的症状和功能[39]。

骨关节炎是肩锁关节常见的病理状态，可能与肩峰下撞击综合征的发生有关[15,17,40]。虽然没有直接

研究手法治疗对肩锁关节炎患者的疗效,但是 Harris 等报道了在经过锁骨远端的附属关节滑动技术治疗后,主要以原发性肩锁关节疼痛为主的患者都有疼痛减轻和功能改善[41]。当前没有足够的证据来评估手法治疗对于盂肱关节炎的治疗效果。

肩部疼痛可以是其他解剖学结构和区域的功能障碍和疾病的表现。颈椎功能障碍可能是引起肩部疼痛的原因之一,包括胸廓出口综合征和神经根型颈椎病。手法治疗师还应对引起肩部疼痛的非机械原因进行系统筛查,重点是心血管、肺和上消化道系统[42]。

案例分析

一例 58 岁的女性患者,她的主要工作是画壁画,但因右肩疼痛而不能继续绘画。患者主诉在 3 个月前从楼梯上摔下,伤到肩部,导致抬起手臂困难。相关病史包括胰岛素依赖型糖尿病和甲状腺功能减退症。物理治疗检查结果如下:

- 在被动和主动活动范围的末端感到疼痛。
- 外展 60°~120° 时有疼痛弧表现。
- 关节囊受限模式下主动和被动的关节活动范围减少。
- 后下方向的滑动受限。
- 肌肉力量下降,摸高和摸背的能力下降,从而影响到日常工作和生活。

1. 什么是肩关节的关节囊受限模式?

2. 从盂肱关节的关节囊受限模式导致的活动度下降可以得出什么诊断?

3. 如何判断关节的情况是急性、亚急性还是慢性的?

4. 这些信息如何指导你的关节手法干预?

5. 根据现有的证据,哪种手法治疗技术对这位患者最适合?

根据本章所述的证据,治疗师应该考虑非推力的后下滑动操作,如果患者耐受的话,使用 III 级或 IV 级手法。在受影响的方向上也可以考虑 MWM。可以指导患者在受影响的方向上用自我松动技术。关于使用的技术还包括以下的证据:

- Page 等[43]进行的 Cochrane 综述表明,训练和手法治疗相结合对关节囊粘连的患者具有短期临床意义。

- Desjardins-Charbonneau 等[44]对肩袖肌腱病患者的手法治疗效果进行了一个系统的回顾和荟萃分析。与安慰剂组相比,手法治疗组在统计学上能轻微减轻疼痛。当把手法治疗加入训练计划时,可显著减轻疼痛。基于从低等到中等质量的证据,手法治疗可减轻疼痛,但是否能改善功能尚不清楚。

- Delgado-Gil 等[45]调查了终末端活动疼痛的撞击综合征患者使用动态关节松动术的效果发现,接受 4 期动态关节松动术的患者在主动屈曲和外旋时疼痛明显改善。

关键术语

肩锁关节分类：有 6 个自由度的平面滑膜关节。

盂肱关节囊：外旋、外展和内旋。

胸锁关节囊：在水平内收和上举至最高处时关节处有疼痛和抵抗。

盂肱关节紧张位：完全外展和外旋。

胸锁关节紧张位：上举至最高处和肩胛骨 90° 外展伸长。

盂肱关节分类：滑膜、多轴、有 6 个自由度的球窝关节。

盂肱关节松弛位：外展 40°~55° 和水平内收 30°。

胸锁关节松弛位：手臂在一侧放松。

肩胛胸壁关节分类：胸椎的生理性关节和肩胛骨的前侧面。尽管肩胛胸壁关节不是一个真正的解剖关节，但是肩胛胸壁关节的运动对整个肩关节复合体的运动有重要的影响。

胸锁关节分类：有 2 个自由度的马鞍状滑膜关节，锁骨头的凸面在额状面，凹面在横切面。

参考文献

1. Moore KL, Agur AMR, Dalley AF. *Clinically Oriented Anatomy.* 7th ed. Philadelphia, PA: Wolters Kluwer Health/Lippincott Williams & Wilkins; 2013.
2. Levangie PK, Norkin CC. *Joint Structure and Function: A Comprehensive Analysis.* 5th ed. Philadelphia, PA: F. A. Davis Co; 2011.
3. Donatelli R. *Physical Therapy of the Shoulder.* 5th ed. St. Louis, MO: Elsevier/Churchill Livingstone; 2012.
4. Redman B, van Duijn A, van Duijn J, Hyatt A. Effects of lower cervical and upper thoracic mobilization on shoulder range of motion limited by shoulder impingement syndrome: a case series. *J Man Manip Ther.* 2010;18(4):235.
5. Strunce JB, Walker MJ, Boyles RE, Young BA. The immediate effects of thoracic spine and rib manipulation on subjects with primary complaints of shoulder pain. *J Man Manip Ther.* 2009;17(4):230–236.
6. Sueki DG, Chaconas EJ. The effect of thoracic manipulation on shoulder pain: a regional interdependence model. *Phys Ther Rev.* 2011;16(5):399–408.
7. Magee DJ. *Orthopedic Physical Assessment.* 6th ed. St. Louis, MO: Saunders Elsevier; 2014.
8. Murray IR, Goudie EB, Petrigliano FA, Robinson CM. Functional anatomy and biomechanics of shoulder stability in the athlete. *Clin Sports Med.* 2013;32(4):607–624.
9. Cyriax JH. *Textbook of Orthopaedic Medicine: Diagnosis of Soft Tissue Lesions.* (Vol 1, 7th ed.). London, England: Ballière Tindall; 1978.
10. Gebremariam L, Hay EM, van der Sande R, Rinkel WD, Koes BW, Huisstede BMA. Subacromial impingement syndrome—effectiveness of physiotherapy and manual therapy. *Br J Sports Med.* 2014;48(16):1202–1208.
11. Seitz AL, McClure PW, Finucane S, Boardman ND, Michener LA. Mechanisms of rotator cuff tendinopathy: intrinsic, extrinsic, or both? *Clin Biomech.* 2011;26(1):1–12.
12. Ludewig PM, Braman JP. Shoulder impingement: biomechanical considerations in rehabilitation. *Man Ther.* 2011;16(1):33–39.
13. Schomacher J. The convex-concave rule and the lever law. *Man Ther.* 2009;14(5):579–582.
14. Brandt C, Sole G, Krause MW, Nel M. An evidence-based review on the validity of the Kaltenborn rule as applied to the glenohumeral joint. *Man Ther.* 2007;12(1):3–11.
15. Bontempo NA, Mazzocca AD. Biomechanics and treatment of acromioclavicular and sternoclavicular joint injuries. *Br J Sports Med.* 2010;44(5):361–369.
16. Cyriax JH, Cyriax P. *Cyriax's Illustrated Manual of Orthopaedic Medicine.* 2nd ed Oxford; Boston: Butterworth-Heinemann; 1996.
17. Warth RJ, Lee JT, Millett PJ. Anatomy and biomechanics of the sternoclavicular joint. *Oper Tech Sports Med.* 2014;22(3):248–252.
18. Degen RM, Giles JW, Thompson SR, Litchfield RB, Athwal GS. Biomechanics of complex shoulder instability. *Clin Sports Med.* 2013;32(4):625–636.
19. Cools AMJ, Struyf F, De Mey K, Maenhout A, Castelein B, Cagnie B. Rehabilitation of scapular dyskinesis: from the office worker to the elite overhead athlete. *Br J Sports Med.* 2014;48(8):692–697.
20. Sonnabend DH, Young AA. Comparative anatomy of the rotator cuff. *J Bone Joint Surg (BR).* 2009;91(12):1632–1637.
21. Walser RF, Meserve BB, Boucher TR. The effectiveness of thoracic spine manipulation for the management of musculoskeletal conditions: a systematic review and meta-analysis of randomized clinical trials. *J Man Manip Ther.* 2009;17(4):237–246.
22. Brantingham JW, Cassa TK, Bonnefin D, et al. Manipulative therapy for shoulder pain and disorders: Expansion of a systematic review. *J Manipulative Physiol Ther.* 2011;34(5):314–346.
23. Camarinos J, Marinko L. Effectiveness of manual physical therapy for painful shoulder conditions: A systematic review. *J Man Manip Ther.* 2009;17(4):206–215.
24. Howard PD, Ebersole J, Lavo J, McKelvey I, Quigley L, Quirk D. The effect of shoulder mobilization/manipulation on increasing range of motion in patients with stiff shoulders: a systematic review. *Orthop Phys Ther Pract.* 2013;25(1):6–9.
25. Surenkok O, Aytar A, Baltaci G. Acute effects of scapular mobilization in shoulder dysfunction: a double-blind randomized placebo-controlled trial. *J Sport Rehabil.* 2009;18(4):493–501.
26. Moore SD, Laudner KG, McLoda TA, Shaffer MA. The immediate effects of muscle energy technique on

posterior shoulder tightness: a randomized controlled trial. *J Orthop Sports Phys Ther*. 2011;41(6):400–407.

27. Djordjevic OC, Vukicevic D, Katunac L, Jovic S. Mobilization with movement and kinesiotaping compared with a supervised exercise program for painful shoulder: results of a clinical trial. *J Manipulative Physiol Ther*. 2012;35(6):454–463.

28. Godges JJ, Mattson-Bell M, Thorpe D, Shah D. The immediate effects of soft tissue mobilization with proprioceptive neuromuscular facilitation on glenohumeral external rotation and overhead reach. *J Orthop Sports Phys Ther*. 2003;33(12):713–718.

29. Al Dajah SB. Soft tissue mobilization and PNF improve range of motion and minimize pain level in shoulder impingement. *J Phys Ther Sci*. 2014;26(11):1803–1805.

30. Bergman G, Winters JC, Groenier KH, et al. Manipulative therapy in addition to usual medical care for patients with shoulder dysfunction and pain: a randomized, controlled trial. *Ann Intern Med*. 2004;141(6):432.

31. Kelley MJ. Shoulder pain and mobility deficits: adhesive capsulitis. *J Orthop Sports Phys Ther*. 2013;43(5):A1–A31.

32. Vermeulen HM, Rozing PM, Obermann WR, le Cessie S, Vliet Vlieland T. Comparison of high-grade and low-grade mobilization techniques in the management of adhesive capsulitis of the shoulder: randomized controlled trial. *Phys Ther*. 2006;86(3):355–368.

33. Yang J, Jan M, Chang C, Lin J. Effectiveness of the end-range mobilization and scapular mobilization approach in a subgroup of subjects with frozen shoulder syndrome: a randomized control trial. *Man Ther*. 2012;17(1):47–52.

34. Johnson AJ, Godges JJ, Zimmerman GJ, Ounanian LL. The effect of anterior versus posterior glide joint mobilization on external rotation range of motion in patients with shoulder adhesive capsulitis. *J Orthop Sports Phys Ther*. 2007;37(3):88–99.

35. Braun C, Hanchard N. Manual therapy and exercise for impingement-related shoulder pain. *Phys Ther Rev*. 2010;15(2):62–83.

36. Rhon DI, Boyles RB, Cleland JA. One-year outcome of subacromial corticosteroid injection compared with manual physical therapy for the management of the unilateral shoulder impingement syndrome: a pragmatic randomized trial. *Ann Intern Med*. 2014;161(3):161–169.

37. Kachingwe AF, Phillips B, Sletten E, Plunkett SW. Comparison of manual therapy techniques with therapeutic exercise in the treatment of shoulder impingement: a randomized controlled pilot clinical trial. *J Man Manip Ther*. 2008;16(4):238–247.

38. Gebhardt TL, Whitman JM, Smith MB. Mobilization with movement as part of a comprehensive physical therapy program for a patient with shoulder impingement: a case report. *J Man Manip Ther*. 2006;14(3):176.

39. Tate AR, McClure PW, Young IA, Salvatori R, Michener LA. Comprehensive impairment-based exercise and manual therapy intervention for patients with subacromial impingement syndrome: a case series. *J Orthop Sports Phys Ther*. 2010;40(8):474–493.

40. Gancarczyk SM, Ahmad CS. Acromioclavicular arthritis and osteolysis. *Oper Tech Sports Med*. 2014;22(3):214–220.

41. Harris KD, Deyle GD, Gill NW, Howes RR. Manual physical therapy for injection-confirmed nonacute acromioclavicular joint pain. *J Orthop Sports Phys Ther*. 2012;42(2):66–80.

42. Goodman CC, Snyder TEK. *Differential diagnosis for physical therapists: Screening for referral*. 5th ed. St. Louis, MO: Saunders/Elsevier; 2013.

43. Page MJ, Green S, Kramer S, et al. Manual therapy and exercise for adhesive capsulitis (frozen shoulder). *The Cochrane Database of Systematic Reviews*. 2014;8:CD011275.

44. Desjardins-Charbonneau A, Roy J, Dionne CE, Frémont P, MacDermid JC, Desmeules F. The efficacy of manual therapy for rotator cuff tendinopathy: a systematic review and meta-analysis. *J Orthop Sports Phys Ther*. 2015;45(5):330–350.

45. Delgado-Gil JA, Prado-Robles E, Rodrigues-de-Souza DP, Cleland JA, Fernández-de-Las-Peñas C, Alburquerque-Sendín F. Effects of mobilization with movement on pain and range of motion in patients with unilateral shoulder impingement syndrome: a randomized controlled trial. *J Manipulative Physiol Ther*. 2015;38(4):245–252.

肩关节手法治疗技术

肩关节一般活动

关节:肩 肩关节一般活动限制	手法治疗类型:关节牵引 受限的运动:肩关节活动受限

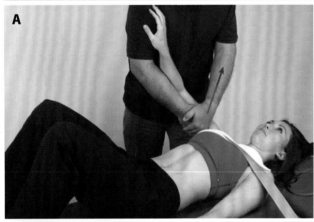

患者体位:仰卧于治疗床一侧。

治疗师体位:站在治疗床一侧。

1.治疗师双手握住患者肘部上部的肱骨。

2.治疗师举起患者肩关节至屈曲 30°、外展 30°、外旋 5°。

3.治疗师将患者肘部在侧方移动的时候固定在 90°,重心离开患者的方向与肩部外展一致,在肩部产生牵引力。

4.治疗师持续牵引,直至肌肉组织完全放松。

图 2-6

注意:这项技术可用于降低图 2-6B 中盂肱关节的脱位风险。

治疗师可在组织张力状态下使用推法。

此时肩关节打开位置为屈曲 30°、外展 30°和外旋 5°。

关节:肩	手法治疗类型:动态关节松动术
肩关节一般活动限制	受限的运动:肩关节活动受限

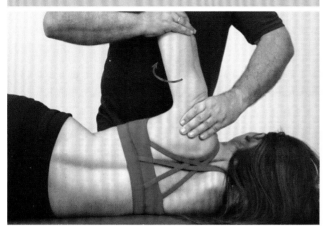

图 2-7

患者体位:侧卧。

治疗师体位:站立于患者正前方。

1.治疗师将一只手置于患者肱骨头近端上部,将另一只手握住肘部。

2.当患者抬起手臂至肩部外展 90°时,主动绕肩。

3.当患者绕肩时,治疗师用尾侧的手牵引肱骨,并使用头侧的手环绕肱骨滑动,以促进绕肩运动。这一滑动(肱骨头凸)的方向与患者肘部活动的方向相反。

4.当手臂进行环绕运动时,有节奏地重复这一动作。

注意:这是 Spencer 手法的一部分。

关节:肩	手法治疗类型:自我松动术
肩关节一般活动限制	受限的运动:肩关节活动受限

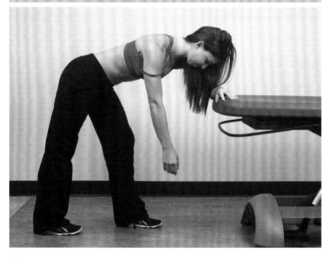

图 2-8

患者体位:站立。

1.患者前倾站立,使躯干平行于地面,一只脚在前,一只脚在后。

2.患者手臂抗重力垂直下摆。

3.患者重心前后移动,使肩部被动移动。

注意:患者站立时双脚固定,手臂左右移动。这通常被称作 Codman 运动或钟摆运动。

关节:肩
肩关节一般活动限制

手法治疗类型:自我松动术
受限的运动:肩关节活动受限

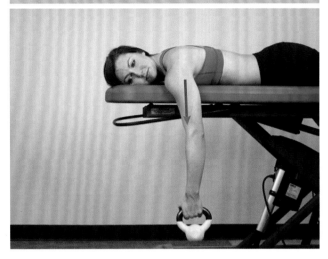

图 2-9

患者体位:俯卧。

1.患者在手腕处附加重物(不超过 5 磅,注:1 磅 ≈ 0.45kg)。

2.患者沿治疗床边缘使手臂抗重力垂直下摆,起到肩部牵引作用。

3.保持动作,直至肩关节完全放松。

注意:这项技术对患有粘连性关节炎的患者成效卓著。

关节:肩
肩关节一般活动限制

手法治疗类型:非闪动式关节松动术
受限的运动:肩关节活动受限

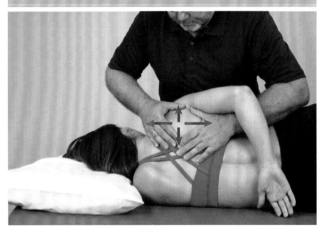

图 2-10

患者体位:侧卧。

治疗师体位:站立于患者正前方。

1.治疗师将一只手置于患者肩胛骨的下缘。

2.治疗师将另一只手置于患者肩胛骨上方,拇指置于患者胸后壁,其余四指位于患者肩胛骨脊柱侧。

3.治疗师双手同时在各个平面活动患者肩胛骨。

注意:这项技术对肩胛胸壁功能障碍的患者成效卓著。

肩关节屈曲

2B 肩关节屈曲手法治疗技术

- 非闪动式关节松动术
- 闪动式关节松动术
- 肌肉能量技术
- 动态关节松动术

- 拮抗松弛术
- 肌筋膜松解术
- 软组织松解术
- 自我松动术

关节:肩
肩关节屈曲活动限制

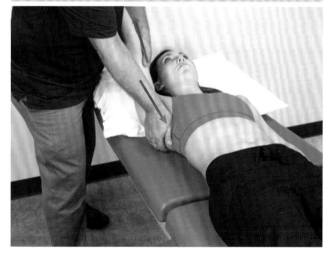

图 2-11

手法治疗类型:非闪动式关节松动术
受限的运动:肩关节屈曲受限

患者体位:仰卧于治疗床一侧。

治疗师体位:站立于患者需要治疗的肩部同侧。

1. 治疗师用一只手抬起患者肱骨,用另一只手稳定患者肩胛骨。
2. 肩胛骨保持稳定,肱部运动至 120°。
3. 活动受限时,治疗师可以在稳定患者肱骨的同时,进行一种渐进性的振动,使肩胛骨朝后下方向运动。

关节:肩
肩关节屈曲活动限制

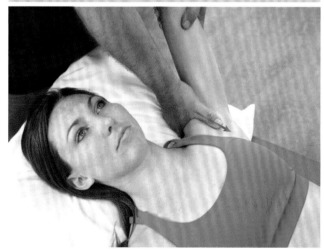

图 2-12

手法治疗类型:非闪动式关节松动术
受限的运动:肩关节屈曲受限

患者体位:仰卧于治疗床一侧。

治疗师体位:站立于患者需要治疗的肩部同侧。

1. 治疗师用一只手使患者肱骨屈曲,并且牵引肱骨。
2. 治疗师将另一只手放于患者肱骨头前部。
3. 治疗师用头侧的手在患者肱骨头的后下方向进行渐进性振动,以增加后侧关节囊的活动度。

关节:肩
肩关节屈曲活动限制

手法治疗类型:闪动式关节松动术
受限的运动:肩关节屈曲受限

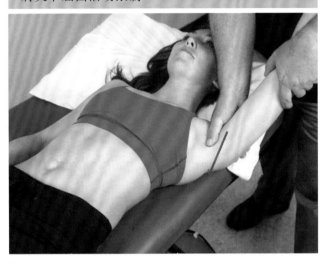

图 2-13

患者体位:仰卧,肩部置于治疗床边缘。

治疗师体位:站立于患者需要治疗的肩部同侧。

1. 治疗师将一只手置于患者肱骨远端,将另一只手置于患者肱骨头表面近端。
2. 治疗师将患者肱骨抬起直至屈曲极限。
3. 治疗师向后下方滑动患者肱骨头,以吸收组织张力。
4. 在组织张力结束后施加高速低幅(HVLA)的前后方向的推力。

关节:肩
肩关节屈曲活动限制

手法治疗类型:肌肉能量技术
受限的运动:肩关节屈曲受限

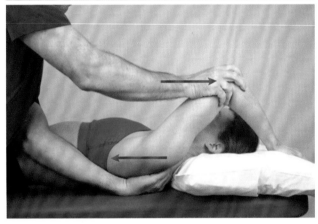

图 2-14

患者体位:仰卧。

治疗师体位:站立于患者需要治疗的肩部同侧。

1. 治疗师将一只手置于患者肱骨末端,将另一只手置于患者肩胛骨下方,以保持肩胛骨向下滑动的正确位置。
2. 治疗师将患者肱骨抬至肩部屈曲的受限位置。
3. 患者向肩部伸展方向等长收缩背阔肌 3~5 秒(与受限位置反向),向治疗师发力方向做 5 磅左右的反作用力,然后完全放松。
4. 放松后,治疗师抬起患者放松状态下的肩部,将肩部推向新的屈曲受限位置。如此重复,直到肩部的屈曲度没有进一步增加为止。

关节:肩

肩关节屈曲活动限制

手法治疗类型:动态关节松动术

受限的运动:肩前屈受限(盂肱关节)

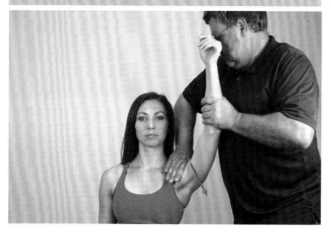

图 2-15

患者体位:坐位。

治疗师体位:站立于患者需要治疗的肩部同侧,面
向肩部。

1.治疗师将一只手放在患者肩部的肱骨近端前部,
并将其调动起来,用另一只手握住患者手臂,以
保持稳定并促进向上旋转。

2.当患者的手臂向肩部屈曲时,治疗师将一个力
(侧移)施加在肱骨近端前部后下方向。

3.当患者的手臂进一步向上屈曲时,治疗师头侧
的手要进行辅助滑动,以承担肩胛骨后下方所
有的组织张力。治疗师用另一只手促进肩胛骨
的向上旋转。

4.重复操作,直到获得更多的肩部屈曲度。

注意:治疗师在进行肩关节滑动辅助时,可站在患者的前方或后侧。

关节:肩

肩关节屈曲活动限制

手法治疗类型:动态关节松动术

受限的运动:肩关节屈曲受限(胸锁关节)

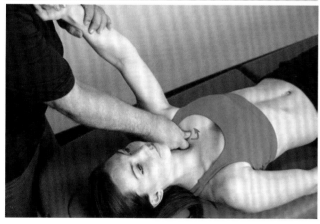

图 2-16

患者体位:仰卧。

治疗师体位:站立于治疗床顶部。

1.治疗师将一只手置于患者胸锁关节处,使之活
动,将另一只手置于患者锁骨上方,以促进向上
旋转。

2.当患者的手臂向肩部屈曲时,治疗师在胸锁关
节处用头侧的手在下侧锁骨处施加一个力(帮助
关节滑动)。

3.重复操作,直到获得更多的肩部屈曲度。

注意:这项技术也可用于肩锁关节。

关节:肩
肩关节屈曲活动限制

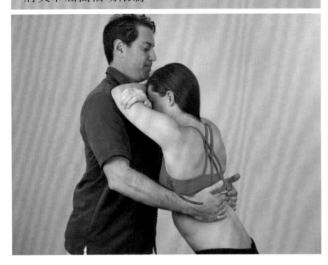

图 2-17

手法治疗类型:动态关节松动术
受限的运动:肩关节屈曲受限(肋骨/胸廓)

患者体位:坐位。
治疗师体位:站立于患者前方。
1.患者双臂在胸前交叉,握住手肘,屈身坐姿。
2.治疗师将患者的前臂置于自己上胸部的位置,双手放在患者的后肋骨角上,以促进向上旋转。
3.当患者上身伸展时,治疗师在肋骨角处施加一个力(帮助关节滑动),以促进胸腔向上旋转。
4.当患者进一步完成上身伸展时,治疗师增加胸椎向前的滑动力。
5.重复操作,直到患者躯干能够更大程度地伸展。

关节:肩
肩关节屈曲活动限制

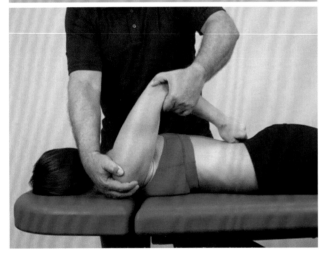

图 2-18

手法治疗类型:拮抗松弛术
受限的运动:肩关节屈曲受限

患者体位:俯卧。
治疗师体位:站立于便于辅助牵引患者肩部的一侧。
1.患者俯卧,治疗师触诊患者位于肱二头肌沟部的前背阔肌。治疗师按压感到不适的肌肉,找到张力最亢进的位置。让患者对不适感进行 10 个等级的评估。
2.治疗师将患者肩部伸展至 30°,内旋肩部,并在远处牵拉肱骨。
3.治疗师触诊患者背阔肌,直至患者可感知的不适感降低至 2 级。
4.治疗师保持治疗动作 90 秒,不需要施压。90 秒后,患者伸直手臂,重新评估感到不适的位置,如果不适感高于 2 级,则重复治疗。

注意:这项技术能降低高张力,使肩胛骨能够屈曲更远的距离。其可以重复用于后侧三角肌位置。这项技术属于间接疗法。

关节:肩
肩关节屈曲活动限制

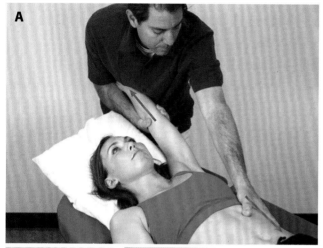

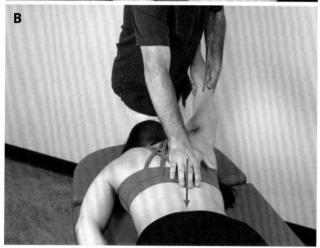

图 2-19

手法治疗类型:肌筋膜松解术
受限的运动:肩关节屈曲受限

患者体位:仰卧或俯卧。

治疗师体位:站立于治疗床一侧。

1.患者仰卧(图 2-19A)。

2.治疗师触诊患者伸展受限的背阔肌、胸大肌和肋骨前部。

3.治疗师用组织张力技术来调动肌筋膜。

4.治疗师触诊软组织,用尾侧的手握住肱骨,向上牵引屈曲肩部。

5.治疗师将头侧的手置于患者背阔肌或胸大肌上,在张力方向上以轻微的力参与限制性障碍,有时达到 3~5 分钟。治疗师双手向相反方向用力。

6.保持轻微压力,直到组织障碍软化和松弛,肌筋膜伸长。

注意:根据特定的肌肉识别,纤维方向将改变。在图 2-19B 中,治疗师用头侧的手抬起患者肩部做屈曲动作,用尾侧的手抓住患者肩胛骨向下,使活动受限部位向下活动。

关节:肩
肩关节屈曲活动限制

手法治疗类型:软组织松解术
受限的运动:肩关节屈曲受限

患者体位:仰卧。

治疗师体位:站立于患者的患侧。

1.患者仰卧。

2.治疗师触诊患者胸肌、肩胛下肌和背阔肌,用力按压放松肌肉。

3.治疗师用轻微弹拨和横向调动肌肉及肌腱的方法操作软组织松解术,并通过绕圈敲击来促进血液循环。

4.重复操作,直至软组织完全放松。

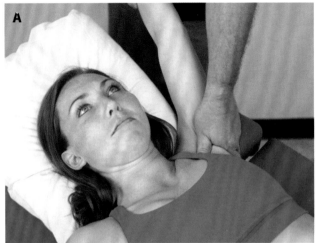

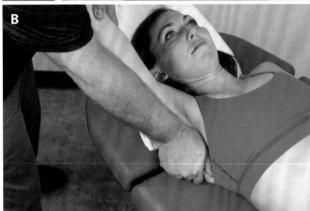

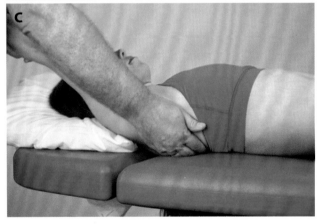

图 2-20

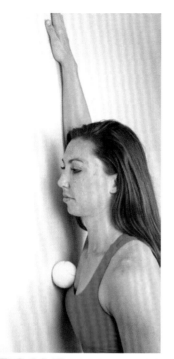

A

自我软组织松解术

患者体位：站立时将体重附着于按摩球上。

1.患者于胸肌位置将自身体重附着于按摩球上。

2.患者可静卧或侧卧，放松软组织。

3.重复进行，直至软组织完全放松。

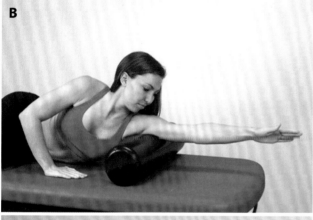

B

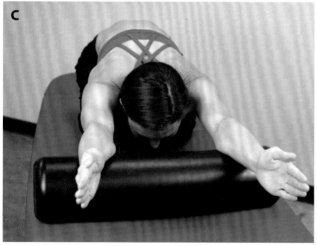

C

图 2-21

注意：可以放置一条毛巾来舒缓这个操作。作为替代技术，患者可以用泡沫轴，在背阔肌或胸肌位置来回滚动，如图 2-21C。

关节:肩	手法治疗类型:自我松动术
肩关节屈曲活动限制	受限的运动:肩关节屈曲受限

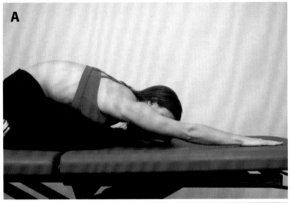

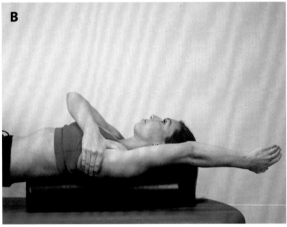

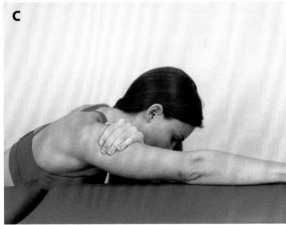

图 2-22

患者体位:跪在治疗床上。

1.患者跪在治疗床上,手心紧贴治疗床,患处肩部进行屈曲牵引。

2.患者可将一只脚顶住墙面反蹬,以获得更大的牵引力。

3.患者肩部进行屈曲牵引,直到患处肌肉组织有所改善。

4.患者可以静态保持张力,或者通过将手放在地板上并使重心向后移动,在伸展到屈曲过程中产生牵引力,从而使肩部摆动。

替代技术:在图 2-22B 中,患者可以仰卧在与脊柱对齐的泡沫轴上,抬起患处肩部进行屈曲。另一只手环绕身体,抱于患侧肩胛骨,帮助患侧肩胛骨向上旋转(图 2-22B)。图 2-22C 示患者取坐位,上身趴在治疗床上,身体前倾到受限处,并用另一只手向后滑动。

肩关节伸展

2C 肩关节伸展手法治疗技术

- 非闪动式关节松动术
- 闪动式关节松动术
- 肌肉能量技术
- 动态关节松动术

- 拮抗松弛术
- 肌筋膜松解术
- 软组织松解术
- 自我松动术

关节:肩
肩关节伸展活动限制

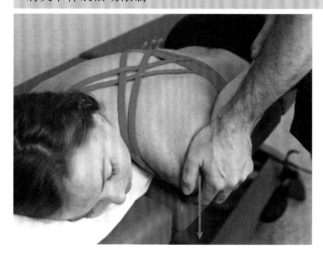

图 2-23

手法治疗类型:非闪动式关节松动术
受限的运动:肩关节伸展受限

患者体位:俯卧于治疗床一侧。

治疗师体位:站立于患者的患侧。

1.患者俯卧。

2.治疗师将头侧的手置于患者肱骨后头位置,用尾侧的手将肱骨抬至肩部伸展位置,此时患者手臂紧贴身体。

3.将患者肱骨向肩部伸展位置抬起时,治疗师头侧的手向前,在肱骨后头位置向下施加同等压力。

4.在活动受限位置,治疗师可以进行渐进性的前后摆动施压来控制肩部关节囊。

注意:应注意前囊可迅速伸展。

关节:肩
肩关节(水平)伸展活动限制

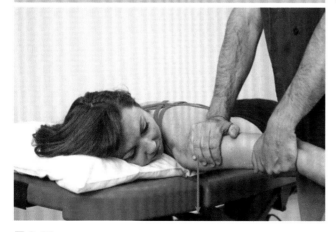

图 2-24

手法治疗类型:非闪动式关节松动术
受限的运动:肩关节(水平)伸展受限

患者体位:俯卧于治疗床一侧,肩部位于治疗床边缘。

治疗师体位:站立于患者的患侧。

1.患者俯卧。

2.治疗师将一只手置于患者肩部肱骨后头位置,用另一只手将肱骨抬至肩部水平伸展位置,此时患者手臂紧贴身体。

3.将肱骨向肩部水平位置抬起时,治疗师头侧的手向前,在肱骨后头位置施加相等且相反的作用力。

4.在活动受限位置,治疗师可以进行渐进性的前后摆动施压来控制肩部关节囊。

注意:应注意前囊可迅速伸展。

关节:肩
肩关节伸展活动限制

手法治疗类型:闪动式关节松动术
受限的运动:肩关节伸展受限

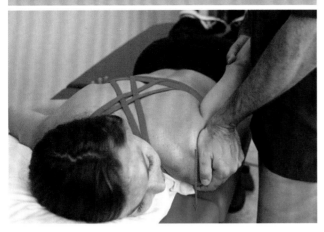

图 2-25

患者体位:俯卧于治疗床一侧。

治疗师体位:站立于患者的患侧。

1. 治疗师将双手置于患者肱骨头上部,将拇指置于患者肱骨头后部。

2. 治疗师用双手将患者肱骨抬至肩部伸展位置,同时用前臂来固定患者的手臂,使患者手臂紧贴身体。

3. 治疗师通过肩部伸展来支撑所有的组织张力,拇指在患者肱骨前部滑动,形成肩部的牵引力。

4. 在组织张力结束时施加高速低幅推力,注意推力方向为从后向前,垂直于治疗床。

注意:应注意前囊可迅速伸展。

关节:肩
肩关节伸展活动限制

手法治疗类型:肌肉能量技术
受限的运动:肩关节伸展受限

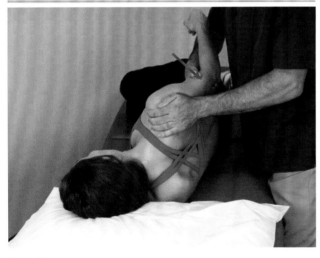

图 2-26

患者体位:侧卧于治疗床一侧,保持肩部患处朝上。

治疗师体位:站立于患者的患侧。

1. 治疗师将一只手置于患者肱骨后头位置。

2. 治疗师用另一只手在患者肱骨远端帮助肩部伸展,直到肩部伸展活动受限处。

3. 患者等距收缩肱二头肌(与活动受限位置相反方向)屈曲肩部 3~5 秒,与治疗师同时反向用约 5 磅的压力,然后患者完全放松。

4. 放松后,治疗师在新形成的肩部伸展活动受限位置再进行放松。重复这一过程,直到肩部伸展运动范围无进一步增加为止。

注意:应注意前囊可迅速伸展。

关节:肩
肩关节伸展活动限制

手法治疗类型:动态关节松动术
受限的运动:肩关节伸展受限

患者体位:坐位。

治疗师体位:站立于患者的患侧后方。

1. 治疗师将一只手置于患者前胸壁和锁骨上,将另一只手置于患者肱骨后头位置。

2. 当患者肩部向上抬起做伸展运动时,治疗师尾侧的手在肱骨位置辅助滑动。

3. 治疗师将所有的组织张力向前推进,以促进肱骨头向前滑动。

4. 重复操作,直到肩部活动范围得到扩展。

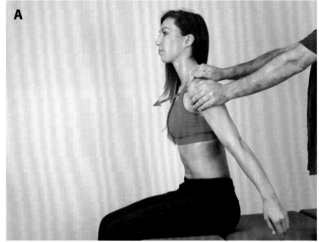

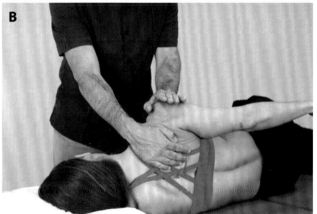

图 2-27

注意:患者也可采取侧卧位,将肩部向上,肘关节弯曲,见图 2-27B。

注意:应注意前囊可迅速伸展。

| 关节:肩
肩关节伸展活动限制 | 手法治疗类型:拮抗松弛术
受限的运动:肩关节伸展受限 |

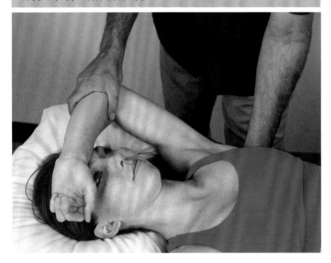

图 2-28

患者体位:仰卧。

治疗师体位:站立于患者的患侧。

1. 患者仰卧。治疗师触诊患者肱二头肌长头,按压患者感到不适的肌肉并找到张力最亢进的位置。让患者对不适感进行 10 个等级的评估。

2. 治疗师将患者手背放在其前额处,将患者肩部进行内旋或外旋,直至可感知的不适感降至 2 级或以下。

3. 治疗师保持治疗动作 90 秒,不需要施压。90 秒后,患者伸直手臂,重新评估感到不适的位置,如果不适感高于 2 级,则重复治疗。

注意:这项技术可以减少肱二头肌的高张力,加大肩部伸展活动度,属于间接疗法。

| 关节:肩
肩关节伸展活动限制 | 手法治疗类型:肌筋膜松解术
受限的运动:肩关节伸展受限 |

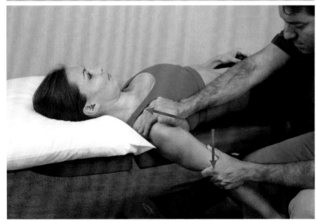

图 2-29

患者体位:仰卧,肩部位于治疗床边缘。

治疗师体位:坐于患者的患侧。

1. 治疗师触诊患者伸长长度或侧移受限的二头肌。

2. 治疗师通过组织张力手法调动筋膜。

3. 治疗师将一只手置于患者肱骨头位置,将另一只手置于患者肱二头肌远端,双手向相反方向施力,帮助肩部伸展。

4. 治疗师触诊患者软组织,在张力的方向上用一个轻的力量移动活动受限部位,有时可达 3~5 分钟。

5. 在活动受限部位轻压,直至该部位柔和并放松,肌筋膜伸长。

关节:肩	手法治疗类型:软组织松解术
肩关节伸展活动限制	受限的运动:肩关节伸展受限

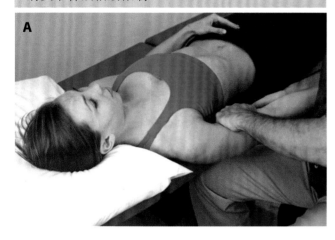

徒手软组织松解术

患者体位: 仰卧。

治疗师体位: 站立或坐于患者一侧。

1. 患者仰卧。
2. 治疗师触诊患者肱二头肌,用力按压以放松肌肉。
3. 治疗师可以用柔和的揉捏和肌肉、肌腱的横向活动来进行软组织操作,并采用绕圈敲击来增加血液循环。
4. 这项技术可重复操作,直至软组织完全放松。

注意: 治疗师可以两侧轮换来放松肱二头肌。

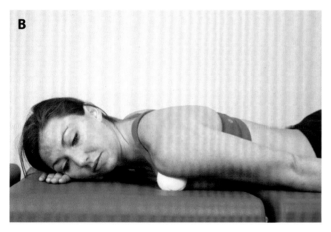

自我软组织松解术

患者体位: 俯卧于圆球上(如网球)。

1. 患者俯卧,将圆球放置在需要治疗的肩部前部下方。
2. 患者的前肩部肌腱在圆球上来回活动。患者可以静态地保持张力或来回摇摆,以放松软组织。

图 2-30

注意: 为了提高患者的舒适度,可以在圆球上放一条毛巾。

关节:肩	手法治疗类型:自我松动术
肩关节伸展活动限制	受限的运动:肩关节伸展受限

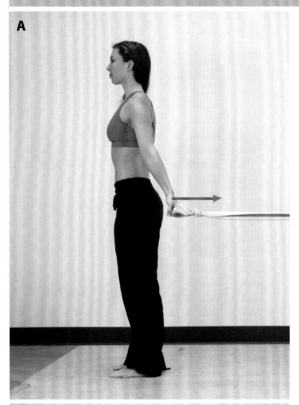

A

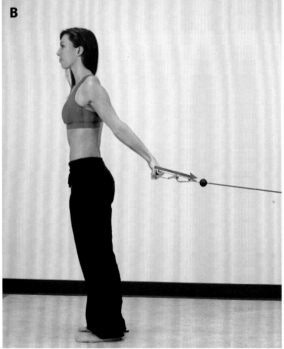

B

患者体位:背对墙面站立,手拉弹力带或轮滑带。

1. 患者站立,需要运动治疗的肩部一侧的手拉弹力带。弹力带在手侧时的高度应低于手的高度。
2. 患者将一只脚向前伸。患者可以向前走,让肩部在伸展时被牵伸。
3. 弹力带在肩部会形成一个向后和下方的拉力。
4. 患者允许肩部活动,直至感受到组织张力。患者可以静态地保持张力或肩关节屈曲,然后放松肩部,再进一步伸展。

图 2-31

肩关节外展

2D 肩关节外展手法治疗技术

- 非闪动式关节松动术
- 闪动式关节松动术
- 肌肉能量技术
- 动态关节松动术

- 拮抗松弛术
- 肌筋膜松解术
- 软组织松解术
- 自我松动术

关节:肩
肩关节外展活动限制

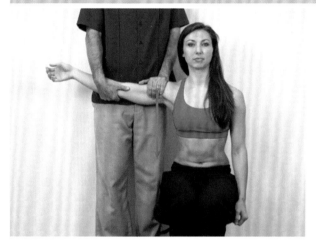

图 2-32

手法治疗类型:非闪动式关节松动术
受限的运动:肩关节外展受限

患者体位:坐位。

治疗师体位:站立于患者肩部上方。

1. 治疗师将一只手置于患者肱骨头近端上方,用另一只手环绕患者肱骨中轴,并将其拉到治疗师的大腿处。
2. 当患者手臂上抬至肩部外展位置时,肱骨的旋转使治疗师的髋关节偏移。
3. 治疗师用头侧的手进行向下活动。
4. 在活动受限处,治疗师可以进行渐进性的振动或持续的牵引来控制局部关节囊。

注意:这项技术可以在患者的肱骨近端和治疗师的脚周围使用一个调动带,取坐位,以进行一个盂肱滑行。

关节:肩
肩关节外展(水平)限制

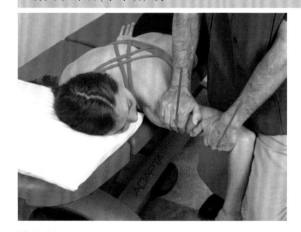

图 2-33

手法治疗类型:非闪动式关节松动术
受限的运动:肩关节水平外展受限

患者体位:俯卧,肩部位于治疗床边缘。

治疗师体位:站立于患者患侧肩部下方。

1. 治疗师将一只手置于患者肱骨近端后侧,用另一只手环绕抓住患者肘部。
2. 患者手臂位于肩部外展和外旋位置。当患者手臂被外展时,治疗师用头侧的手在患者肱骨近端后部向前滑动肱骨,以拉紧松弛的部分。
3. 在活动受限处,治疗师可以进行渐进性的振动或持续的牵引来控制肩部关节囊。

注意:这项技术应该谨慎进行,因为在这个位置肩部容易向前脱位。这项技术可以考虑用于盂肱关节后部半脱位的患者。

关节:肩
肩关节外展活动限制

手法治疗类型:闪动式关节松动术
受限的运动:肩关节外展受限

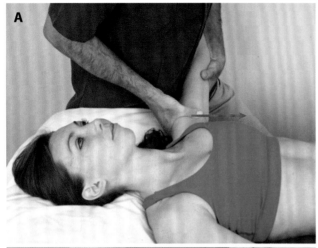

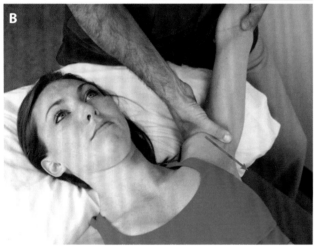

图 2-34

患者体位:仰卧,患侧肩部位于治疗床边缘。

治疗师体位:站立于患者患侧肩部的上方。

1.治疗师将一只手置于患者肱骨近端上部,将另一只手置于患者肱骨中轴周围,将肱骨拉到治疗师的大腿处。

2.当患者手臂上抬至外展位置时,肱骨的旋转使治疗师的髋关节远离治疗床。

3.当治疗师肩部外展时,患者活动受限处是通过在大转子上施加下定向力来实现的。

4.在活动受限处,治疗师可以用头侧的手向下施加高速低幅推力(HVLA)。

关节:肩

肩关节外展活动限制

手法治疗类型:肌肉能量技术

受限的运动:肩关节外展受限

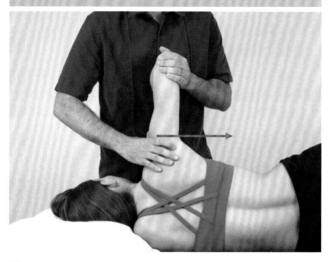

图 2-35

患者体位:侧卧。

治疗师体位:站立于患者的患侧。

1.治疗师站立于患者前方,并将患者的手臂置于外展状态(手臂需要保持中立,没有内旋或外旋)。

2.治疗师将一只手置于患者肱骨近端,指尖位于肱骨上部。

3.治疗师将肩部外展至活动受限处。

4.患者等长收缩内收肌(远离活动受限处)3~5 秒,与治疗师形成约 5 磅(注:1 磅≈0.45kg)的抗力,然后患者完全放松。

5.放松后,治疗师将患者肱骨向下滑动,并将肩部抬至新的活动受限处,以进一步外展肩部。重复操作,直到肩部外展的活动范围没有进一步增加。

注意:这项技术也可在患者仰卧状态下,用另一只手进行操作。

关节:肩

肩关节外展活动限制

手法治疗类型:肌肉能量技术

受限的运动:肩关节外展受限(胸锁关节)

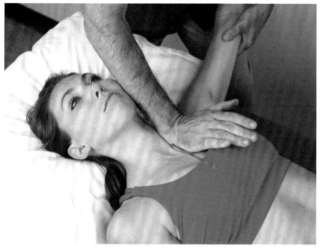

图 2-36

患者体位:患者仰卧于治疗床一侧。

治疗师体位:站立于患者患侧肩部的上方。

1.治疗师将一只手置于患者锁骨远端的胸锁关节,将另一只手置于患者肱骨中轴。

2.治疗师将患者肩部内旋,并伸展至活动受限处。

3.患者等长收缩内收肌(远离活动受限处)3~5 秒,与治疗师形成约 5 磅的抗力,然后完全放松。

4.放松后,治疗师将一只手通过锁骨向下半身方向滑动,进一步将肩部外展至新的活动受限处。重复操作,直到肩部外展和锁骨向下滑动的活动范围没有进一步增加。

关节:肩
肩关节外展活动限制

手法治疗类型:动态关节松动术
受限的运动:肩关节外展受限

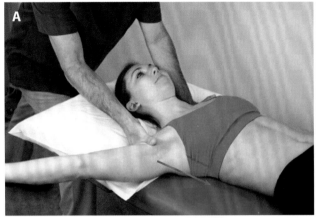

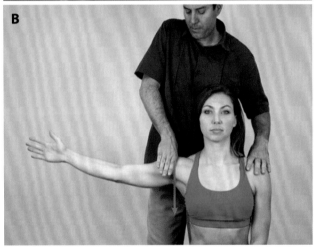

患者体位:仰卧。

治疗师体位:站立于治疗床顶部。

1.治疗师将一只手置于患者肱骨近端上部,将另一只手置于患者另一侧肩部。

2.当患者将手臂上抬至肩部外展时,治疗师在肱骨头外侧和下方方向进行辅助滑动,以缓解组织张力。

3.当进行肩部外展操作时,以重复并有节奏的形式进行。

图 2-37

注意:这项技术也可以在患者站立或坐位时进行,如图 2-37B。

关节:肩	手法治疗类型:动态关节松动术
肩关节外展活动限制	受限的运动:肩关节外展受限(肩胛胸壁)

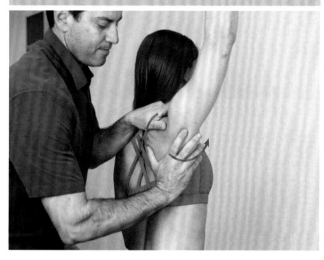

图 2-38

患者体位:坐位。

治疗师体位:站立于患者后方。

1. 治疗师将一只手置于患者肩胛骨上缘,将另一只手置于患者肩胛骨的下部,手掌打开呈网状。
2. 当患者将手臂上抬至肩部外展位置时,治疗师用手向上进行上旋辅助滑动,缓解肩胛骨位置的组织张力。
3. 当进行肩部外展操作时,以重复并有节奏的形式进行。

注意:在侧卧状态下也可以操作这项技术。

关节:肩	手法治疗类型:拮抗松弛术
肩关节外展活动限制	受限的运动:肩关节外展受限

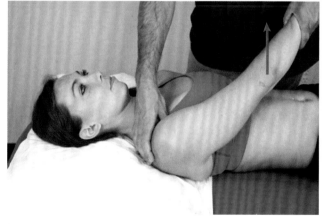

图 2-39

患者体位:仰卧。

治疗师体位:站立于患者的患侧。

1. 患者仰卧。治疗师触诊患者肱骨内侧上腘的高侧缘,找到患者不适感最严重的位置。让患者对不适感进行 10 个等级的评估。
2. 治疗师被动地将肱骨干内收,并向腋窝下压。
3. 治疗师触诊该位置,并继续使肩部内旋和内收,直至触诊位置的不适感降至 2 级或以下。
4. 治疗师保持治疗动作 90 秒,不需要施压。90 秒后,患者伸直手臂,重新评估感到不适的位置,如果不适感高于 2 级,则重复治疗。

注意:这项技术可以减少肩部内收肌和内旋肌的过度紧张,使肩部能够外展更大的距离,属于间接疗法。

关节:肩
肩关节外展活动限制

手法治疗类型:肌筋膜松解术
受限的运动:肩关节外展受限

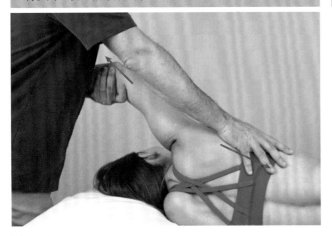

图 2-40

患者体位:侧卧。

治疗师体位:站立于治疗床一侧,患者后侧。

1.患者外展侧的肩部朝上,侧卧。

2.治疗师用一只手触诊患者背阔肌群,向臀部方向施力,以限制筋膜的活动,用另一只手将肱骨牵引至肩部外展。

3.治疗师通过组织张力技术来调动筋膜。

4.治疗师触诊软组织处,使之通过较轻的力与张力相接,保持 3~5 分钟。

5.保持活动受限处的轻微压力,直至组织受限处得到缓解和放松,肌筋膜单位伸长。

注意:治疗师可以在患者胸椎下放置枕头,让患者侧身外展至活动受限处。

关节:肩
肩关节外展活动限制

手法治疗类型:软组织松解术
受限的运动:肩关节外展受限

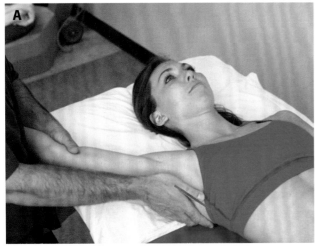

图 2-41(待续)

徒手软组织松解术

患者体位:仰卧。

治疗师体位:站立于治疗床一侧。

1.患者仰卧。

2.治疗师触诊患者肩部内收肌和内旋肌,并保持深压,以放松肌肉。

3.治疗师可以通过柔和的弹拨和肌肉、肌腱的横向调动来进行软组织操作,并采用绕圈敲击来增加血液循环。

4.这项技术可重复操作,直到软组织放松。

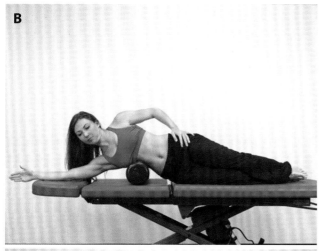

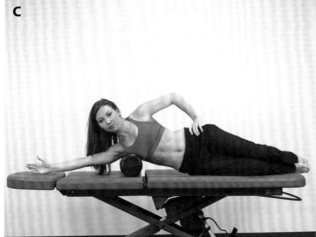

自我软组织松解术

患者体位: 侧卧于泡沫轴上。

1. 患者将泡沫轴放在需要活动的肩部下方,并侧卧。

2. 患者的肩部内收肌在泡沫轴上来回滚动。患者可以静态地保持张力或来回滚动,以放松软组织,如图 2-41B 和图 2-41C。

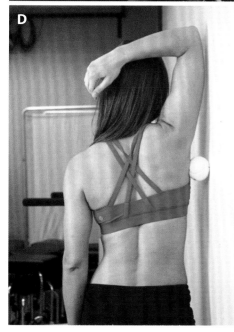

图 2-41(续)

注意: 为了让患者更舒适,可以用毛巾替代泡沫轴。患者也可以用按摩球来替代泡沫轴。如图 2-41D 所示,如果患者可以实现足够的肩关节外展,可以采用站立位来操作这项技术。

关节:肩	手法治疗类型:自我松动术
肩关节外展活动限制	受限的运动:肩关节外展受限

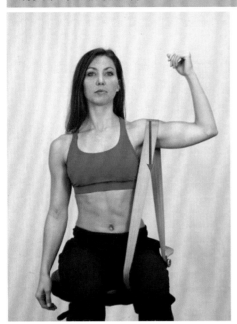

图 2-42

患者体位:坐位,手臂由肘部支撑,保持中立位。

1. 患者取坐位,手臂外展 90°,在肱骨头近端绑松动带。

2. 患者将肩部外展至活动受限处。患者紧绷,然后通过膝关节或足部将松动带向下拉动,形成肱骨向下滑动。

3. 患者通过肱骨头的向下滑动来持续增加肩部外展的活动度。

肩关节内收

2E 肩关节内收手法治疗技术

- 非闪动式关节松动术
- 闪动式关节松动术
- 肌肉能量技术
- 动态关节松动术

- 拮抗松弛术
- 肌筋膜松解术
- 软组织松解术
- 自我松动术

关节:肩 肩关节内收活动限制	手法治疗类型:非闪动式关节松动术 受限的运动:肩关节内收受限

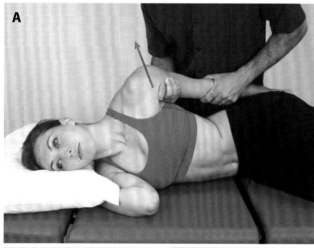

患者体位:侧卧于治疗床一侧。

治疗师体位:站立于患者的患侧。

1.治疗师将右手置于患者肱骨上内侧腋窝处,将左手置于患者肘部。

2.治疗师后撤一步或向后靠,使患者肩关节向后拉。

3.治疗师右手在肱骨上进行侧向滑动。在组织受限处,治疗师可以进行渐进性的振动来控制肩部关节囊。

图 2-43

关节:肩
肩关节内收活动限制

手法治疗类型:非闪动式关节松动术
受限的运动:肩关节水平(前屈)内收(胸锁骨)受限

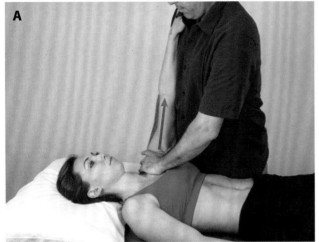

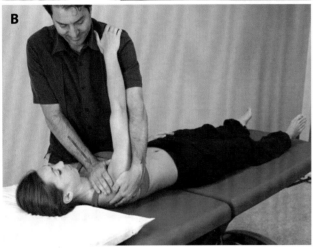

患者体位:仰卧于治疗床一侧。

治疗师体位:站立于患者的患侧。

1. 治疗师将一只手(小鱼际隆起)置于患者的锁骨近端,将另一只手绕过患者身体,抓住肩胛骨。

2. 患者用患侧手臂抓住治疗师肩部。

3. 治疗师后撤一步或向后靠,以牵引患者肩胛骨。

4. 治疗师用头侧手进行锁骨近端的向后滑动。在组织受限处,治疗师可以进行渐进性的振动来下压锁骨近端。

图 2-44

关节:肩
肩关节内收活动限制

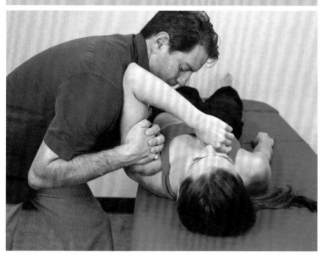

图 2-45

手法治疗类型:闪动式关节松动术
受限的运动:肩关节水平内收受限

患者体位:仰卧于治疗床一侧。

治疗师体位:站立于患者的患侧。

1. 治疗师将双手放在患者的肱骨近端。

2. 治疗师将患者肩部抬高到 90°左右,使肩部弯曲,并向后退或向后倾斜,在肩关节处形成侧向牵伸。

3. 在组织受限处,治疗师用头侧的手通过肱骨后外侧滑动来吸收所有的组织张力。在受限处,治疗师产生 HVLA 推力,使肱骨头向侧方和后方滑动。

关节:肩
肩关节内收活动限制

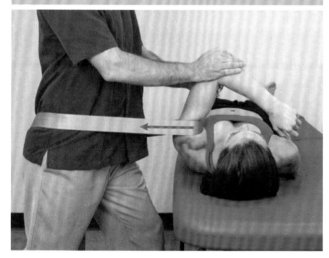

图 2-46

手法治疗类型:肌肉能量技术
受限的运动:肩关节水平内收受限

患者体位:仰卧于治疗床一侧。

治疗师体位:站立于患者的患侧。

1. 治疗师在自己的腰部和患者的肱骨周围使用一根松动带,尽可能靠近肱骨。

2. 治疗师将患者肩部的屈曲程度提高到 90°。

3. 治疗师将头侧的手放在患者肘部,用尾侧的手稳定患者肱骨。

4. 治疗师向后退或向后倾斜,在患者肱骨处产生侧向拉力,同时在肘关节处用一个相等且相反的作用力,头侧的手向内侧方向,直到达到肩关节水平内收活动受限处。

5. 患者等长收缩肩胛外展肌(远离活动受限处)3~5 秒,承受约 5 磅的压力,然后患者完全放松。

6. 放松后,治疗师把松弛的注意力从肩头的侧面转移到肘部的中间位置,直到新的肩部内收活动受限处。重复操作,直到肩关节内收的活动范围没有进一步增加。

注意:为了让患者更舒适,可以在松动带下面放一条毛巾。治疗师可以用手代替松动带,将患者肱骨固定在治疗师的肩部。

关节:肩 肩关节内收活动限制	手法治疗类型:动态关节松动术 受限的运动:肩关节水平内收受限

关节:肩
肩关节内收活动限制

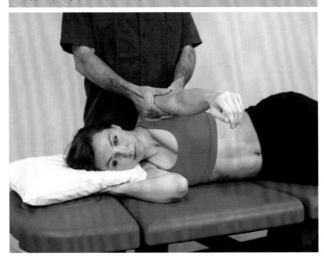

图 2-47

手法治疗类型:动态关节松动术
受限的运动:肩关节水平内收受限

患者体位:侧卧于治疗床一侧。

治疗师体位:站立于患者的患侧。

1.患者肩部呈 90°前屈。

2.治疗师将一只手置于患者肘部,将另一只手置于患者肱骨近端内侧。

3.当患者主动水平内收肩部时,治疗师执行辅助滑动,以承受肱骨近端侧向上的所有组织张力。

4.当进行肩内收操作时,重复并以有节奏的形式进行。

关节:肩
肩关节内收活动限制

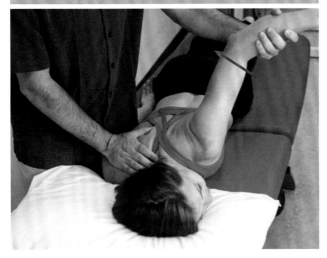

图 2-48

手法治疗类型:拮抗松弛术
受限的运动:肩关节内收受限

患者体位:俯卧,患侧肩部位于治疗床边缘。

治疗师体位:站立于患者的患侧。

1.治疗师触诊患者后三角肌的中段和后段是高张力的。治疗师按压患者不适的肌肉,找到不适感最严重的位置。让患者对不适感进行 10 个等级的评估。

2.治疗师被动地外展和旋转患者肩部,并向下旋转肩胛骨。

3.治疗师触诊肌肉并继续移动肩部,直至触诊位置的不适感降至 2 级或以下。

4.治疗师保持治疗动作 90 秒,不需要施压。90 秒后,治疗师将患者手臂放回中线,重新评估感到不适的位置,如果不适感高于 2 级,则重复治疗。

注意:这项技术可以减少高张力,使肩部内收距离增加,属于间接疗法。

关节:肩
肩关节内收活动限制

手法治疗类型:肌筋膜松解术
受限的运动:肩关节水平内收受限

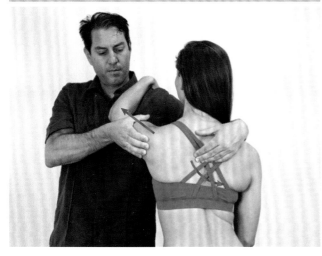

图 2-49

患者体位:坐位。

治疗师体位:站立于患者的患侧前方。

1.治疗师水平地内收患者肩部,并评估肩胛骨的伸展,以限制筋膜的移动。治疗师将头侧的手放在患者的肩胛骨上,将尾侧的手放在患者肱骨中轴上,将肱骨拉入水平内收和肩胛骨牵引。
2.治疗师通过组织张力技术来调动筋膜。
3.治疗师触诊软组织处,使之通过较轻的力与张力相接,保持 3~5 分钟。
4.保持活动受限处的轻微压力,直至组织受限处得到放松,肌筋膜单位伸长。

关节:肩
肩关节内收活动限制

手法治疗类型:软组织松解术
受限的运动:肩关节内收受限

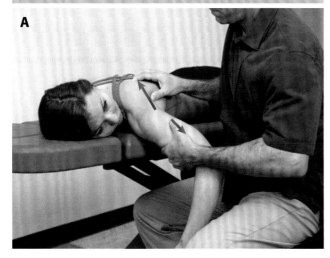

图 2-50(待续)

徒手软组织松解术

患者体位:俯卧。

治疗师体位:坐于患者的患侧。

1.患者俯卧。
2.治疗师触诊患者肩部后外侧结构,检查其张力和软组织的紧密性是否增加,并保持深压。
3.治疗师可以通过柔和的弹拨和肌肉、肌腱的横向调动来进行软组织操作,并通过绕圈敲击来增加血液循环。
4.这项技术可重复操作,直到软组织放松。

注意:治疗师可以使用软组织牵引装置(柱塞)来帮助放松软组织。

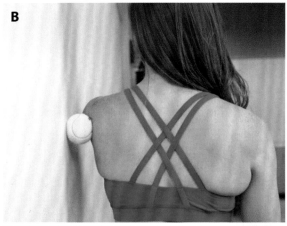

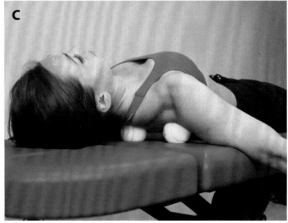

图 2-50(续)

自我软组织松解术

患者体位：站立或仰卧，肩部后侧置于泡沫轴或按摩球上。

1. 患者将泡沫轴放在需要活动的肩部外展肌上。
2. 患者可以静态地保持张力或来回滚动，使软组织放松。

注意：可以放一条毛巾来增加患者舒适度，也可以用按摩球代替泡沫轴。

| 关节：肩
肩关节内收活动限制 | 手法治疗类型：自我松动术
受限的运动：肩关节内收受限 |

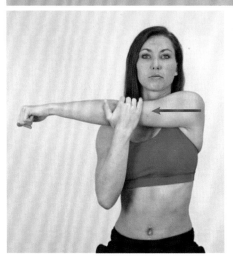

图 2-51

患者体位：站立或坐位。

1. 患者取站立或坐位，慢慢将肱骨水平内收。
2. 患者将卷好的毛巾放在喙突上方，用另一只手牵拉，并将手臂拉过身体。
3. 这项技术可以重复操作，也可以静态保持。

注意：放置在前肩部折痕处的卷好的毛巾将有助于在水平内收肩部时提供肱骨头的侧向滑动。患者不应该感到肱骨头内侧夹痛。

肩关节内旋

2F 肩关节内旋手法治疗技术
- 非闪动式关节松动术
- 闪动式关节松动术
- 肌肉能量技术
- 动态关节松动术

- 拮抗松弛术
- 肌筋膜松解术
- 软组织松解术
- 自我松动术

关节:肩
肩关节内旋活动限制

手法治疗类型:非闪动式关节松动术
受限的运动:肩关节内旋受限

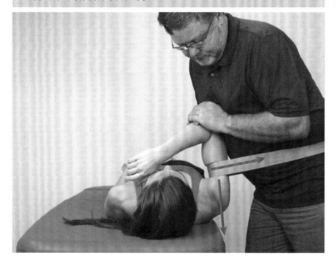

图 2-52

患者体位:仰卧,肩部做 90°前屈和最大程度内旋。
治疗师体位:站立于患者的患侧。
1.治疗师在自己腰部和患者肱骨绕一根松动带。
2.治疗师将头侧的手按在患者弯曲的肘部,以施加一个向下的力,用尾侧的手辅助做肱骨外侧牵引。
3.当患者手臂内旋时,治疗师用自身体重将患者手臂向外滑动,以缓解组织张力。
4.在组织受限处,治疗师可以进行向外的渐进性的振动来控制肩部关节囊。

注意:治疗师可以在自己腰部和患者肱骨缠绕松动带,以做外侧牵引。

关节:肩
肩关节内旋活动限制

手法治疗类型:闪动式关节松动术
受限的运动:肩关节内旋受限

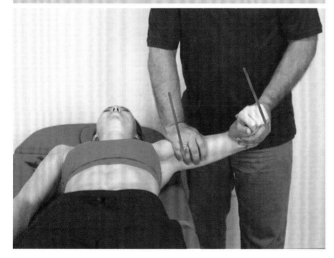

图 2-53

患者体位:仰卧于治疗床一侧,肩部位于治疗床边缘。
治疗师体位:站立于患者的患侧。
1.治疗师将头侧的手置于患者前臂,使其肩部内旋,将尾侧的手置于前臂近端前部。
2.治疗师站立于患者肩部上方,以通过自身增加患者肩部内旋。
3.治疗师将患者肩部抬至 90°外展和最大程度的内旋处。
4.当达到肩部内旋的组织受限处和肱骨关节盂肱后滑脱时,治疗师快速施加 HVLA 推力,用尾侧的手向后侧肩胛骨推。

关节:肩
肩关节内旋活动限制

手法治疗类型:肌肉能量技术
受限的运动:肩关节内旋受限

患者体位:坐位。

治疗师体位:站立于患者的患侧。

1. 治疗师将头侧的手置于患者肩部,以保持稳定,将尾侧的手置于患者前臂,使肩部内旋。

2. 治疗师将患者肘部弯曲至90°,使其肩部外展90°,并做最大程度内旋,直至组织受限。

3. 患者等长收缩肩部外旋肌(远离活动受限处)3~5秒,与治疗师形成约5磅的抗力,然后完全放松。

4. 放松后,患者将肩部进一步内旋,直至再次受限。可重复操作,直到肩关节内旋的活动范围没有进一步增加。

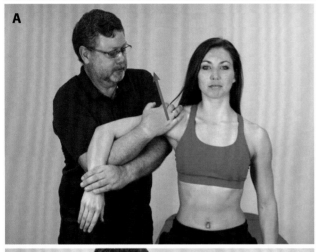

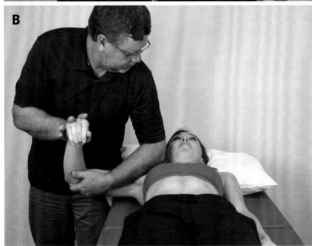

图 2-54

注意:患者仰卧时也可以进行这项治疗,如图 2-54B。

关节:肩
肩关节内旋活动限制

手法治疗类型:动态关节松动术
受限的运动:肩关节内旋受限

患者体位:坐位。

治疗师体位:站立于患者的患侧。

1.患者肩部内旋。

2.治疗师将头侧的手置于患者肩前部,将尾侧的
手置于患者前臂,辅助患者手臂内旋。

3.当患者肩部内旋并将手臂置于身后时,治疗师
用头侧的手做辅助滑动,以承受所有在肱骨前
表面后向力的组织张力。

4.每次患者做肩部内旋时,治疗师都要在肱骨后
端做辅助滑动。

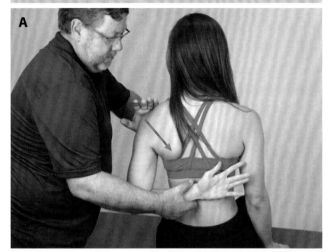

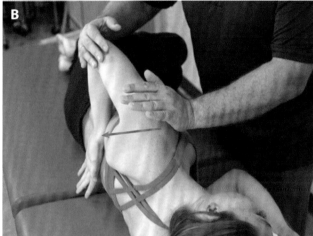

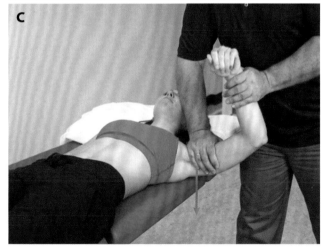

图 2-55

注意:患者侧卧(图 2-55B)或仰卧(图 2-55C)也可以进行这项治疗。

| 关节:肩
肩关节内旋活动限制 | 手法治疗类型:拮抗松弛术
受限的运动:肩关节内旋受限 |

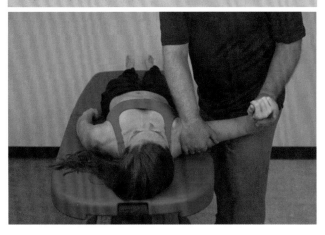

图 2-56

患者体位:仰卧。

治疗师体位:站立于患者的患侧。

1. 治疗师触诊患者高张力的肩袖肌(冈上肌)。治疗师按压患者不适的肌肉,找到不适感最严重的位置。让患者对不适感进行 10 个等级的评估。
2. 治疗师将患者手臂外展至 45°,肩部外旋。
3. 治疗师触诊患者冈上肌,并继续活动肩部,直至触诊位置的不适感降至 2 级或以下。
4. 治疗师保持治疗动作 90 秒,不需要施压。90 秒后,患者伸直手臂,重新评估感到不适的位置,如果不适感高于 2 级,则重复治疗。

注意:这项技术可以减少肩部外旋的高张力,使肩部内旋距离增加,属于间接疗法。

| 关节:肩
肩关节内旋活动限制 | 手法治疗类型:肌筋膜松解术
受限的运动:肩关节内旋受限 |

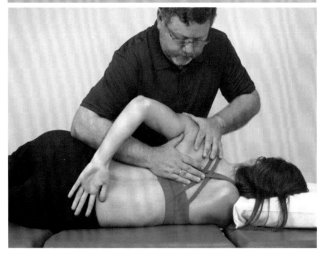

图 2-57

患者体位:侧卧,患侧朝上。

治疗师体位:站立于患者的正前方。

1. 患者侧卧,患侧肩部朝上。
2. 治疗师将头侧的手置于患者肱骨前部,将尾侧的手置于患者椎骨边缘和肩胛骨下角。
3. 治疗师通过组织张力技术来调动筋膜,做肱骨向后滑动和肩胛骨向下旋转。
4. 治疗师触诊软组织处,使之通过较轻的力与张力相接,有时可保持 3~5 分钟。
5. 保持活动受限处的轻微压力,直至组织受限处得到放松,肌筋膜单位伸长。

关节:肩
肩关节内旋活动限制

手法治疗类型:软组织松解术
受限的运动:肩关节内旋受限

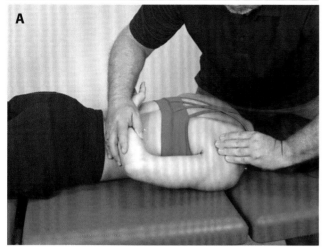

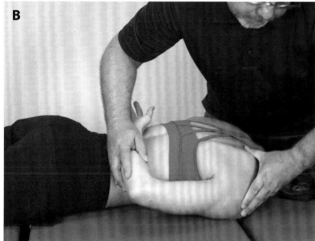

图 2-58(待续)

徒手软组织松解术
患者体位:俯卧。
治疗师体位:站于治疗床一侧。
1.患者俯卧。
2.治疗师触诊患者冈上肌。
3.治疗师保持深压,直至肌肉放松。
4.治疗师可以通过柔和的弹拨和肌肉、肌腱的横向调动来进行软组织操作,并通过绕圈敲击来增加血液循环。
5.这项技术可重复操作,直至软组织放松。

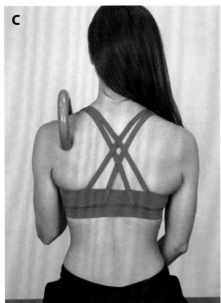

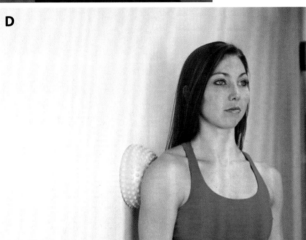

自我软组织松解术

患者体位:坐位。

1.患者用手杖或按摩棒对冈上肌施压。

2.患者可以静态地保持张力或来回滚动,以放松软组织。

3.这项技术可重复操作,直至软组织放松。

图 2-58(续)

注意:患者也可以将自身体重支撑在治疗球上(如图 2-58D)。

关节:肩	手法治疗类型:自我松动术
肩关节内旋活动限制	受限的运动:肩关节内旋受限

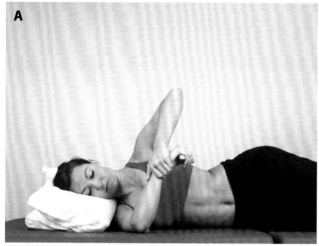

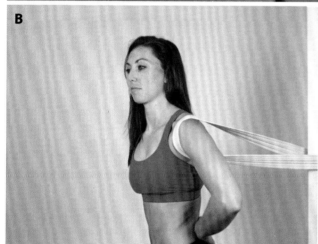

图 2-59

患者体位:侧卧。

1.患者侧卧,患侧肩部朝下,保持肩肘前屈、手臂上抬 90°。

2.患者前臂内旋,朝向治疗床。

3.患者可以保持静止或通过肌肉能量技术来放松。

注意:这项技术也可以在站立状态下,通过弹力带来支撑,在患者肩部内旋时,在背后进行辅助滑动(如图 2-59B)。

肩关节外旋

2G 肩关节外旋手法治疗技术

- 非闪动式关节松动术
- 闪动式关节松动术
- 肌肉能量技术
- 动态关节松动术

- 拮抗松弛术
- 肌筋膜松解术
- 软组织松解术
- 自我松动术

关节:肩
肩关节外旋活动限制

手法治疗类型:非闪动式关节松动术
受限的运动:肩关节外旋受限

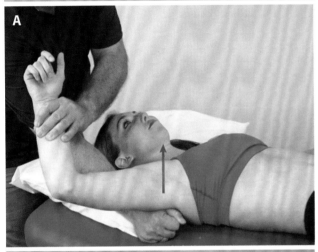

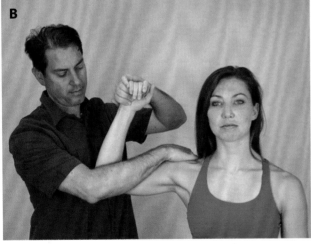

患者体位:仰卧。

治疗师体位:站立于患者的患侧。

1. 治疗师将头侧的手置于患者前臂的中轴,将尾侧的手置于患者肱骨后的盂肱关节处。

2. 患者肱骨前屈、外展和外旋。当治疗师将患者肩部外旋时,通过肱骨前压形成组织张力。

3. 在组织受限处,治疗师可以进行向前的渐进性的振动来操作肩部关节囊。

图 2-60

注意:这项技术也可以在患者坐位状态下进行治疗(如图 2-60B)。

关节:肩
肩关节外旋活动受限

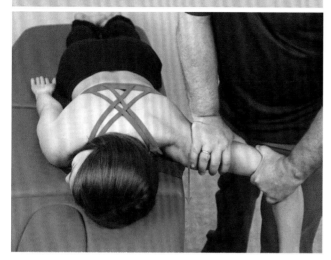

图 2-61

手法治疗类型:闪动式关节松动术
受限的运动:肩关节外旋受限

患者体位:俯卧,患侧肩部位于治疗床边缘。

治疗师体位:站立于患者的患侧后方。

1. 治疗师将头侧的手置于患者肱骨近端后部,用尾侧的手抓住患者肘部。

2. 患者手臂外展和外旋。当患者手臂被外展时,治疗师将置于患者肱骨近端后部的手向前滑动肱骨,以拉紧松弛部分。

3. 在组织受限处,治疗师可快速向前按压。

注意:操作这项技术时要谨慎,因为肩部容易在这个位置上发生前脱位。患有肩关节半脱位的患者更应该考虑这种情况。

关节:肩
肩关节外旋活动限制

手法治疗类型:肌肉能量技术
受限的运动:肩关节外旋受限

患者体位:仰卧于治疗床一侧。

治疗师体位:站立于患者的患侧。

1. 治疗师将一只手置于患者前臂处,将另一只手置于患者锁骨处。

2. 治疗师将患者的肩部抬至90°的外展位,并将手臂向外旋至最大角度,直至活动受限处。

3. 患者等长收缩肩部内旋肌(远离活动受限处)3~5秒,与治疗师形成约5磅的抗力,然后完全放松。

4. 放松后,治疗师进一步将患者放松的手臂外旋,直至再次受限。可重复操作,直到肩关节外旋的活动范围没有进一步增加。

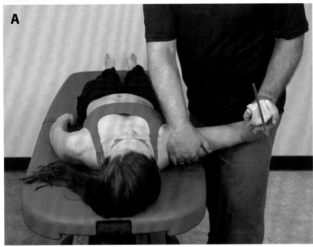

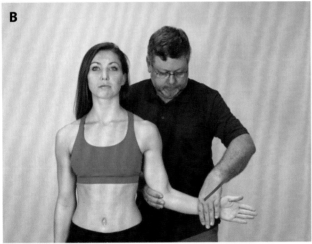

图 2-62

注意:这项技术也可以靠在墙上进行治疗,手臂处于中立的屈曲和外展状态。这项技术可在不同程度的肩部外展时进行治疗。

关节:肩	手法治疗类型:动态关节松动术
肩关节外旋活动限制	受限的运动:肩关节外旋受限

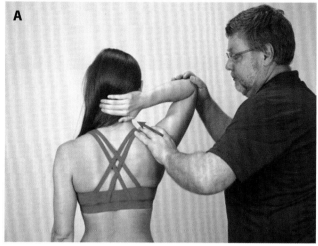

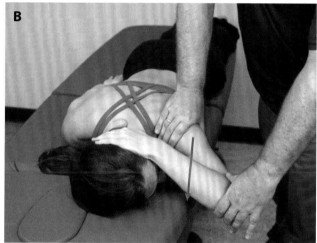

图 2-63

患者体位:坐位。

治疗师体位:站立于患者的患侧。

1.治疗师将患者手臂外展至 135°,患者手扶后颈。

2.治疗师将一只手置于患者肘部,将另一只手置于患者后肩和肩胛骨上。

3.当患者肩部外旋时,治疗师用尾侧的手做辅助滑动,以承受所有肱骨前和肩胛骨的后倾的组织张力。

4.每次患者肩部外旋时都可重复这项技术。

注意:这项技术也可在俯卧状态下进行治疗(如图 2-63B)。

| 关节:肩
肩关节外旋活动限制 | 手法治疗类型:拮抗松弛术
受限的运动:肩关节外旋受限 |

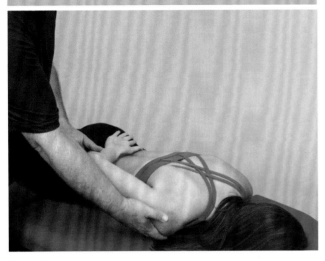

图 2-64

患者体位:俯卧。

治疗师体位:站立于患者的一侧。

1.患者俯卧。治疗师触诊患者高张力的肩胛下肌。治疗师按压患者不适处的肌肉,找到不适感最严重的位置。让患者对不适感进行 10 个等级的评估。

2.治疗师将患者肩部内旋,并且外旋和外展。

3.治疗师触诊患者内收肌并继续活动肩部,直至触诊位置的不适感降至 2 级或以下。

4.治疗师保持治疗动作 90 秒,不需要施压。90 秒后,患者被动伸直手臂,重新评估感到不适的位置,如果不适感高于 2 级,则重复治疗。

注意:这项技术可减少肩部内旋的高张力,使肩部外旋距离增加,属于间接疗法。

| 关节:肩
肩关节外旋活动限制 | 手法治疗类型:肌筋膜松解术
受限的运动:肩关节外旋受限 |

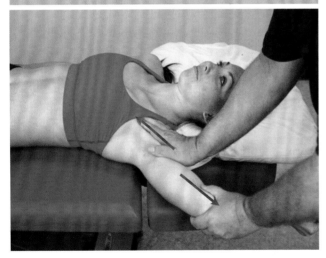

图 2-65

患者体位:仰卧。

治疗师体位:站立于患者的一侧。

1.患者仰卧,肩部外展至 90°。

2.治疗师触诊患者胸大肌。

3.治疗师使用组织张力技术,通过用头侧的手抓住患者肘部,将组织张力拉长,固定在外旋位置以调动肌筋膜。治疗师用尾侧的手接触患者活动受限处。

4.治疗师触诊患者软组织处,使之通过较轻的力与张力相接,保持 3~5 分钟。

5.保持活动受限处的轻微压力,直至组织受限处得到放松,肌筋膜单位伸长。

关节:肩 肩关节外旋活动限制	手法治疗类型:软组织松解术 受限的运动:肩关节外旋受限

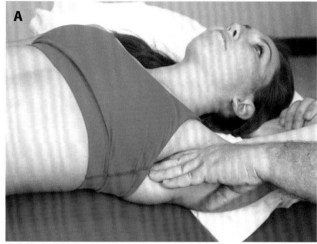

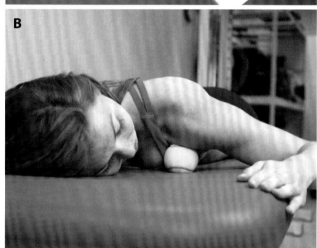

图 2-66

徒手软组织松解术

患者体位:仰卧。

治疗师体位:站立或坐于治疗床一侧。

1. 患者仰卧。

2. 治疗师触诊患者肩胛下肌并保持深压,直至肌肉放松。

3. 治疗师可以通过柔和的弹拨和肌肉、肌腱的横向调动来进行软组织操作,并通过绕圈敲击来增加血液循环。

4. 这项技术可重复操作,直至软组织放松。

自我软组织松解术

患者体位:俯卧,将患侧肩部内收肌置于按摩球或泡沫轴上。

1. 患者俯卧,肩关节外旋,将按摩球置于肩部胸大肌位置。

2. 患者可以静态地保持张力或来回滚动,以放松软组织。

注意:为了增加患者舒适度,可以放一条毛巾。患者也可以使用泡沫轴。

关节:肩	手法治疗类型:自我松动术
肩关节外旋活动限制	受限的运动:肩关节外旋受限

患者体位:侧卧,患侧肩部朝下。

1. 患者将一只手置于患侧前臂前部。

2. 患者肩部外旋,并将患侧前臂向治疗床方向下压。

3. 患者可以保持静止或进行放松。

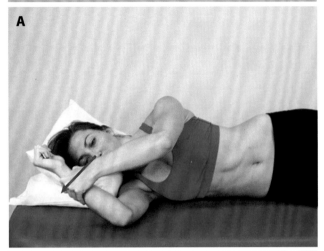

A

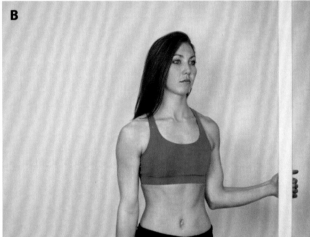

B

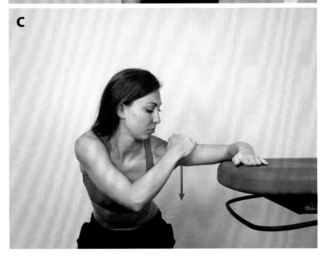

C

图 2-67

注意:注意保持侧卧和肩胛骨的稳定。这种拉伸也可以在站立状态下进行(如图 2-67B)。图 2-67C 展示了患者坐位,肩关节处于外旋位,对肩关节进行向前的滑动。

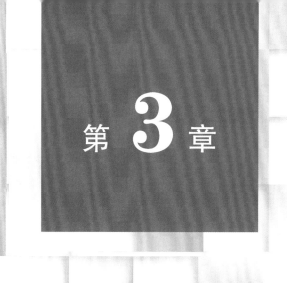

第 **3** 章

肘关节

概述

探讨肘关节生物力学和相关手法治疗技术。

治疗技术

3A 肘关节一般手法治疗技术

3B 肘关节屈曲手法治疗技术

- 非闪动式关节松动术
- 闪动式关节松动术
- 肌肉能量技术
- 动态关节松动术
- 拮抗松弛术
- 肌筋膜松解术
- 软组织松解术
- 自我松动术

3C 肘关节伸展手法治疗技术

- 非闪动式关节松动术
- 闪动式关节松动术

- 肌肉能量技术
- 动态关节松动术
- 拮抗松弛术
- 肌筋膜松解术
- 软组织松解术
- 自我松动术

3D 肘关节旋后手法治疗技术

- 非闪动式关节松动术
- 闪动式关节松动术
- 肌肉能量技术
- 动态关节松动术
- 拮抗松弛术
- 肌筋膜松解术

- 软组织松解术
- 自我松动术

3E 肘关节旋前手法治疗技术

- 非闪动式关节松动术
- 闪动式关节松动术
- 肌肉能量技术
- 动态关节松动术
- 拮抗松弛术
- 肌筋膜松解术
- 软组织松解术
- 自我松动术

学习目标

完成本章学习后,读者将能够:

- 描述肘关节复合体的解剖学和生物力学机制。
- 了解各类肘关节复合体手法治疗技术的循证依据。
- 掌握治疗肘关节复合体各方向关节活动受限的 8 种手法。
- 描述每种手法治疗技术的基本操作步骤。

概述

肘关节复合体由肱尺关节、肱桡关节和桡尺近侧、远侧关节组成(图 3-1)。肘关节是一个复合型改良铰链式滑车关节,有一定自由度,可以沿着冠状轴屈曲和(或)伸展。肘关节也可以沿矢状轴内翻和(或)外翻,沿长轴旋转,但这两种运动仅在被动状态下才能完成[1]。桡尺近端关节和远端关节联合运动,可以在横向平面上使前臂做旋前和(或)旋后[2,3]。

肱尺关节由肱骨远端凸面的滑车和尺骨近端凹面的滑车切迹构成(图 3-2)。肱骨滑车被滑车间沟分成内侧向和外侧向,内侧向比外侧向更加向下突出。这就导致伸肘时,前臂偏向外侧,形成提携角(平均10°~15°,个体差异较大)。尺骨滑车切迹同样被滑车嵴分为两部分。尺骨滑车槽口也同样被滑车嵴分为两个部分。在进行屈伸运动时,尺骨滑车嵴在肱骨滑车凹槽中滑动。当完全伸展肘关节时,鹰嘴突进入肱骨下端后部的鹰嘴窝;当完全屈曲肘关节时,尺骨冠突进入肱骨下端前部的冠突窝。由于尺骨滑车切迹

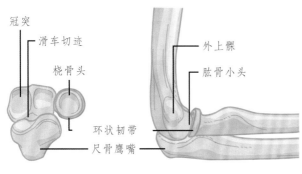

图 3-1　肘关节复合体。

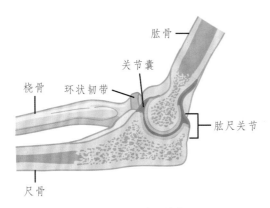

图 3-2　肱尺关节。

为凹面结构,伸展伴随滑车切迹向后滑动,而屈曲伴随滑车切迹向前滑动[2,3]。肱尺关节松弛位为屈曲70°、前臂旋后 10°,紧张位为完全伸展旋后位。肱尺关节的关节囊在屈曲位受限的程度大于伸直位。

肱桡关节由肱骨远端前外侧向外凸出的肱骨小头和桡骨头近端的关节凹构成。肱骨小头-滑车间沟将肱骨小头和滑车外侧部分隔开,由环形结构包绕的桡骨近端关节凹和此沟吻合,小头与滑车外侧分离(图 3-1)。由于桡骨近端关节面凹陷,肘关节屈曲时,桡骨近端相对于肱骨小头关节窝向前滑动;肘关节伸展时,桡骨近端会向后滑动[3,6]。肱尺关节松弛位为完全伸直、前臂旋后,紧张位为屈曲 90°、前臂旋后5°[5]。

肘关节复合体的全范围被动关节活动度(ROM)为 150°~160°,而主动 ROM 由于肱骨前群肌肉阻碍而有所减少。不同程度的肘关节过伸很常见,常见于女性和儿童[3]。肘关节囊包裹肱尺关节、肱桡关节、近端桡尺关节。肘关节囊较松弛,靠尺侧副韧带和桡侧副韧带加强。在尺骨鹰嘴窝、冠突窝和桡骨关节窝处,关节囊和滑膜之间有脂肪垫。尺侧副韧带分为前束、后束和横束,限制肘关节外翻。桡侧副韧带、尺侧副韧带的外侧共同限制了肘关节内翻[2,3]。

肘关节肌群可以分为屈肌群和伸肌群。屈肘原动肌包括肱肌、肱二头肌和肱桡肌。肱肌起于肱骨下半部前侧,止于尺骨粗隆和冠突。肱二头肌长头起于肩胛骨盂上结节,短头起于肩胛骨冠突,两头向下合并成一块肌腱,止于桡骨粗隆,部分肌腱纤维和肱二头肌腱膜相连。肱二头肌有旋后前臂的作用。肱桡肌起于肱骨外上髁嵴,止于桡骨茎突。其他位于肘部前方,对腕、手运动起原动作用的肌肉包括桡侧腕屈肌、尺侧腕屈肌、指浅屈肌和掌长肌。这些肌肉均起于肱骨内上髁(图 3-3)[2]。

伸肘原动肌包括肱三头肌和肘肌。肱三头肌长头起于肩胛骨盂下结节,内侧头起于肱骨桡神经沟下方的骨面,外侧头起于肱骨后桡神经沟外上方凸起的嵴。三个头汇合成一个肌腱,止于尺骨鹰嘴突。肘肌起于肱骨外上髁,止于尺骨鹰嘴突外侧面。其他位于肘部后方,对腕、手运动起原动作用的肌肉包括桡侧腕长伸肌、桡侧腕短伸肌、指伸肌、尺侧腕伸肌和小指伸肌,以同一肌腱起于肱骨外上髁(图 3-4)[2]。

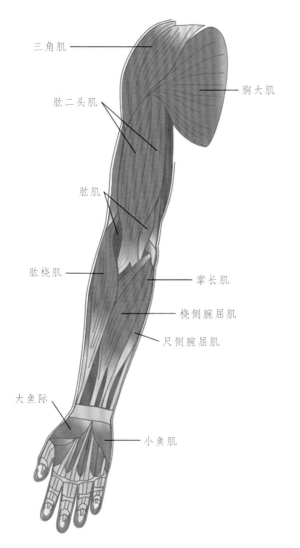

图 3-3 肘关节和腕关节屈肌群。

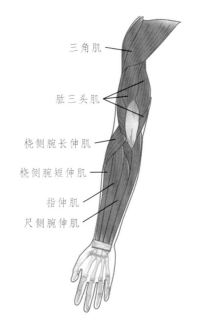

图 3-4 肘关节和腕关节伸肌群。

前臂旋前和旋后涉及近端、远端桡尺关节,还与肱桡关节的长轴旋转有关。桡尺近侧关节(PRUJ)由连接尺骨桡切迹的桡骨小头和环状韧带组成。环状韧带附着于尺骨桡切迹的前、后缘,包绕桡尺近侧关节软骨,此软骨同时融于桡切迹的软骨[3,7]。关节的稳定性依靠桡侧副韧带、连接桡骨颈和尺骨桡切迹下方的方形韧带,以及横跨桡骨粗隆下方和尺骨桡切迹下方之间的斜索。骨间膜连接尺骨和桡骨,并辅助应力从桡骨传导至尺骨[7]。PRUJ 的松弛位是肘关节屈曲 70°、前臂旋后 35°,紧张位是前臂旋后 5°[5]。桡尺远侧关节由凸出的尺骨头、凹陷的桡骨尺切迹及关节盘(三角纤维软骨复合体的一部分)共同构成。关节稳定性依靠位于关节盘背侧、掌侧尺桡韧带[7-9]。图 3-5 展示了 PRUJ 和桡尺远侧关节(DRUJ)。

旋前/旋后运动轴是桡骨头和尺骨头中心点的连

线(见图 3-6,这个轴线与前臂纵轴不平行,而是朝外上方向)。

在肘关节屈曲 90°时前臂旋前、旋后的活动度最大,均为 80°~90°。在肘关节伸直时,这个动作伴随着肩部的旋转。旋前和旋后关节囊限制模式是一致的[5]。运动主要为桡骨绕着相对固定的尺骨运动,桡骨头在环形韧带内绕尺骨旋转,桡骨头在肱骨小头上旋转,桡骨尺切迹绕着尺骨旋转。可出现以下的关节运动:

- 桡尺近侧关节(凸面对凹面)
  - 前臂旋后,桡骨在尺骨上向前内侧滑动。
  - 前臂旋前,桡骨在尺骨上向后外侧滑动。
  - 肱桡关节(凹面对凸面)。
  - 前臂旋后/旋前,桡骨绕肱骨旋转。
- 桡尺远侧关节(凹面对凸面)
  - 前臂旋前,桡骨在尺骨上向前滑动(图 3-7A)。
  - 前臂旋后,桡骨在尺骨上向后滑动(图 3-7B)。

前臂旋前的主要原动肌包括旋前圆肌和旋前方肌。旋前圆肌有两个起点,分别为总屈肌腱(肱骨头)和尺骨冠突内侧(尺骨端),向下合并止于桡骨外侧。旋前方肌起于尺骨远端 1/4 处,止于桡骨前方远端 1/4 处。前臂旋后的原动肌包括旋后肌和肱二头肌。旋后肌起于肱骨外上髁、桡侧副韧带、环状韧带,以及尺骨外侧,止于桡骨近端 1/3 处的前、后和外侧[2]。在需要较大肌肉力量(如紧握)的活动中,还有一些

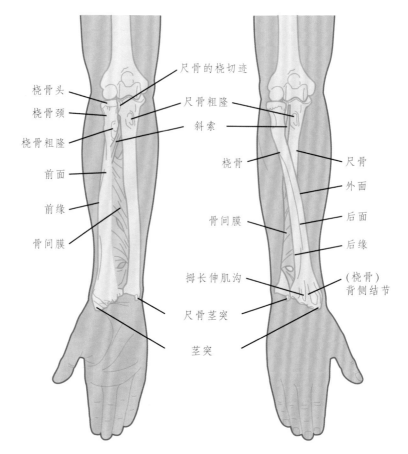

图 3-5　旋前、旋后运动中桡尺近侧和远侧关节及骨间膜。

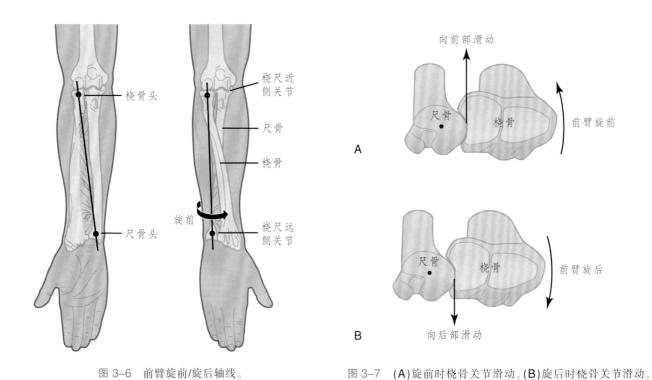

图 3-6　前臂旋前/旋后轴线。

图 3-7　(A)旋前时桡骨关节滑动。(B)旋后时桡骨关节滑动。

肌肉也可以帮助旋前和旋后,包括尺侧腕屈肌、尺侧腕伸肌、肱桡肌、桡侧腕短伸肌和桡侧腕屈肌(旋前时)[3]。图 3-8 描述的是旋前和旋后的肌肉。

肘关节复合体的常见病理损伤包括肱骨外上髁和内上髁痛、外伤(包括桡骨、尺骨骨折和关节脱位)、鹰嘴滑囊炎和副韧带扭伤[10]。由于肘关节能承受外翻应力,尺侧副韧带经常参与重复的投掷动作。手法治疗肘部疾病的有效证据几乎完全集中在外上髁痛(LE)的治疗上。最近的一项系统综述[11,12]总结了16 项关于使用各种手法治疗 LE 的研究,有中等证据表明动态关节松动术(MWM)对短期改善疼痛和肌力是有效的。中等证据表明关节松动术短期内对提高关节活动度、患者短期和长期的功能均有积极的影响。一项研究显示关节松动术的长期疗效等同或者优于注射技术。另外一项综述研究显示动态关节松动术对 LE 患者有短期和长期的疗效,而且颈部手法治疗也可以产生短期积极的疗效[13]。Hoogvliet 等的一篇系统综述[14]认为,颈椎和胸椎的手法治疗在与伸展、离心运动及前臂和手腕手法治疗相结合时,可以作为 LE 的辅助治疗。后者值得注意的是,因为附着于外上髁的肌肉主要控制腕部运动,因此异常的力学(尤其是伸腕)可能对 LE 疾病进展有影响。Cleland 等也发现,颈椎和胸椎手法治疗作为多模式治疗的一部分时,对 LE 也有积极的作用[15]。Brantingham 等[16]研究表明可使用手法治疗作为多模式治疗 LE 的一部分,包括离心运动、软组织和肌筋膜手法(B 级证据)。这一结论也得到了其他研究结果的支持[17-21]。一项病例报道描述使用手法治疗改善肘管综

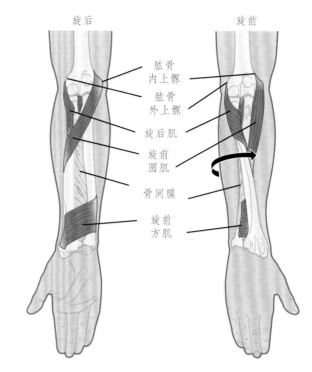

图 3-8　旋前和旋后的肌肉。

合征患者的肱骨在尺骨外侧的滑动和掌骨间关节的活动性,从而改善其症状[22]。

肘部疼痛可由腕部解剖区域以外的许多病理引起,包括颈部/胸神经根病、胸廓出口综合征、臂丛神经损伤、上肢神经卡压等[23]。考虑到肘关节是上肢运动链的一部分,位于肩带和腕关节之间,医生在检查肘关节疼痛和功能障碍患者时还需要评估这些近端和远端关节的功能。此处所引用的治疗证据也说明了检查颈椎和上胸椎的必要性。

案例分析

一例 36 岁女性患者来物理治疗门诊做右上肢评估。患者的职业为警察,定期进行力量训练。患者主诉突发右上肢疼痛,握枪射击时明显加重。她指出右肘外侧疼痛。物理治疗评估结果包括触诊外上髁和桡侧腕短伸肌近端附着点压痛,腕、肘伸展时疼痛加重,关节囊模式的主动和被动活动范围减少,内外侧肱尺关节滑动、桡腕关节的掌侧滑动受限,握力及伸腕力量下降。影像学检查正常。体格检查排除肩关节和颈椎问题。感觉反射正常。患者桡神经、尺神经、正中神经牵拉试验阴性。

问题

- 肱尺关节的关节囊受限模式是什么？
- 外上髁痛时什么结构受影响？
- 如何确定患者关节病情是急性期、亚急性期还是慢性期？
- 这些信息将如何指导你的关节手法干预治疗技术？
- 腕关节伸展受限与肘关节外上髁炎的关系是什么？
- 根据现有证据，这名患者适合哪些手法治疗技术？

根据这例患者的情况，治疗时可考虑使用动态关节松动术治疗肘关节和腕关节，也会选择闪动式和非闪动式的手法作为多模式治疗的一部分。具体手法治疗技术要根据个人活动受限情况决定，常见的受限情况包括肱尺关节内侧/外侧滑动、腕关节伸展(手腕掌侧滑动)受限、桡尺近侧关节受限。检验这些手法治疗技术有效性的研究文献如下：

- Goyal 等[24]研究了腕骨的腕部闪动式手法与 Cyriax 描述的肘部 Mill 手法的疗效。治疗 3 周后，Mill 手法组和腕部手法组的疼痛和力量均得到改善。腕部手法组中 47% 的患者疼痛减轻，而 Mill 手法组中 26% 的患者疼痛减轻。腕部手法组中 24% 的患者握力改善，而 Mill 手法组中 12% 的患者握力改善。
- Struijs 等[25]发现 62% 接受腕关节手法治疗的患者症状完全消失，对照组为 20%。
- Nagrale 等[26]发现，与采用深层肌腱按摩、运动、超声透入疗法治疗的患者相比，接受 Mill 手法治疗的患者中有 26% 症状改善了。
- Abbott[27]检查了肘部动态关节松动术对外上髁痛患者症状的影响，发现动态关节松动术引起神经生理学变化，静息肌张力降低。

关键术语

肱尺关节的关节囊限制模式：屈曲受限多于伸展受限。

桡尺近侧和远侧关节的关节囊限制模式：旋前和旋后一致。

桡尺关节远侧紧张位：前臂旋后 5°。

肱桡关节紧张位：屈曲 90°，前臂旋后 5°。

肱尺关节紧张位：肘伸直，前臂旋后。

桡尺近侧关节紧张位：前臂旋后 5°。

肘关节复合体的分类：复合改良铰链滑车关节，有一定自由度，冠状轴上做屈伸。被动活动以矢状轴做内翻和外翻，部分沿长轴旋转。

桡尺远侧关节松弛位：前臂旋后 10°。

肱桡关节松弛位：肘伸直，前臂旋后

肱尺关节松弛位：屈曲 70°，前臂旋后 10°。

桡尺近侧关节松弛位：肘关节屈曲 70°，前臂旋后 35°。

桡尺近侧、远侧关节的分类：联合关节，有一定自由度，水平面上做旋前、旋后运动。

参考文献

1. Cattrysse E, Baeyens JP, Van Roy P, Van de Wiele O, Roosens T, Clarys JP. Intra-articular kinematics of the upper limb joints: A six degrees of freedom study of coupled motions. *Ergonomics*. 2005;48(11-14):1657–1671.
2. Moore KL, Agur AMR, Dalley AF. *Clinically Oriented Anatomy*. 7th ed. Philadelphia, PA: Wolters Kluwer Health/Lippincott Williams & Wilkins; 2013.
3. Levangie PK, Norkin CC. *Joint Structure and Function: A Comprehensive Analysis*. 5th ed. Philadelphia, PA: F. A. Davis Co; 2011.
4. Cyriax JH. *Textbook of Orthopaedic Medicine: Diagnosis of Soft Tissue Lesions*. (Vol 1, 7th ed.). London, England: Ballière Tindall; 1978.
5. Magee DJ. *Orthopedic Physical Assessment*. 6th ed. St. Louis, MO: Saunders Elsevier; 2014.
6. Frankel VH, Leger D, Nordin M. *Basic Biomechanics of the Musculoskeletal System*. 4th ed. Philadelphia,

PA: Wolters Kluwer Health/Lippincott Williams & Wilkins; 2012.

7. LaStayo PC, Lee MJ. The forearm complex: anatomy, biomechanics and clinical considerations. *J Hand Ther*. 2006;19(2):137–145.

8. Huang JI, Hanel DP. Anatomy and biomechanics of the distal radioulnar joint. *Hand Clin*. 2012;28(2):157–163.

9. Dalal S, Murali SR. The distal radio-ulnar joint. *Orthop Trauma*. 2012;26(1):44–52.

10. Berry ME. Elbow disorders and injuries. *Radiol Technol*. 2013;84(6):599–628.

11. Heiser R, O'Brien VH, Schwartz DA. The use of joint mobilization to improve clinical outcomes in hand therapy: a systematic review of the literature. *J Hand Ther*. 2013;26(4):297–310.

12. Heiser RD, O'Brien V, Schwartz DA. Joint mobilization in the distal upper extremity—putting evidence into practice. *J Hand Ther*. 2014;27(3):e5.

13. Herd CR, Meserve BB. A systematic review of the effectiveness of manipulative therapy in treating lateral epicondylalgia. *J Man Manip Ther*. 2008;16(4):225–237.

14. Hoogvliet P, Randsdorp MS, Dingemanse R, Koes BW, Huisstede BMA. Does effectiveness of exercise therapy and mobilisation techniques offer guidance for the treatment of lateral and medial epicondylitis? A systematic review. *Br J Sports Med*. 2013;47(17):1112–1119.

15. Cleland JA, Flynn TW, Palmer JA. Incorporation of manual therapy directed at the cervicothoracic spine in patients with lateral epicondylalgia: a pilot clinical trial. *J Man Manip Ther*. 2005;13(3):143–151.

16. Brantingham JW, Cassa TK, Bonnefin D, et al. Manipulative and multimodal therapy for upper extremity and temporomandibular disorders: a systematic review. *J Manipulative Physiol Ther*. 2013;36(3):143–201.

17. Küçüksen S, Yilmaz H, Salli A, Ugurlu H. Muscle energy technique versus corticosteroid injection for management of chronic lateral epicondylitis: randomized controlled trial with 1-year follow-up. *Arch Phys Med Rehabil*. 2013;94(11):2068–2074.

18. Nourbakhsh MR, Fearon FJ. The effect of oscillating-energy manual therapy on lateral epicondylitis: a randomized, placebo-control, double-blinded study. *J Hand Ther*. 2008;21(1):4–14.

19. Osborne DR, Beneciuk JM, Smith AR, Rowe RH. Multimodal treatment approach in a patient with chronic lateral elbow pain. *J Man Manip Ther*. 2010;18(4):233.

20. Pagorek S. Effect of manual mobilization with movement on pain and strength in adults with chronic lateral epicondylitis. *J Sport Rehabil*. 2009;18(3):448–457.

21. Vicenzio B, Cleland JA, Bisset L. Joint manipulation in the management of lateral epicondylalgia: a clinical commentary. *J Man Manip Ther*. 2007;15(1):50–56.

22. Kearns G, Wang S. Medical diagnosis of cubital tunnel syndrome ameliorated with thrust manipulation of the elbow and carpals. *J Man Manip Ther*. 2012;20(2):90–95.

23. Goodman CC, Snyder TEK. *Differential Diagnosis for Physical Therapists: Screening for Referral*. 5th ed. St. Louis, MO: Saunders/Elsevier; 2013.

24. Goyal M, Kumar A, Monga M, Moitra M. Effect of wrist manipulation & Cyriax physiotherapy training on pain & grip strength in lateral epicondylitis patients. *J Ex Sci Physiother*. 2003;9(1):17–22.

25. Struijs PAA, Damen P, Bakker EWP, Blankevoort L, Assendelft WJJ, van Dijk CN. Manipulation of the wrist for management of lateral epicondylitis: a randomized pilot study. *Phys Ther*. 2003;83(7):608–616.

26. Nagrale AV, Herd CR, Ganvir S, Remteke G. Cyriax physiotherapy versus phonophoresis with supervised exercises in subjects with lateral epicondylalgia: a randomized clinical trial. *J Man Manip Ther*. 2009;17(3):171–178.

27. Abbott JH. Mobilization with movement applied to the elbow affects shoulder range of movement in subjects with lateral epicondylalgia. *Man Ther*. 2001;6(3):170–177.

肘关节手法治疗技术

3A 肘关节一般手法治疗技术
3B 肘关节屈曲手法治疗技术
3C 肘关节伸展手法治疗技术

3D 肘关节旋后手法治疗技术
3E 肘关节旋前手法治疗技术

肘关节一般活动

关节:肘
肘关节一般活动限制

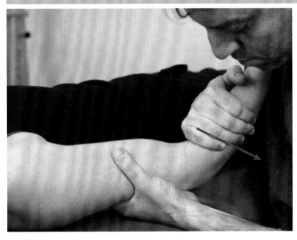

图 3-9

手法治疗类型:肱尺关节牵引
受限的运动:肘关节活动受限

患者体位:仰卧于治疗床一侧。

治疗师体位:坐于患者的患侧肘关节旁。

1. 治疗师用一只手固定患者肱骨,将另一只手置于患者尺骨的前上部。
2. 患者肘关节处于前屈 70° 和前臂旋后 10° 的位置,肱骨与治疗床平行。
3. 治疗师向后滑动关节,然后下移尺骨。
4. 在关节受限处,治疗师可通过渐进性的振动来放松关节及软组织。

注意:这项技术也可以用于一般活动测试和疼痛控制。

关节:肘
肘关节一般活动限制

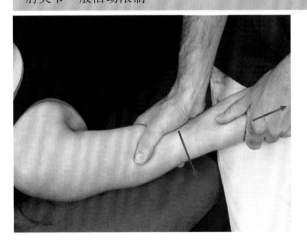

图 3-10

手法治疗类型:肱桡关节和桡尺近侧关节牵引
受限的运动:肘关节活动受限

患者体位:仰卧于治疗床一侧。

治疗师体位:坐于患者的患侧肘关节旁。

1. 治疗师用一只手握住患者肱骨背侧,用另一只手握住患者桡骨远端。
2. 患者肘关节处于伸展位,前臂旋后。
3. 治疗师沿着肱骨长轴向下牵拉患者桡骨。
4. 在关节受限处,治疗师可通过渐进性的振动来放松关节。

注意:这项技术也可以用于一般活动测试和疼痛控制。

关节:肘

肘关节一般活动限制

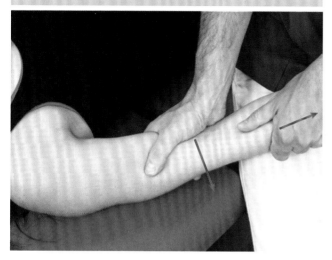

图 3-11

手法治疗类型:非闪动式关节松动术(桡骨近端外侧滑动)

受限的运动:肘关节活动受限

患者体位:仰卧于治疗床一侧。

治疗师体位:坐于患者的患侧肘关节旁。

1. 治疗师用一只手握住患者肱骨背侧,用另一只手握住患者桡骨远端。
2. 患者肘关节伸直,前臂旋后。
3. 治疗师沿着肱骨长轴向下牵拉桡骨。
4. 在关节受限处,治疗师在桡骨近端外侧方向上进行渐进性的振动牵拉。

注意:这项技术也可以用于一般活动测试和疼痛控制。

关节:肘

肘关节一般活动限制

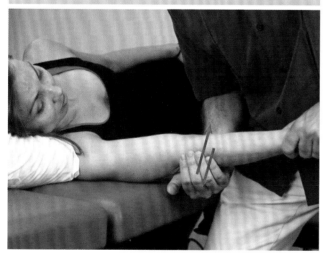

图 3-12

手法治疗类型:非闪动式关节松动术(尺骨内侧或外侧滑动)

受限的运动:肘关节活动受限

患者体位:仰卧于治疗床一侧,肘关节悬于治疗床外侧。

治疗师体位:站立于患者的患侧肘关节旁。

1. 治疗师将一只手置于患者鹰嘴内侧,用另一只手握住患者尺骨的远端。
2. 治疗师将患者肘关节伸展到最大角度,并将前臂旋后。
3. 治疗师用一只手对患者尺骨施加一个使肱尺关节分离的力,用另一只手对鹰嘴处施加一个使其向外侧滑动的力。
4. 在关节受限处,治疗师可进行渐进性的振动牵拉。

注意:可以通过尺骨鹰嘴滑动来改变方向。这是一项基础技术,可增加关节活动度,恢复屈伸活动能力。

肘关节屈曲

3B 肘关节屈曲手法治疗技术

- 非闪动式关节松动术
- 闪动式关节松动术
- 肌肉能量技术
- 动态关节松动术

- 拮抗松弛术
- 肌筋膜松解术
- 软组织松解术
- 自我松动术

关节:肘
肘关节屈曲活动限制

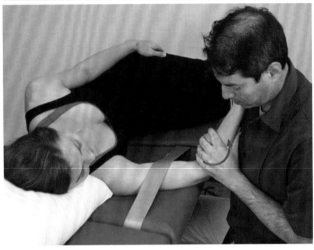

图 3-13

手法治疗类型:非闪动式关节松动术
受限的运动:肘关节屈曲受限(肱尺关节)

患者体位:仰卧于治疗床一侧,肘关节悬于治疗床外侧。

治疗师体位:坐于患者的患侧肘关节旁。

1. 治疗师用双手握住患者的尺骨近端。
2. 治疗师将患者肘关节屈曲至最大角度。
3. 治疗师在患者的尺骨处施加一个力,从而使尺骨相对原位置移动45°,并施加一个向远端滑动的力。
4. 在关节受限处,治疗师可以进行渐进性的振动。

注意:这项技术也可以在不同的髋部和肘部的角度进行。

关节:肘
肘关节屈曲活动限制

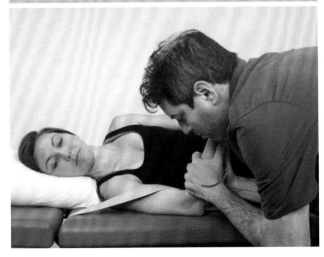

图 3-14

手法治疗类型:闪动式关节松动术
受限的运动:肘关节屈曲受限

患者体位:仰卧于治疗床一侧。

治疗师体位:站立于患者的患侧肘关节旁。

1. 治疗师将双手放在患者尺骨近端,将患者的肱骨固定在治疗床上。
2. 治疗师将患者肘关节屈曲到最大角度。
3. 治疗师在组织紧张的末端,沿后下方向对尺骨近端施加一个力。
4. 在关节受限处,治疗师快速施加一个高速低幅的推力。

关节:肘
肘关节屈曲活动限制

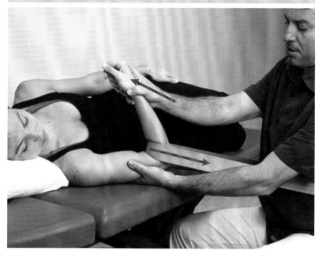

图 3-15

手法治疗类型:肌肉能量技术
受限的运动:肘关节屈曲受限

患者体位:仰卧位,肘关节屈曲 90°。
治疗师体位:坐在患者的前方,肘关节指向患者。
1. 治疗师用一只手抓住患者尺骨远端,用另一只手固定患者肱骨。
2. 治疗师用松动带在患者肘关节处施加一个牵引力。
3. 治疗师将患者肘关节推至受限的最大屈曲度。
4. 患者的肱三头肌做等长收缩(远离受限处),使肘关节伸展 3~5 秒,与治疗师形成约 5 磅的抗力,然后完全放松。
5. 放松后,治疗师将患者的肘关节推至新的关节受限处,重复几次,直到患者放松或者屈曲范围没有进一步增加为止。

关节:肘
肘关节屈曲活动限制

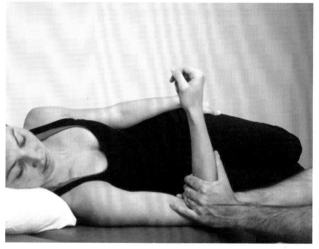

图 3-16

手法治疗类型:动态关节松动术
受限的运动:肘关节屈曲受限

患者体位:仰卧于治疗床一侧。
治疗师体位::站立或坐于患者的患侧。
1. 治疗师将双手放在患者的桡骨近端。
2. 当患者屈肘时,治疗师通过向后下方向滑动尺骨来减轻肘关节部位的组织张力。
3. 当患者屈肘时,治疗师要减轻患者的组织张力,并且做辅助滑动。
4. 可重复操作,直到获得更大的关节活动度。

关节:肘	手法治疗类型:拮抗松弛术
肘关节屈曲活动限制	受限的运动:肘关节屈曲受限

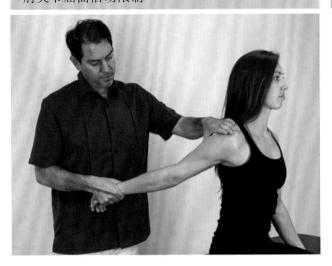

图 3-17

患者体位:坐位。

治疗师体位:站立于患者后面。

1. 患者取坐位,肩关节和肘关节伸展。治疗师触诊患者旋前肌高张力的部分,按压患者感到不适的肌肉,找到张力最高的位置。让患者对不适感进行 10 个等级的评估。

2. 治疗师被动伸展患者的肩肘关节。

3. 治疗师按压患者的三头肌压痛点,并不断移动手臂,直至不适感降至 2 级或以下。

4. 治疗师保持这个姿势 90 秒。治疗师不需要在这 90 秒内施加压力。90 秒后,治疗师拉直患者的手臂,重新评估其感到不适的位置,如果不适感高于 2 级,则重复治疗。

注意:这项技术可降低肱三头肌的高张力,使屈肘距离增加,是一项间接治疗技术。

关节:肘	手法治疗类型:肌筋膜松解术
肘关节屈曲活动限制	受限的运动:肘关节屈曲受限

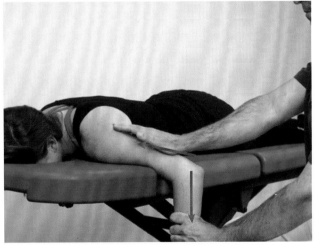

图 3-18

患者体位:俯卧位。

治疗师体位:站立于患者的患侧。

1. 患者俯卧,肘关节屈曲悬空于治疗床外。

2. 治疗师将一只手以"C"的形状握住患者的肱三头肌远端,将另一只手放在患者鹰嘴处的肱三头肌上。

3. 治疗师通过组织张力技术活动肌筋膜。

4. 治疗师触诊患者软组织,并且在肌张力的方向上给活动受限的部位一个较小的力,有时可以持续 3~5 分钟。治疗师用双手向相反的方向施力。

5. 在组织受限处施加一个轻微的压力,直到组织受限处变软并放松,肌筋膜单位被拉长。

关节:肘
肘关节屈曲活动受限

手法治疗类型:软组织松解术
受限的运动:肘关节屈曲受限

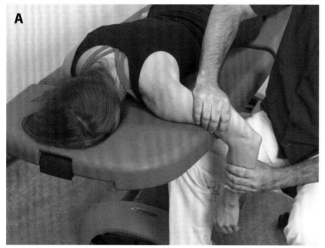

徒手软组织松解术
患者体位:俯卧。
治疗师体位:坐于治疗床旁。
1.患者取俯卧位。
2.治疗师触诊患者肱三头肌的肌肉,并且施加一个较大的压力使其放松。
3.治疗师可以使用的软组织手法有:轻柔地弹拨,从侧面活动肌肉和肌腱,划圈抚摸皮肤增加软组织松弛范围。

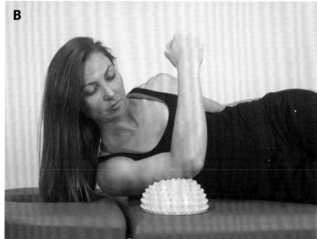

自我软组织松解术
患者体位:侧卧,将肱三头肌放在按摩球或泡沫轴上,用肱三头肌支撑体重。
1.患者用肱三头肌支撑体重,上臂放在按摩球或泡沫轴上。
2.患者可以静态维持或者来回滚动手臂,以放松软组织。
3.重复此操作,直到软组织放松。

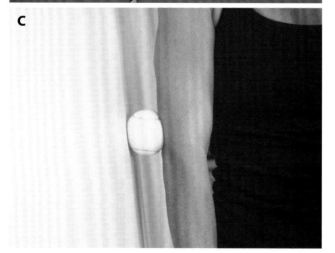

图 3-19

注意:如图 3-19B 所示,可将毛巾放置在按摩球上,避免过度摩擦。如图 3-19C 所示,可采用患者将球夹在墙间的模式。

关节:肘
肘关节屈曲活动限制

手法治疗类型:自我松动术
受限的运动:肘关节屈曲受限

患者体位:坐位。

1.患者将一个毛巾卷放在肱骨与尺骨之间。

2.患者屈曲肘关节,直到活动受限。

3.患者可以保持不动或者反复屈曲。

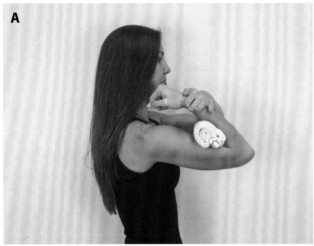

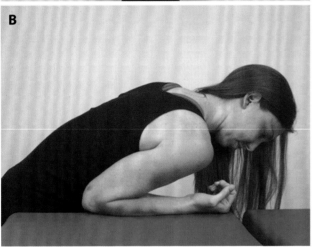

图 3-20

注意:当患者利用自己的身体来使肘关节屈曲,毛巾卷反方向加压于尺骨,拉伸关节囊。经过几次拉伸手法之后,患者就可以不依靠毛巾卷来屈肘了(见图 3-20B)。

肘关节伸展

3C 肘关节伸展手法治疗技术

- 非闪动式关节松动术
- 闪动式关节松动术
- 肌肉能量技术
- 动态关节松动术

- 拮抗松弛术
- 肌筋膜松解术
- 软组织松解术
- 自我松动术

关节:肘

肘关节伸展活动限制

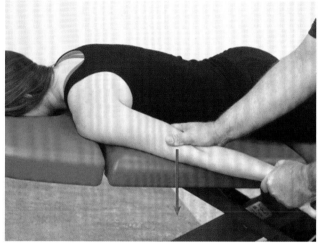

图 3-21

手法治疗类型:非闪动式关节松动术

受限的运动:肘关节伸展受限

患者体位:俯卧,肘部伸直。

治疗师体位:站立于患者的患侧。

1.治疗师将患者的肘部完全伸展并且掌心向上。

2.治疗师将头侧的手置于患者肱骨远端后部,并将手掌靠近肘关节处,将尾侧的手置于患者尺骨的中轴上。

3.治疗师在患者肱骨施加一个向前且略向下的力,向前滑动至组织张力处。治疗师用尾侧的手使患者尺骨向后滑动。

4.在软组织受限处,治疗师可以通过反复使肱骨向前滑动来进行手法治疗。

关节:肘

肘关节伸展活动限制

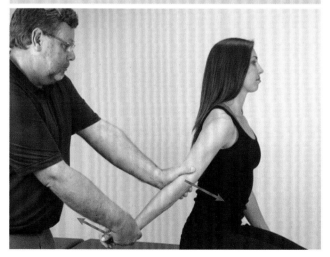

图 3-22

手法治疗类型:闪动式关节松动术

受限的运动:肘关节伸展受限

患者体位:坐位。

治疗师体位:站立于患者身后。

1.治疗师将一只手置于患者鹰嘴处,用另一只手握住患者手腕。

2.将患者的肩部外展45°,将患者的手臂内旋,直到鹰嘴后旋,前臂旋前。

3.在组织受限处,治疗师在患者鹰嘴位置施加一个向前的高速低幅的推力。

注意:这项技术通常称为 Mill 手法。

| 关节:肘 肘关节伸展活动限制 | 手法治疗类型:肌肉能量技术 受限的运动:肘关节伸展受限 |

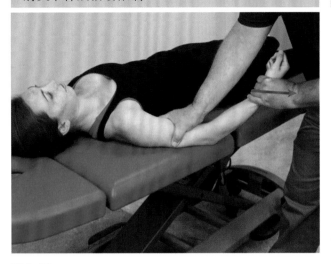

图 3-23

患者体位:仰卧于活动床的一侧。

治疗师体位:站立于患者的患侧。

1. 治疗师将一只手放在患者的肱骨近端,用另一手握住患者的尺骨。
2. 治疗师将患者肱骨固定在治疗床上,并将患者肘关节伸展至活动受限处。
3. 患者等长收缩二头肌至肘关节完全屈曲(远离活动受限处)3~5 秒,与治疗师形成约 5 磅的抗力,然后让患者完全放松。
4. 放松时,治疗师将患者的肘部移动至新的伸展受限处。重复操作,直到患者肘部伸展的活动度没有进一步增加。

| 关节:肘 肘关节伸展活动限制 | 手法治疗类型:动态关节松动术 受限的运动:肘关节伸展受限 |

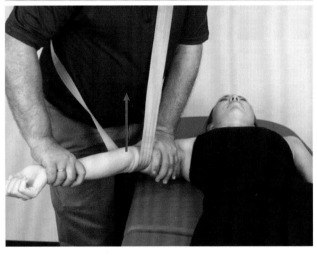

图 3-24

患者体位:仰卧于治疗床的一侧。

治疗师体位:站立于患者的患侧。

1. 治疗师将一只手放在患者的肱骨远端,将另一只手放在患者的桡尺关节远端。治疗师在患者的尺骨近端和治疗师的肩部悬吊一条松动带。
2. 当患者伸展肘部、旋后前臂时,治疗师用松动带向上拉动患者肘关节,使关节间滑动,减轻软组织张力。
3. 每次患者伸展肘部,治疗师就会将患者的尺骨向前滑动。
4. 重复操作,直到患者肘部伸展的活动度增加。

关节:肘
肘关节伸展活动限制

手法治疗类型:拮抗松弛术
受限的运动:肘关节伸展受限

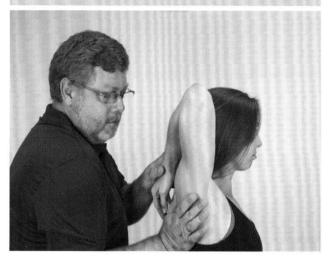

图 3-25

患者体位:站立。

治疗师体位:站在患者身后。

1. 让患者屈肩、屈肘,治疗师触摸高张力的肱二头肌。治疗师按压患者感到不适的肌肉,找到不适感最严重的位置。让患者对不适感进行 10 个等级的评估。

2. 治疗师弯曲患者的肘部和肩部。

3. 治疗师触诊患者肱二头肌,继续移动手臂,直至不适感降至 2 级。

4. 治疗师保持治疗姿势 90 秒。不需要施加压力。90 秒后,治疗师伸直患者手臂,重新评估感到不适的位置,如果不适感高于 2 级,则重复治疗。

注意:这项技术可减少肱二头肌的高张力,使肘部伸展的距离增加,属于间接疗法。

关节:肘
肘关节伸展活动限制

手法治疗类型:肌筋膜松解术
受限的运动:肘关节伸展受限

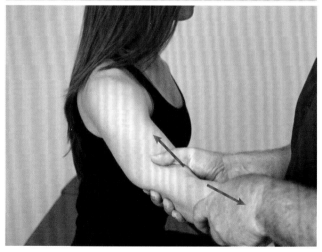

图 3-26

患者体位:坐位。

治疗师体位:站立于患者的患侧。

1. 患者取坐位,肘部伸直。

2. 治疗师将一只手呈"C"形,握于患者肱二头肌的下部,将另一只手置于患者肘部皱褶处尺骨近端,以固定软组织。

3. 治疗师使用组织张力技术来活动肌筋膜。

4. 治疗师触诊患者软组织,并且在肌张力的方向上给活动受限的部位一个较小的力,有时可以持续 3~5 分钟。治疗师用双手向相反的方向施力。

5. 在组织受限处施加一个轻微的压力,直到组织受限处变软并放松,肌筋膜单位被拉长。

| 关节:肘
肘关节伸展活动限制 | 手法治疗类型:软组织松解术
受限的运动:肘关节伸展受限 |

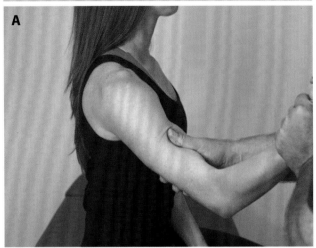

徒手软组织松解术

患者体位:坐位。

治疗师体位:站或坐于患者的患侧。

1.患者取坐位。

2.治疗师触诊患者的肱二头肌,并且在屈肘处施加一个较大的压力使其放松。

3.治疗师可以使用的软组织手法有:轻柔地弹拨,从侧面活动肌肉和肌腱,划圈抚摸皮肤增加软组织松弛范围。

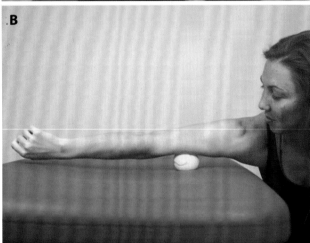

自我软组织松解术

患者体位:利用自身体重将患处压在按摩球或泡沫轴上。

1.患者利用自身体重将肱二头肌压在按摩球上。

2.患者可以保持静止或前后滚动,以放松软组织。

3.重复此操作,直到软组织放松。

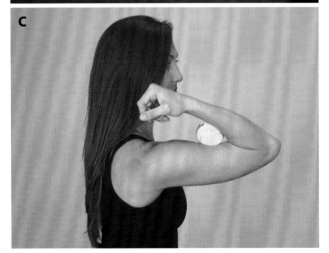

图 3-27

注意:在图 3-27B 和图 3-27C 中,可以将毛巾放在按摩球上,以减少皮肤摩擦。

关节:肘
肘关节伸展活动限制

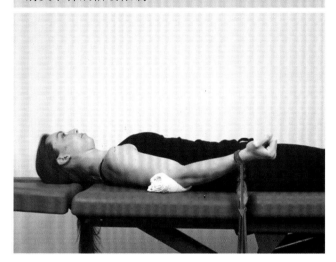

图 3-28

手法治疗类型:自我松动术
受限的运动:肘关节伸展受限

患者体位:仰卧。
1.患者取仰卧位,手腕处环绕一根弹力带。
2.患者在肱骨远端下方垫一块毛巾。
3.患者屈伸手臂,抵抗或顺应弹力带的力。
4.患者可利用弹力带进行等长运动,或者使用肌肉能量技术屈曲肘关节数秒,之后放松。

肘关节旋后

3D 肘关节旋后手法治疗技术

- 非闪动式关节松动术
- 闪动式关节松动术
- 肌肉能量技术
- 动态关节松动术
- 拮抗松弛术
- 肌筋膜松解术
- 软组织松解术
- 自我松动术

关节:肘
肘关节旋后活动限制

手法治疗类型: 非闪动式关节松动术(桡尺近侧关节)
受限的运动: 肘关节旋后受限

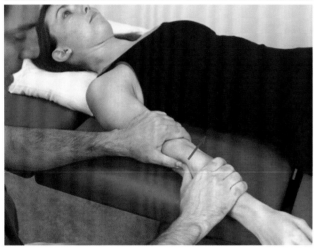

患者体位: 仰卧,肘关节完全伸展并旋后。
治疗师体位: 站立于患者的患侧。

1. 患者将肘关节完全伸直,前臂旋后。治疗师用一只手固定患者的肱骨远端,用另一只手固定患者的桡骨近端。
2. 治疗师用拇指从后向前滑动患者桡骨。
3. 在活动受限处,治疗师可以进行渐进性的振动来控制肘部桡尺关节囊。

图 3-29

关节:肘
肘关节旋后活动限制

手法治疗类型: 非闪动式关节松动术(桡尺远侧关节)
受限的运动: 肘关节旋后受限

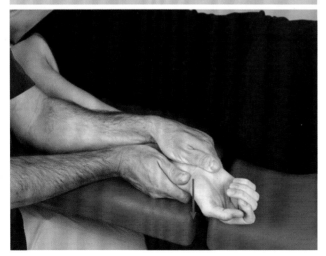

患者体位: 仰卧,肘关节完全伸展并旋后。
治疗师体位: 坐在患者的患侧。

1. 患者将肘关节完全伸展并旋后。治疗师用一只手握住患者尺骨远端,用另一只手触诊患者桡骨远端。
2. 治疗师用大鱼际向后滑动患者桡骨。
3. 在组织受限处,治疗师可以进行渐进性的振动来控制桡尺关节囊并逐渐加强。

图 3-30

关节:肘
肘关节旋后活动限制

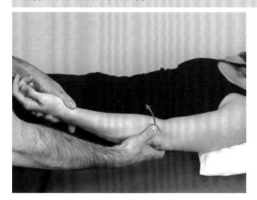

图 3-31

手法治疗类型:闪动式关节松动术
受限的运动:肘关节旋后受限

患者体位:仰卧。
治疗师体位:站立于患者的患侧。
1. 治疗师将一只手放在患者的桡骨小头后方,将另一只手放在患者桡尺远侧关节处。
2. 治疗师将患者的手臂摆放为屈曲和旋前位置。
3. 治疗师向前滑动患者的桡骨小头,直至活动受限处。
4. 在活动受限处,治疗师在桡骨小头处施加一个向前的高速低幅的推力。

关节:肘
肘关节旋后活动限制

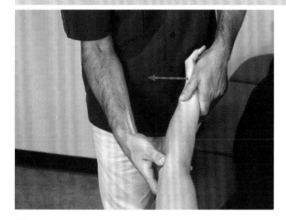

图 3-32

手法治疗类型:肌肉能量技术
受限的运动:肘关节旋后受限

患者体位:仰卧。
治疗师体位:站立于患者的患侧。
1. 治疗师将一只手放在患者的肱骨远端,以固定肘关节,将另一只手放在患者的桡尺远侧关节处。
2. 治疗师将患者的肘关节屈曲 90°,并且将后臂旋前至活动受限处。
3. 患者做旋前运动等长收缩(远离活动受限处)3~5 秒,与治疗师形成约 5 磅的抗力,然后让患者完全放松。
4. 放松之后,治疗师将患者的前臂旋后至新的旋后受限处。重复操作,直到患者旋后的活动范围没有进一步增加。

注意:这项技术也可以在患者坐位时进行。

关节:肘
肘关节旋后活动限制

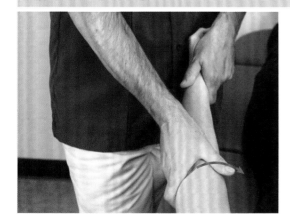

图 3-33

手法治疗类型:动态关节松动术
受限的运动:肘关节旋后受限

患者体位:仰卧。
治疗师体位:站立于患者的患侧。
1. 患者取俯卧位,并将肘关节屈曲 90°。
2. 治疗师将一只手放在患者的肱骨远端,用另一只手包绕患者的肘关节,并将拇指放在患者的桡骨小头上。
3. 当患者主动将前臂旋后时,治疗师进行必要的滑动使组织紧张,向前方、内侧滑动桡骨小头。
4. 重复操作,直至患者的前臂旋后改善。

| 关节:肘 肘关节旋后活动限制 | 手法治疗类型:拮抗松弛术 受限的运动:肘关节旋后受限 |

关节:肘
肘关节旋后活动限制

手法治疗类型:拮抗松弛术
受限的运动:肘关节旋后受限

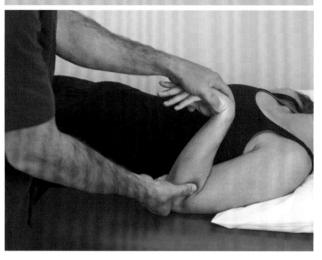

图 3–34

患者体位:仰卧。

治疗师体位:站立于患者的患侧。

1. 治疗师触诊患者旋前圆肌的高张力部分。治疗师按压患者前臂近端,并找到不适感最严重的位置。让患者对不适感进行 10 个等级的评估。

2. 治疗师被动将手掌转向下,并屈曲肘关节,将前臂内收至患者的手能放在胸前,在此位置上保持,直至触诊位置的不适感降至 2 级或以下。

3. 治疗师保持治疗姿势 90 秒,不需要施加压力。90 秒后,治疗师伸直患者的手臂,重新评估其感到不适的位置,如果不适感高于 2 级,则重复治疗。

注意:这项技术也可在患者坐位时进行,属于间接疗法。

关节:肘
肘关节旋后活动限制

手法治疗类型:肌筋膜松解术
受限的运动:肘关节旋后受限

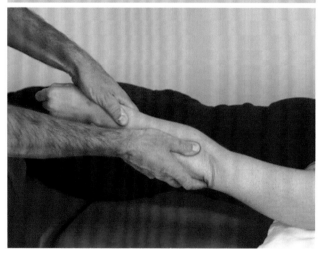

图 3–35

患者体位:仰卧。

治疗师体位:坐在患者的患侧。

1. 患者取俯卧位,将肘关节伸直,前臂旋后。

2. 治疗师将一只手放在患者的桡尺远侧关节,将另一只手放在患者桡骨小头处。

3. 治疗师用一只手拉患者的桡骨至旋后位,用另一只手压桡骨小头和外侧肌肉或筋膜。

4. 治疗师使用组织张力技术来活动肌筋膜。

5. 治疗师触诊患者的软组织,并且在肌张力的方向上给活动受限的部位一个较小的力,有时可以持续 3~5 分钟。

6. 在组织受限处施加一个轻微的压力,直到组织受限处变软并放松,肌筋膜单位被拉长。

关节:肘	手法治疗类型:软组织松解术
肘关节旋后活动限制	受限的运动:肘关节旋后受限

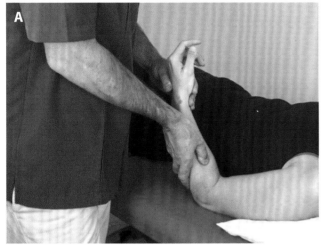

徒手软组织松解术

患者体位:仰卧。

治疗师体位:站立于患者的患侧。

1.患者取仰卧位。

2.治疗师触诊患者的旋前圆肌,并在肘关节屈曲和旋前位上施加较大压力。

3.治疗师可以使用的软组织手法有:轻柔地弹拨,从侧面活动肌肉和肌腱,划圈按揉软组织。

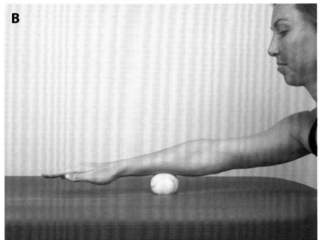

自我软组织松解术

患者体位:坐位,利用身体重量将患处压在按摩球或泡沫轴上。

1.患者利用自身重量将旋前圆肌压在按摩球上。

2.患者可以保持静止或来回滚动,以放松旋前肌。

3.重复此操作,直到软组织放松。

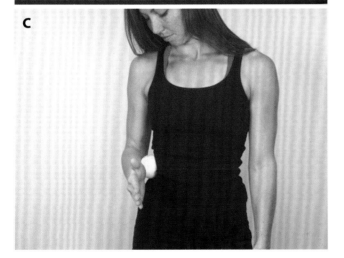

图 3-36

注意:可以将毛巾放在按摩球或泡沫轴上,以减少皮肤摩擦,见图 3-36B 和图 3-36C。

关节:肘
肘关节旋后活动限制

手法治疗类型:自我松动术
受限的运动:肘关节旋后受限

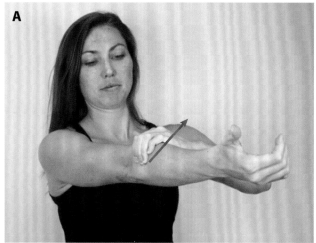

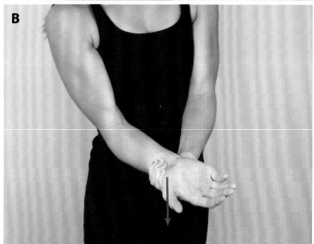

患者体位:坐位。

1.患者取坐位,肩关节前屈,肘部伸直。

2.患者将前臂旋后至活动受限处,并用另一只手抓住桡骨小头,然后将其向前滑动。

3.患者可以静态地保持或滑动至旋后状态。

图 3-37

注意:这项技术可以在桡骨近端(图 3-37A)或桡骨远端(图 3-37B)进行操作。

肘关节旋前

3E 肘关节旋前手法治疗技术

- 非闪动式关节松动术
- 闪动式关节松动术
- 肌肉能量技术
- 动态关节松动术

- 拮抗松弛术
- 肌筋膜松解术
- 软组织松解术
- 自我松动术

关节:肘	**手法治疗类型**:非闪动式关节松动术(桡尺近侧关节)
肘关节旋前活动限制	**受限的运动**:肘关节旋前受限

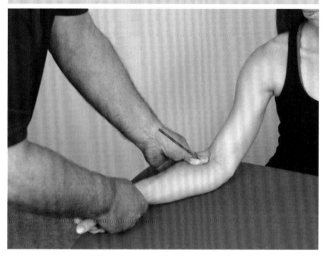

图 3-38

患者体位:坐位,肘关节屈曲 90°。

治疗师体位:坐或站在患者的患侧。

1. 治疗师将患者的肘关节屈曲 90°并旋前。
2. 治疗师将一只手放在患者的桡骨小头中间,将另一只手放在患者的桡尺远侧关节处。
3. 治疗师将患者的手掌朝向下,并在桡骨小头上做向后外方向的滑动。
4. 在活动受限处,治疗师可以进行渐进性的振动,向后外方向滑动关节。

注意:这项技术可以在不同的肘关节角度进行。

关节:肘	**手法治疗类型**:非闪动式关节松动术(桡尺远侧关节)
肘关节旋前活动限制	**受限的运动**:肘关节旋前受限

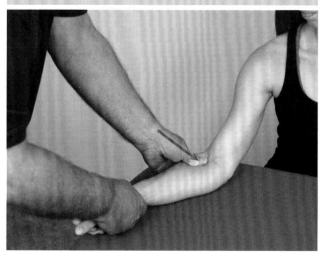

图 3-39

患者体位:坐位,肘关节屈曲 90°。

治疗师体位:站在患者的患侧。

1. 治疗师将患者的肘关节屈曲 90°,并使肘关节旋前。
2. 治疗师用一只手握住患者的桡骨远端,用另一只手握住患者的尺骨远端。
3. 治疗师在桡尺骨远端之间进行滑动。
4. 在活动受限处,治疗师可以进行渐进性的振动。

关节:肘
肘关节旋前活动限制

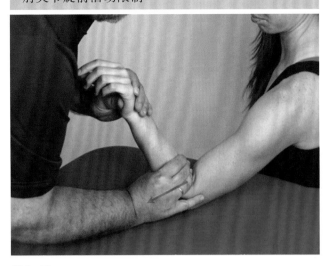

图 3-40

手法治疗类型:闪动式关节松动术
受限的运动:肘关节旋前受限

患者体位:坐位。

治疗师体位:站立。

1. 治疗师将患者的肘关节屈曲 90°,并使肘关节旋前。
2. 治疗师将一只手放在患者的桡骨小头前中位,将另一只手放在患者的桡尺远侧关节处。
3. 治疗师将患者的肘关节旋前,直至组织紧张。
4. 在组织受限处,治疗师在其前后方向上对桡骨小头施加一个快速低幅的力。

关节:肘
肘关节旋前活动限制

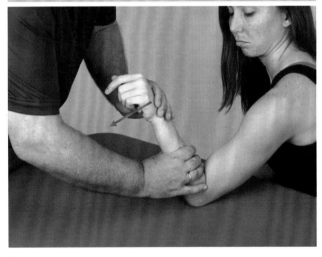

图 3-41

手法治疗类型:肌肉能量技术
受限的运动:肘关节旋前受限

患者体位:坐位,肩部外展 45°。

治疗师体位:站立于患者的患侧。

1. 患者取坐位,治疗师将一只手放在患者的桡尺远侧关节处,将另一只手放在患者的鹰嘴和肱骨之间。
2. 治疗师将患者肘关节屈曲 90°,并将前臂旋前至活动受限处。
3. 患者在前臂旋前位做等长收缩(远离活动受限处)3~5 秒,与治疗师形成约 5 磅的抗力,然后让患者完全放松。
4. 放松之后,治疗师将前臂旋前至新的旋前受限处。重复操作,直到患者旋前的活动范围没有进一步增加。

关节:肘
肘关节旋前活动限制

手法治疗类型:动态关节松动术
受限的运动:肘关节旋前受限(桡尺远侧关节)

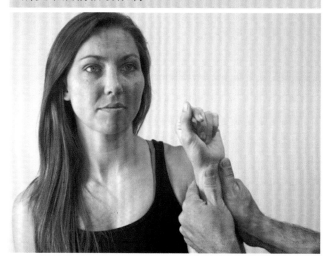

图 3-42

患者体位:坐位。

治疗师体位:站立于患者的患侧。

1. 治疗师将一只手放在患者的前臂中间,将另一只手放在患者桡尺远侧关节处。
2. 当患者屈曲肘关节并将前臂旋前时,治疗师对患者桡骨远端施加向前的力,使组织紧张。
3. 重复操作,直至患者前臂旋前改善。

关节:肘
肘关节旋前活动限制

手法治疗类型:拮抗松弛术
受限的运动:肘关节旋前受限

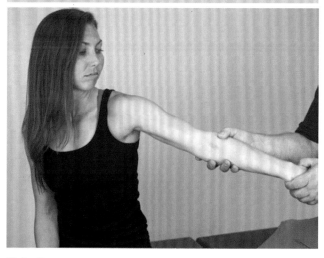

图 3-43

患者体位:坐位。

治疗师体位:站立于患者的患侧。

1. 治疗师触诊患者旋后肌的高张力部分。治疗师按压患者前臂感到不适的肌肉,常位于桡骨小头的前外侧。让患者对不适感进行 10 个等级的评估。
2. 治疗师将患者上肢旋后、伸肘,前臂轻度外展,直到触诊位置的不适感降至 2 级或以下。
3. 治疗师保持治疗姿势 90 秒,不需要施加压力,90 秒后,治疗师伸直患者手臂,重新评估感到不适的位置,如果不适感高于 2 级,则重复治疗。

注意:这是一种间接疗法。

关节:肘
肘关节旋前活动限制

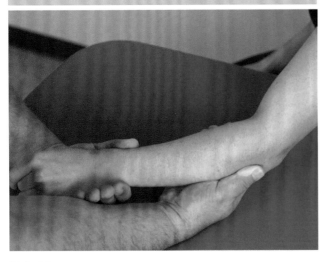

图 3-44

手法治疗类型:肌筋膜松解术
受限的运动:肘关节旋前受限

患者体位:坐位。

治疗师体位:站立于患者的患侧。

1.患者取坐位,将肘关节屈曲 90°。

2.治疗师用一只手固定患者的旋后肌,将另一只手放在患者的桡尺远侧关节处。

3.治疗师用尾侧的手向后外方向推患者桡骨,并且使用组织张力技术来活动肌筋膜。

4.治疗师触诊患者的软组织,并且在肌张力的方向上给活动受限的部位一个较小的力,有时可以持续 3~5 分钟。

5.在组织受限处施加一个轻微的压力,直到组织受限处变软并放松,肌筋膜单位被拉长。

关节:肘
肘关节旋前活动限制

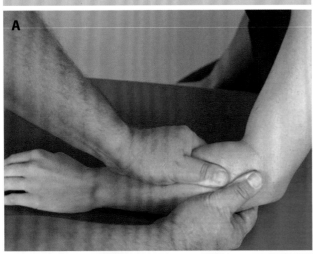

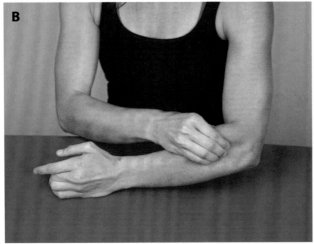

图 3-45

手法治疗类型:软组织松解术
受限的运动:肘关节旋前受限

徒手软组织松解术
患者体位:坐位。

治疗师体位:站立于患者的患侧。

1.患者取坐位。

2.治疗师触诊患者的旋后肌,并施加较大压力,直到肌肉放松。

3.治疗师可以使用的软组织手法有:轻柔地弹拨,从侧面活动肌肉和肌腱,划圈按揉软组织。

自我软组织松解术
患者体位:坐位,将前臂放在治疗床上。

1.患者用另一只手的拇指向旋后肌施加较大压力。

2.患者可以保持静止或来回滚动,以放松旋后肌。

3.重复此操作,直到软组织放松。

关节:肘
肘关节旋前活动限制

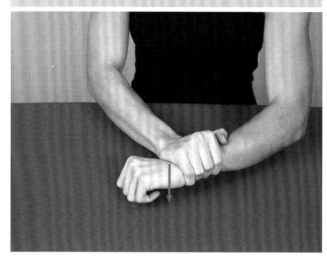

图 3-46

手法治疗类型:自我松动术
受限的运动:肘关节旋前受限

患者体位:坐位。

1.患者取坐位,肘关节屈曲 90°。

2.患者用另一只手抓住桡骨近端。

3.患者将前臂旋前,向前滑动桡骨小头。

4.患者可以静态地保持或来回摆动至旋前状态。

第 4 章

腕关节

概述

讨论腕关节的生物力学和相关手法治疗技术。

治疗技术

4A 腕关节一般手法治疗技术

4B 腕关节屈曲手法治疗技术
- 非闪动式关节松动术
- 闪动式关节松动术
- 肌肉能量技术
- 动态关节松动术
- 拮抗松弛术
- 肌筋膜松解术
- 软组织松解术
- 自我松动术

4C 腕关节伸展手法治疗技术
- 非闪动式关节松动术
- 闪动式关节松动术

- 肌肉能量技术
- 动态关节松动术
- 拮抗松弛术
- 肌筋膜松解术
- 软组织松解术
- 自我松动术

4D 腕关节尺偏手法治疗技术
- 非闪动式关节松动术
- 闪动式关节松动术
- 肌肉能量技术
- 动态关节松动术
- 拮抗松弛术
- 肌筋膜松解术

- 软组织松解术
- 自我松动术

4E 腕关节桡偏手法治疗技术
- 非闪动式关节松动术
- 闪动式关节松动术
- 肌肉能量技术
- 动态关节松动术
- 拮抗松弛术
- 肌筋膜松解术
- 软组织松解术
- 自我松动术

学习目标

完成本章节学习后，读者将能够：
- 描述腕复合关节的解剖学和生物力学。
- 了解各类腕复合关节手法治疗技术的循证依据。
- 掌握治疗各个方向关节活动限制的 8 种技术。
- 描述各种技术应用的基本步骤。

概述

　　腕复合关节疾病在人群中经常发生，由于此处解剖复杂所以很难治疗。腕复合关节由 2 个关节组成：桡腕关节和腕骨间关节；由以下骨头组成：桡骨和尺骨的远端，8 块腕骨，5 块掌骨的基底部[1-3]。远端和近端的桡尺关节共同帮助前臂旋前和旋后，这部分将在肘关节篇讨论。近端排列的腕骨从外向内分别为舟骨、月骨、三角骨、豌豆骨，远端排列的腕骨分别为大多角骨、小多角骨、头状骨和钩骨（见图 4-1）。

　　桡腕关节由桡骨和桡尺关节盘远端的双凹关节面组成，桡尺关节盘近端为三角纤维软骨复合体（TFCC），远端是舟骨、月骨和三角肌。桡骨远端在冠状面和矢状平面中均凹陷，并且向掌侧倾斜 10°~15°，尺侧倾斜 15°~25°。桡骨有 2 个关节面：外侧面与舟骨连接，内侧面与月骨连接。TFCC 主要与三角骨连接。TFCC 由桡尺关节盘和其上下的结缔组织层组成。上层由桡尺韧带组成，连接三角骨和钩骨，以及尺侧副韧带和尺侧腕伸肌[2-4]。舟骨、月骨和三角骨近端关节面呈凸形，与桡骨和 TFCC 相连。3 块骨头通过舟骨-月骨和月骨-三角骨间的骨间韧带连接，这些骨间韧带被软骨覆盖，形成一个单一双凸面的关节表面。桡腕关节囊坚韧，较松弛，由关节囊韧带

增强。由于没有肌腱与近端腕骨相连，其运动取决于相邻关节的运动[2]。桡腕关节的运动取决于连接腕骨远端和掌骨上的肌腱和韧带所施加的力，因此桡腕关节和腕骨间关节的活动会相互影响[4]。桡腕关节有 2 个自由度：屈曲/伸展，桡偏/尺偏。桡腕关节松弛位为中立位伴轻度尺偏，紧张位为完全伸展伴桡偏。在屈曲和伸展位上，关节囊受限程度相同[5]。

　　腕横关节由近端腕骨的远侧关节面和远端腕骨的近侧关节面组成，远端腕骨包括大多角骨、小多角骨、头状骨、钩骨。远端腕骨通过腕骨间韧带紧密相连，其和韧带近端腕骨共同活动[2,4]。腕骨关节包括一个独立的纤维关节囊，包裹着所有的远端腕骨间关节和部分腕掌关节。腕骨关节关节面形状不一、结构复杂，其中大多角骨和小多角骨远端关节面是凹陷的，而头状骨和钩骨远端关节面是凸出的[1]。腕骨关节的近端关节面在屈伸活动时向下凹陷，滑动方向与近端腕骨的远端关节面活动方向相同[4]。该关节有 2 个活动度：屈曲/伸直，尺偏/桡偏。关节松弛位、关节囊受限模式和桡腕关节相同；紧张位为充分伸展和尺偏[4-6]。

　　腕复合关节的运动范围（ROM）变化很大，正常屈曲 65°~85°，伸展 60°~85°，尺偏 20°~45°，桡偏 15°~20°。虽然桡腕关节和腕骨关节运动都对腕关节活动度大小有一定贡献，但是不清楚二者对 ROM 贡献程度分别是多少。通常认为腕骨关节对伸展运动的贡献更多[4]，虽然有其他研究认为其对屈曲的贡献更多[7]。Levangie 和 Norkin[4]描述了腕复合完全屈曲到完全伸展的运动顺序：当腕部开始伸展时，远端腕骨和掌骨开始伸展。远端腕骨沿着近端腕骨滑动，滑动方向与骨骼动力的运动方向相同。达到中立位置，舟骨和头状骨间的关节就达到了紧张位，舟骨连接着远端腕骨在月骨和三角骨上进行活动。达到后伸 45°时，所有的腕骨间关节都达到了紧张位，腕骨作为一个整体在桡腕关节中沿着桡骨和桡尺关节盘开始活动，直到完成了全范围的后伸活动，而完全伸展到完全屈曲是与以上过程相反。屈曲和后伸活动轴如图4-2 所示。

　　尺偏和桡偏的活动也很复杂，其是近端腕骨的往返运动。近端腕骨的活动方向和腕关节的活动方向相反：当尺偏时，近端腕骨朝桡侧滑动。此外，当近端腕骨尺偏时，远端腕骨屈曲。桡偏时运动和上述过

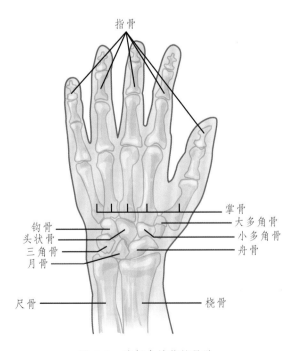

指骨

钩骨
头状骨
三角骨
月骨

掌骨
大多角骨
小多角骨
舟骨

尺骨　　　　　　　桡骨

图 4-1　腕复合关节的骨骼。

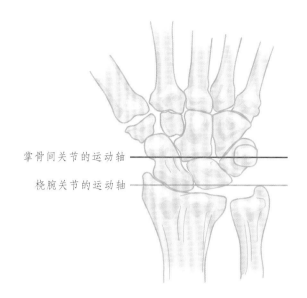

图 4-2 桡腕关节和腕骨中间关节屈曲和后伸的运动轴。

（掌骨间关节的运动轴）
（桡腕关节的运动轴）

程相反。在尺偏/桡偏中,远端腕骨间运动很少,而近端腕骨的活动可变[2-4]。尺偏和桡偏的运动轴如图 4-3 所示。

　　腕复合体的韧带结构复杂,并且这些韧带结构和功能存在显著差异,导致手腕的运动和稳定有着显著的个体差异。Taleisnik[8]将腕关节韧带分为内外 2 组,其中内在韧带连接各个腕骨,外侧韧带使得腕骨连接近端桡骨、尺骨和远端掌骨。背侧韧带包括将桡骨远端和三角骨相连的背外侧桡腕韧带,将三角骨和月骨、舟骨、大多角骨相连的背内侧腕骨间韧带。这 2 条韧带呈 V 形以稳定桡腕关节和舟月骨复

合体(见图 4-4)[2,4]。

　　腕复合体掌侧的韧带包括外部的桡腕韧带组和尺腕韧带组。桡腕韧带组由 3 条韧带组成:桡舟头骨韧带、桡三角骨韧带、桡舟月骨韧带。这组韧带稳定腕部的掌侧,特别是舟骨的稳定性。桡侧副韧带是桡腕韧带的延伸,可稳定腕复合关节的桡侧。尺腕韧带组包括尺月骨韧带、尺骨三角骨韧带、尺侧副韧带[2,4]。手腕的掌侧韧带如图 4-5 所示。

　　腕部内部韧带在维持正常腕部功能方面起着重要作用,特别是舟月骨间韧带,它是一个 3 部分结构,是舟月骨关节重要的稳定结构[2]。月骨-三角骨韧带也是一个 3 部分结构,稳定了月骨-三角骨关节[2,4]。这些韧带的损伤是使腕关节不稳的常见原因。

　　控制腕部的肌肉主要位于前臂,这些主要是多关节肌肉。如前所述,没有肌肉直接连接近端腕骨。肌肉可以分为掌侧和背侧。9 条背侧肌肉的肌腱穿过伸肌支持带下方 6 个独立的空间(见图 4-6)。

　　在这 9 条肌肉中,3 条是主要的腕关节肌肉,而另外 6 条是控制手指运动的肌肉,并且在腕关节上具有辅助功能。3 条主要腕部肌肉分别是桡侧腕长伸肌、桡侧腕短伸肌、尺侧腕伸肌。桡侧腕短伸肌止于第三掌骨的基底部,并且在手掌中心部位,其在腕部伸展运动中非常重要。桡侧腕长伸肌止于第二掌骨基底部,有部分桡偏的功能。尺侧腕伸肌具有手腕背伸和尺偏的作用,同样加强了 TFCC 复合体[1,4]。

　　指伸肌是手指和手腕的伸肌。小指伸肌和示指伸肌能分别使第五和第二指伸展。拇长展肌和拇短

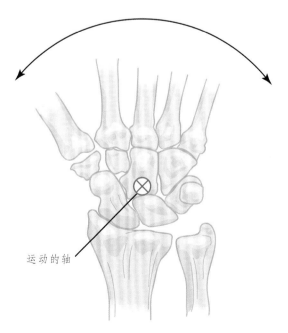

（运动的轴）

图 4-3 尺偏和桡偏的运动轴。

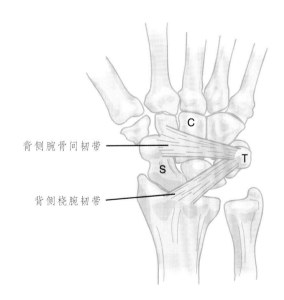

（背侧腕骨间韧带）
（背侧桡腕韧带）

图 4-4 手腕背侧韧带。S,舟骨;T,三角骨;C,头状骨。

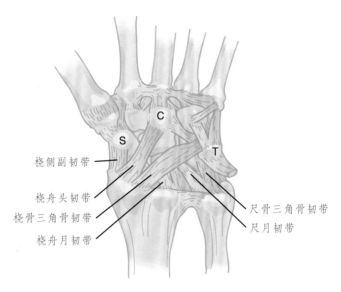

图 4-5　腕关节的掌侧韧带。S,舟骨;T,三角骨;C,头状骨。

桡侧副韧带
桡舟头韧带
桡骨三角骨韧带
桡舟月韧带
尺骨三角骨韧带
尺月韧带

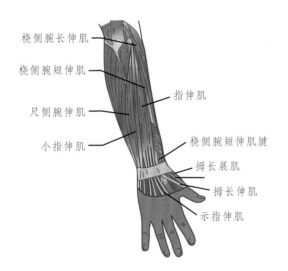

桡侧腕长伸肌
桡侧腕短伸肌
尺侧腕伸肌
小指伸肌
指伸肌
桡侧腕短伸肌腱
拇长展肌
拇长伸肌
示指伸肌

图 4-6　前臂背侧和腕部肌肉。

伸肌是拇指运动的主要动作肌,但也有腕关节桡偏的作用。拇长伸肌位于腕部中央,因此对腕部运动没有明显影响[1,4]。

外部掌侧组由 6 条肌肉组成:掌长肌、尺侧腕屈肌、桡侧腕屈肌、指浅屈肌、指深屈肌、拇长屈肌(见图 4-7)。

前 3 条肌肉是腕屈的主要动力肌,后 3 条是手指屈曲的主要动力肌。除尺侧腕屈肌和掌长肌外,所有掌侧肌腱都通过屈肌支持带下方。因止点不同,尺侧腕屈肌和桡侧腕屈肌除了腕关节屈曲的主要功能之外,还具有协助腕关节尺偏和桡偏的功能。由于指关节的相对位置不同,指浅屈肌和指深屈肌以及拇长屈肌也可以屈曲腕关节[1,4]。

手法治疗是各种手腕疾病的常见干预手段,包括骨关节炎、腕管综合征、外侧上髁痛、创伤后或术后关节受限。然而,缺少评价手法治疗对上肢远端功能障碍的有效性的研究。最近的一项系统评价[9,10]研究了使用关节松动的证据,认为有一些研究评价手腕关节松动的疗效,但在设计上有很大差异。该评价得出的结论是,有中等证据表明在腕部使用关节松动技术可改善腕部骨折患者的疼痛,并且使用关节滑动和动态关节松动术(MWM)对活动性有一定疗效。相对于假治疗组,联合关节松动、神经松动和运动训练的治疗改善拇指腕掌关节骨关节炎患者疼痛更为有效[12,13]。手法治疗腕管综合征有效性的证据有限,包括使用关节滑动、神经松动、手法、仪器辅助软组织放松[14-17]。手肘和手腕治疗常用于治疗外上髁痛,有证据证明手法治疗该病的有效性[9,17-19]。腕关节活动度降低导致伸腕的生物力学受损,可能导致控制腕关节伸直的肌肉的活动能力提高,特别是桡侧腕伸肌,可诱发外上髁痛。因此,恢复腕正常活动度可能有助于该病的治疗[18]。

在检查和治疗腕部疼痛患者时,需要考虑手腕疼痛的来源[23]。手腕疼痛可能由许多手腕解剖外的病变引起,包括颈/胸神经根病、胸廓出口综合征。因此,如果需要整个与上肢相关的检查,还应包括颈椎和上胸椎。上肢治疗将作为有腕关节疼痛和功能障碍患者生活中的一部分。

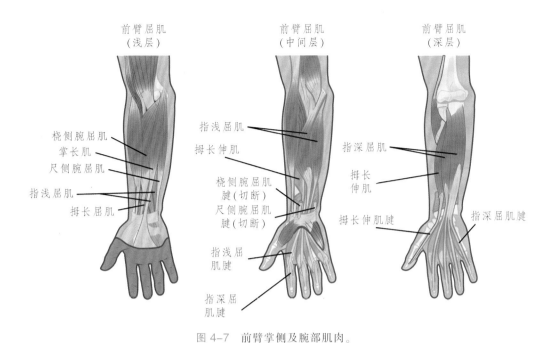

前臂屈肌
（浅层）

前臂屈肌
（中间层）

前臂屈肌
（深层）

桡侧腕屈肌
掌长肌
尺侧腕屈肌
指浅屈肌
拇长屈肌

指浅屈肌
拇长伸肌
桡侧腕屈肌
腱（切断）
尺侧腕屈肌
腱（切断）
指浅屈
肌腱
指深屈
肌腱

指深屈肌
拇长
伸肌
拇长伸肌腱
指深屈肌腱

图 4-7　前臂掌侧及腕部肌肉。

案例分析

　　一位 45 岁的男性打网球，在第二节课中开始出现手腕疼痛。网球专业人员认为，手腕疼痛是由于长时间使用网球拍造成握拍处的挤压，从而出现疼痛。病史无特殊。物理治疗评估结果包括腕关节伸展的主动和被动活动受限，关节活动末端疼痛。患者月骨掌侧滑动的活动度减少，按压疼痛。特殊测试和 X 线均为阴性。

问题

- 腕关节后伸的桡腕关节的滚动和滑行方向是什么？
- 腕关节后伸的掌骨间关节的滚动和滑行方向是什么？
- 关节损伤是急性、亚急性还是慢性？并解释原因。
- 这些信息如何指导你的关节手法的操作？
- 可为这名患者提供什么样的自我松动技术？

　　根据现有证据，非闪动式掌侧滑动关节手法针对桡腕关节和掌骨间特别是月骨滑动操作技术的应该被使用，以减少疼痛，增加活动性和功能。还应考虑后伸的 MWM 操作，并应指导患者进行自我松动。以下研究虽然在不同的患者群体中进行，但可为选择这些技术提供证据：

- Coyle 和 Robertson[11]发现往复的关节松动在治疗疼痛方面更有效，持续松动可以更有效地增加 Colles 骨折后患者的 ROM。
- Wildeman 等[20]发现，手腕关节滑动松动的使用可以减轻 I 型复杂区域疼痛综合征患者的疼痛，使 ROM 和功能增加。
- 在一项单个案例研究中，发现动态关节松动技术有助于增加治疗腱鞘炎患者关节的活动性[21]。
- 在一项小型研究中，发现使用带子进行自我松动是有效的，该研究发现通过此项技术对于腕部背部疼痛的患者可以减轻疼痛和增加活动范围[22]。

关键术语

掌中间关节囊限制模式:屈曲和伸展都受限制。

桡腕关节囊限制模式:屈曲和伸展都受到了限制。

掌中间关节紧张位:完全伸展和尺偏。

桡腕关节紧张位:完全伸展和桡偏。

腕骨中间关节松弛位:中立位置,有轻微的尺偏。

桡腕关节松弛位:中立位置,有轻微的尺偏。

掌中间关节:由近端腕骨的远端关节面和远端腕骨的近端关节面组成,包括大多角骨、小多角骨、头状骨和钩骨。

桡腕关节:桡骨远端双凹关节面和桡尺关节盘,近端为三角纤维软骨复合体,远端与舟骨、月骨和三角骨关节连接,有 2 个自由度(屈曲/伸展,尺偏/桡偏)。

参考文献

1. Moore KL, Agur AMR, Dalley AF. *Clinically Oriented Anatomy.* 7th ed. Philadelphia, PA: Wolters Kluwer Health/Lippincott Williams & Wilkins; 2013.
2. Kijima Y, Viegas SF. Wrist anatomy and biomechanics. *J Hand Surg.* 2009;34(8):1555–1563.
3. Berger RA. The anatomy and basic biomechanics of the wrist joint. *J Hand Ther.* 1996;9(2):84–93.
4. Levangie PK, Norkin CC. *Joint Structure and Function: A comprehensive analysis.* 5th ed. Philadelphia, PA: F. A. Davis Co; 2011.
5. Magee DJ. *Orthopedic Physical Assessment.* 6th ed. St. Louis, MO: Saunders Elsevier; 2014.
6. Cyriax JH. *Textbook of Orthopaedic Medicine: Diagnosis of Soft Tissue Lesions.* (Vol 1, 7th ed.). London, England: Ballière Tindall; 1978.
7. Frankel VH, Leger D, Nordin M. *Basic Biomechanics of the Musculoskeletal System.* 4th ed. Philadelphia, PA: Wolters Kluwer Health/Lippincott Williams & Wilkins; 2012.
8. Taleisnik J. The ligaments of the wrist. *J Hand Surg.* 1976;1:110–118.
9. Heiser R, O'Brien VH, Schwartz DA. The use of joint mobilization to improve clinical outcomes in hand therapy: a systematic review of the literature. *J Hand Ther.* 2013;26(4):297–311.
10. Heiser RD, O'Brien V, Schwartz DA. Joint mobilization in the distal upper extremity—putting evidence into practice. *J Hand Ther.* 2014;27(3): e5.
11. Coyle JA, Robertson VJ. Comparison of two passive mobilizing techniques following colles' fracture: a multi-element design. *Man Ther.* 1998;3(1):34–41.
12. Villafañe JH, Cleland JA, Fernandez de-las-Penas C. The effectiveness of a manual therapy and exercise protocol in patients with thumb carpometacarpal osteoarthritis: a randomized controlled trial. *J Orthop Sports Phys Ther.* 2013;43(4):204–213.
13. Villafañe JH, Silva GB, Chiarotto A. Effects of passive upper extremity joint mobilization on pain sensitivity and function in participants with secondary carpometacarpal osteoarthritis: a case series. *J Manipulative Physiol Ther.* 2012;35(9):735–742.
14. Tal-Akabi A, Rushton A. An investigation to compare the effectiveness of carpal bone mobilisation and neurodynamic mobilisation as methods of treatment for carpal tunnel syndrome. *Man Ther.* 2000;5(4):214–222.
15. Burke J, Buchberger DJ, Carey-Loghmani M, Dougherty PE, Greco DS, Dishman JD. A pilot study comparing two manual therapy interventions for carpal tunnel syndrome. *J Manipulative Physiol Ther.* 2007;30(1):50–61.
16. Page MJ, O'Connor D, Pitt V, Massy-Westropp N. Exercise and mobilisation interventions for carpal tunnel syndrome. *Cochrane Database Syst Rev.* 2012(6).
17. Brantingham JW, Cassa TK, Bonnefin D, et al. Manipulative and multimodal therapy for upper extremity and temporomandibular disorders: A systematic review. *J Manipulative Physiol Ther.* 2013;36(3):201.
18. Vicenzio B, Cleland JA, Bisset L. Joint manipulation in the management of lateral epicondylalgia: a clinical commentary. *J Man Manip Ther.* 2007;15(1):50–56.
19. Hoogvliet P, Randsdorp MS, Dingemanse R, Koes BW, Huisstede BMA. Does effectiveness of exercise therapy and mobilisation techniques offer guidance for the treatment of lateral and medial epicondylitis? A systematic review. *Br J Sports Med.* 2013;47(17):1112–1119.
20. Wildeman W, Moesker A, Oerlemans HM, Paassen J, Oostendorp R. Manual physical therapy of the wrist in type I complex regional pain syndrome of the upper extremity: Pretest-posttest study over a period of four years. Abstracts: accepted platform presentations AAOMPT 2009. *J Man Manip Ther.* 2009;17(3):184.
21. Backstrom KM. Mobilization with movement as an adjunct intervention in a patient with complicated De Quervain's tenosynovitis: a case report... including commentary by LaStayo P with author response. *J Orthop Sports Phys Ther.* 2002;32(3):86–97.
22. Choung S, Kwon O, Park K, Kim S, Cynn H. Short-term effects of self-mobilization with a strap on pain and range of motion of the wrist joint in patients with dorsal wrist pain when weight bearing through the hand: a case series. *Man Ther.* 2013;18(6):568–572.
23. Goodman CC, Snyder TEK. *Differential Diagnosis for Physical Therapists: Screening for Referral.* 5th ed. St. Louis, MO: Saunders/Elsevier; 2013.

腕关节手法治疗技术

腕关节一般活动

关节:腕关节

腕关节一般活动限制

手法治疗类型:非闪动式关节松动术

受限的运动:腕关节活动受限

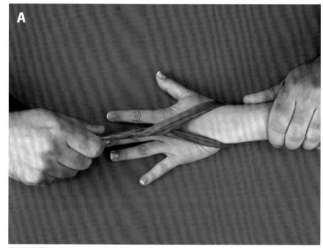

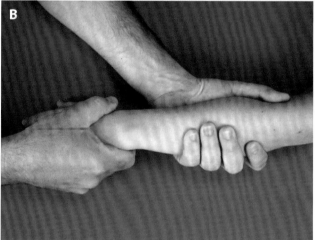

患者体位:坐位,肘关节屈曲。

治疗师体位:坐于患者对侧。

1. 患者肘关节处于 90°屈曲,腕关节处于 10°伸展。

2. 治疗师放置稳定的牵伸带在患者前臂,此时患者可以自己回缩肩部增加腕部牵伸的力量。牵伸带或治疗师的手的位置为近端腕骨。

3. 治疗师用手或者设备保持向远端持续牵伸,沿着受限方向保持几秒至几分钟,使腕部软组织得到拉长放松。

图 4-8

注意:腕关节后伸 10°是桡腕关节松弛位。本技术可以使用牵伸力。本技术可以用来缓解疼痛、改善活动度,或作为其他治疗技术前的操作。

| 关节:腕关节
腕关节一般活动限制 | 手法治疗类型:非闪动式关节松动术
受限的运动:腕关节活动受限 |

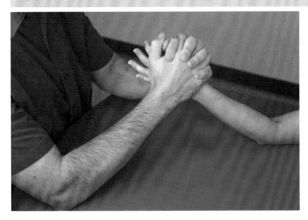

患者体位:坐位,肘关节屈曲。

治疗师体位:坐于患者前面。

1.肘关节轻度屈曲。

2.抓住患者的手,治疗师用小鱼际接触腕骨近端和远端,十指相扣加强对患者腕骨的控制。

3.治疗师在腕关节处施加牵引力并做"8"样的环转运动,评估和治疗各个可能受限的方向。

图 4-9

注意:本技术可以改善患者疼痛、活动性,或者是其他治疗技术前的操作。

| 关节:腕关节
腕关节一般活动限制 | 手法治疗类型:非闪动式关节松动术
受限的运动:腕关节活动受限 |

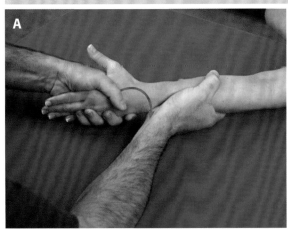

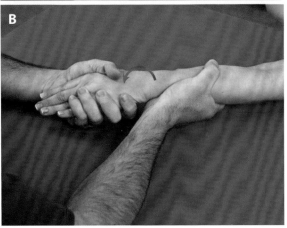

患者体位:坐位,前臂自然放置在桌上。

治疗师体位:站或坐于患者对侧。

1.前臂自然放置在桌上。

2.治疗师一只手抓住尺骨和桡骨远端。

3.治疗师另一只手握住患者手指。

4.治疗师对患者的腕骨进行挤压,并且轻微滑动并向各个方向旋转。

图 4-10

注意:本技术可改善患者疼痛、活动性,或者是其他治疗技术前的操作。

腕关节屈曲

4B 腕关节屈曲手法治疗技术

- 非闪动式关节松动术
- 闪动式关节松动术
- 肌肉能量技术
- 动态关节松动术

- 拮抗松弛术
- 肌筋膜松解术
- 软组织松解术
- 自我松动技术

关节:腕关节
腕关节屈曲活动限制

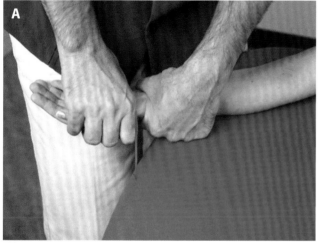
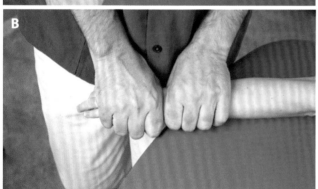

图 4-11

手法治疗类型:非闪动式关节松动术
受限的运动:腕关节屈曲受限

患者体位:坐位,手指放松。
治疗师体位:站立于患者旁。
1. 患者自然将患肢放置于桌面,手腕悬空。在做任何松动手法时,手指应该放松以消除屈肌或伸肌收缩的影响。
2. 治疗师一只手放在茎突附近以稳定桡腕关节,另一只手放在腕骨近端附近。
3. 放在茎突的手用以分离关节。
4. 治疗师的双手在腕骨近端背侧滑动,同时在软组织活动受限处进行强度逐渐加强的滑动。

注意:治疗师可以通过固定腕骨近端,向掌侧方向滑动腕骨远端,见图 4-11B。
此外,可以进行各个掌骨间关节的松动:

- 固定头状骨,滑动小多角骨、舟骨、月骨和钩骨。
- 固定舟骨,滑动小多角骨、大多角骨和月骨。
- 固定三角骨,滑动月骨、钩骨和豌豆骨。

关节:腕关节
腕关节屈曲活动限制

手法治疗类型:闪动式关节松动术
受限的运动:腕关节屈曲受限

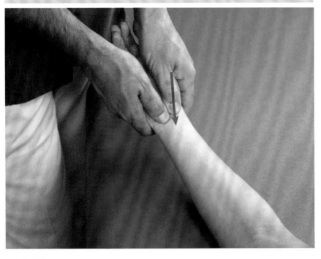

图 4-12

患者体位:坐在治疗床的侧面,掌心向上,手指放松。

治疗师体位:站立于患者的患手侧。

1. 患者坐位,肘部屈曲掌心向上,手腕放在桌子的边缘。

2. 治疗师用拇指固定患者的腕骨近端,牵伸腕关节,患者回拉前臂以增加牵伸效果或者可以将前臂固定在治疗桌上。

3. 治疗师推动腕骨近端向背侧滑动,达到软组织活动受限处。

4. 在背侧滑动的软组织活动受限处,治疗师使用高速低幅的闪动技术。

注意:本技术也可以在掌心朝下体位进行操作。治疗师也可以通过交叉的拇指固定一块腕骨进行此块腕骨的治疗。

关节:腕关节
腕关节屈曲活动限制

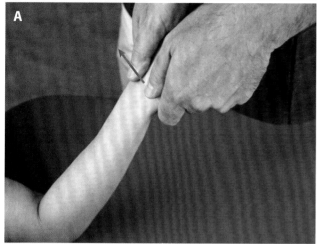

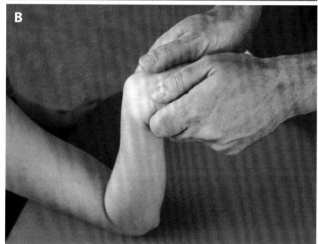

图 4-13

手法治疗类型:肌肉能量技术
受限的运动:腕关节屈曲受限

患者体位:坐于高治疗床上,掌心朝下,手指放松。
治疗师体位:站立于患者的正面。

1.治疗师用双手握住患者的手,拇指固定腕骨。
2.治疗师将腕关节牵拉到腕关节屈曲时软组织受限处。
3.患者在软组织活动受限处进行后伸的等长收缩3~5秒,约5磅的阻力,然后患者放松。
4.放松后,治疗师将腕关节推到新的软组织活动受限处,重复这个过程,直到放松程度不再增加、屈曲活动度没有增加。

注意:如果是肌肉保护性短缩所致活动受限,本技术将非常有效。如果患者在腕关节屈曲时感觉到关节撞击,可以同时给予牵引。

关节:腕关节	手法治疗类型:动态关节松动术
腕关节屈曲活动限制	受限的运动:腕关节屈曲受限

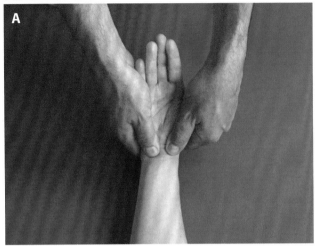

患者体位:肘关节屈曲90°,手指放松。

治疗师体位:坐于患者接受治疗的手腕同侧。

1. 治疗师将一只手放在腕骨近端,另一只手放在尺骨/桡骨远端以稳定桡腕关节。

2. 患者进行主动的腕关节屈曲,治疗师将腕骨近端组织张力向背侧滑动转移。

3. 重复这个过程,直到腕关节的活动度增加。

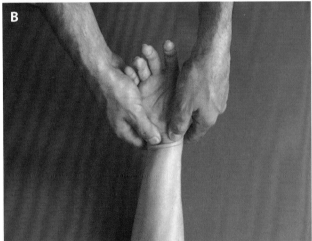

图 4-14

注意:可以重复进行腕骨远端和稳定腕骨近端的操作(见图 4-14B)。

关节:腕关节
腕关节屈曲活动限制

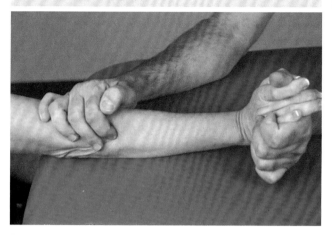

图 4-15

手法治疗类型:拮抗松弛术
受限的运动:腕关节屈曲受限

患者体位:坐位,手指放松。

治疗师体位:坐于患者的患手侧。

1. 患者坐直,肘关节伸直,治疗师按压高张力的腕伸肌。

2. 治疗师按压不适的肌肉,寻找最痛点。让患者对不适感进行 10 个等级的评估。

3. 治疗师被动伸展患者手腕,并伴有尺偏或桡偏、顺时针或逆时针旋转直到压痛点的不适感降至 2 级或以下。

4. 治疗师保持此位置 90 秒。在 90 秒时间内,不要按压痛点。90 秒结束后,治疗师被动伸直腕关节,重新检查痛点,如果不适感高于 2 级,则需要重复治疗。

注意:还可通过按压腕掌关节和掌指关节进行治疗。

关节:腕关节
腕关节屈曲活动限制

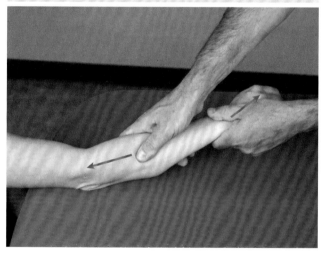

图 4-16

手法治疗类型:肌筋膜松解术
受限的运动:腕关节屈曲受限

患者体位:坐位。

治疗师体位:坐于患者对侧。

1. 治疗师一只手放在前臂背侧伸肌,另一只手固定腕关节。

2. 治疗师使用组织张力以松动筋膜。

3. 治疗师用一只手触及软组织,在软组织活动受限处朝着组织紧张方向,保持一定的张力,有时长达 3~5 分钟。

4. 保持轻度的压力,直到软组织松弛和肌筋膜被延长。

注意:本技术在肌筋膜延长受限中有用,有助于改善关节活动度。本技术可以在任何软组织紧张中使用,发力方向与肌纤维平行。

| 关节:腕关节 | 手法治疗类型:软组织松解术 |
| 腕关节屈曲活动限制 | 受限的运动:腕关节伸展受限 |

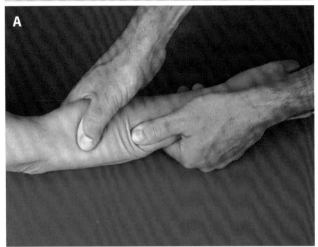

徒手软组织松解术

患者体位:坐位。

治疗师体位:站立于患者上肢受限处。

1. 治疗师屈曲患者腕关节。

2. 治疗师按压患者伸肌并深压。

3. 治疗师使用轻柔推力行软组织松解技术和肌肉、肌腱的外侧松动技术治疗,环形轻触患者皮肤以增加血流循环。

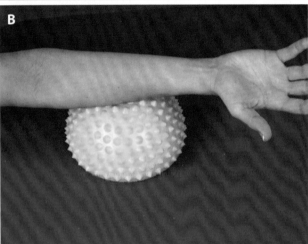

自我软组织松解术

患者体位:坐位,前臂利用自身重量压在泡沫轴或按摩球上。

1. 患者腕伸肌放在泡沫轴。

2. 患者维持腕关节静止状态或来回滚动腕关节以放松软组织。

3. 重复操作,直到肌肉放松。

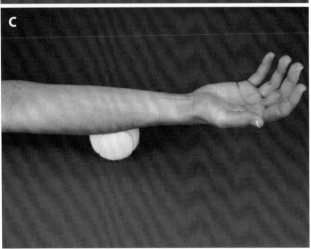

图 4-17

注意:本技术可使用罐头包装或网球进行腕伸肌放松(图 4-17B 和图 4-17C)。

关节:腕关节
腕关节屈曲活动限制

手法治疗类型:自我松动术
受限的运动:腕关节屈曲受限

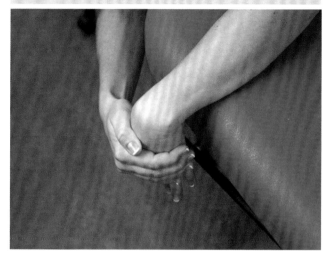

图 4-18

患者体位:坐位。

1.患者在桌边弯曲桡骨远端,使腕关节屈曲。

2.患者健侧手拇指握住患侧手掌侧。

3.在腕关节屈曲活动受阻处,患侧手腕关节行逆时针松动,用拇指从手掌侧使腕骨近端向背侧滑动。

4.腕关节可保持屈曲时静止或摇动关节,直到组织放松。

注意:可结合肌肉能量技术促进运动。本技术可在腕骨近端稳定的情况下治疗腕骨远端。

腕关节伸展

4C 腕关节伸展手法治疗技术

- 非闪动式关节松动术
- 闪动式关节松动术
- 肌肉能量技术
- 动态关节松动术

- 拮抗松弛术
- 肌筋膜松解术
- 软组织松解术
- 自我松动术

关节:腕关节 腕关节伸展活动限制	手法治疗类型:非闪动式关节松动术 受限的运动:腕关节伸展受限

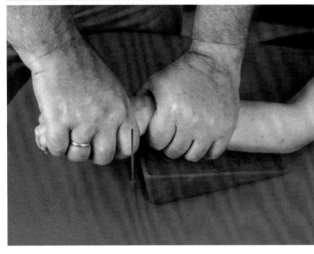

患者体位:坐位,手指放松。

治疗师体位:站立于患者对侧。

1. 患者上肢放在桌上手腕下垂,或使用图 4-19 中的楔形磨具并保持姿势。在松动治疗时手指放松以减少内部屈肌、伸肌的阻力。
2. 治疗师一只手放在茎突近侧以稳定桡腕关节的桡骨远端,另一只手握住腕骨近端。
3. 治疗师分离关节。
4. 治疗师反复振动腕骨近端掌屈组织活动的受限处。

图 4-19

注意:治疗师握住腕骨远端、向掌侧滑动,以此来松动近端腕骨。此外,掌骨间关节可使用掌骨间关节滑动:

- 固定头状骨,滑动小多角骨、舟骨、月骨和钩骨。
- 固定舟骨,滑动小多角骨、大多角骨和月骨。
- 固定三角骨,滑动月骨、钩骨和豌豆骨。

关节:腕关节

腕关节伸展活动限制

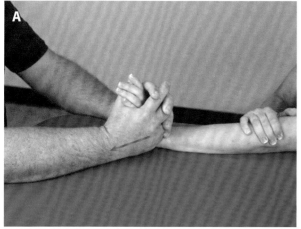

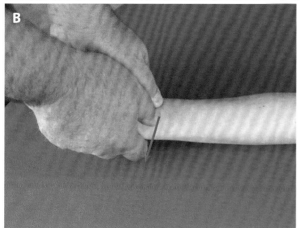

图 4-20

手法治疗类型:闪动式关节松动术

受限的运动:腕关节伸展受限

患者体位:坐于桌旁,手指放松。

治疗师体位:站立于患者的患手侧。

1.治疗师握住患手垂直下压腕骨远端。

2.治疗师在远端牵伸,向手掌(掌侧)滑动组织张力。

3.在组织活动受限处,治疗师在手掌方向进行高速低幅的推力。

关节:腕关节

腕关节伸展活动限制

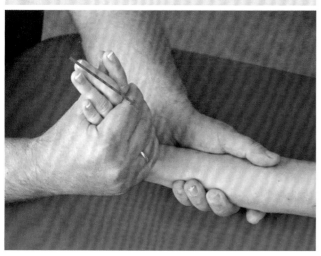

图 4-21

手法治疗类型:肌肉能量技术

受限的运动:腕关节伸展受限

患者体位:手掌向下,手腕放在桌上,手指放松。

治疗师体位:坐/站于患者的患侧。

1.治疗师握住患者手腕、拇指。

2.治疗师伸展手腕至活动受限处。

3.患者做手腕屈曲(远离受限处)等长收缩 3~5 秒,与治疗师形成约 5 磅的压力,然后患者完全放松。

4.放松后,治疗师将腕关节推至新的受限处。重复操作,直到患者没有感到放松,或在伸展处未出现新的运动受限处。

关节:腕关节
腕关节伸展活动限制

手法治疗类型:动态关节松动术
受限的运动:腕关节伸展受限

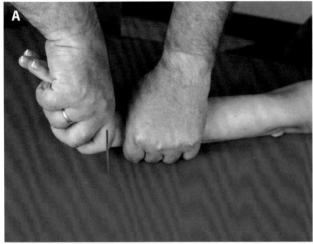

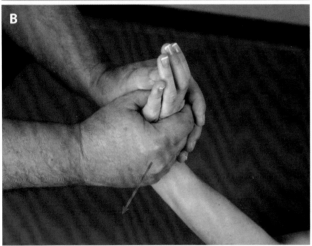

图 4-22

患者体位:坐位,肘关节伸直,手指放松。

治疗师体位:坐/站于患者的患手侧。

1. 治疗师一只手放在腕关节近侧,另一只手放在远端尺骨/桡骨以稳定桡腕关节。

2. 患者背屈腕关节。治疗师将腕骨近端组织张力向掌侧推动。

3. 重复操作,直到腕关节伸展活动增加。

注意:固定腕关节近端,本技术可应用于腕骨远端。

关节:腕关节
腕关节伸展活动限制

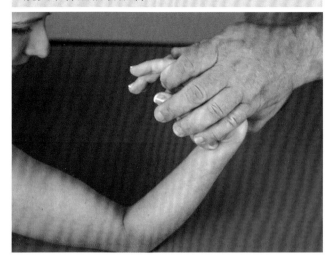

图 4-23

手法治疗类型:拮抗松弛术
受限的运动:腕关节伸展受限

患者体位:肘关节屈曲,坐位。

治疗师体位:坐于患者的患手侧。

1.患者坐位,肘关节屈曲。治疗师按压高张力的屈腕肌,按压肌肉,寻找最痛点。

2.让患者对不适感进行 10 个等级的评估。

3.治疗师被动屈曲肘、腕,按压腕关节同时伴尺偏或桡偏, 顺时针或逆时针直到压痛点的不适感降至 2 级或以下。

4.治疗师保持此位置 90 秒,不用一直按压痛点, 一旦 90 秒结束,治疗师被动拉直上肢,重新检查原痛点。如果不适感高于 2 级,则需要重复治疗。

注意:也可按压指节间点、骨间点。

关节:腕关节
腕关节伸展活动限制

手法治疗类型:肌筋膜松解术
受限的运动:腕关节伸展受限

患者体位:掌心朝上,坐位。

治疗师体位:坐于患者的对侧。

1. 治疗师一只手握住腕关节以稳定筋膜,另一只手朝向肘关节放在前臂掌侧。

2. 治疗师使用组织张力技术以活动筋膜。

3. 治疗师按压软组织,向张力方向的受限位置予以轻度推力,维持 3~5 分钟。

4. 轻压活动限制部位直到组织放松、肌筋膜延长。

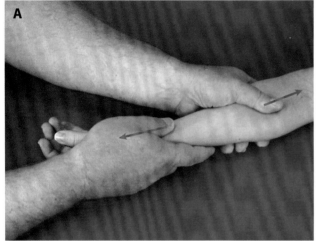

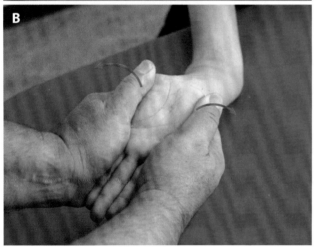

图 4-24

注意:肌筋膜松解术也可用于腕管(图 4-24B)。

关节:腕关节
腕关节伸展活动限制

手法治疗类型:软组织松解术
受限的运动:腕关节伸展受限

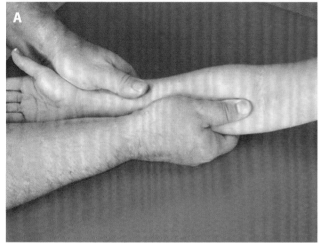

徒手软组织松解术
患者体位:仰卧。
治疗师体位:站立于患者的患侧。
1.患者仰卧。
2.治疗师伸展患者手腕。
3.治疗师按压手腕屈肌并保持较重的压力。
4.治疗师可以通过轻柔的敲击肌肉以及通过肌腱的横向拨动来进行软组织松解,并在软组织上划圈以促进循环。

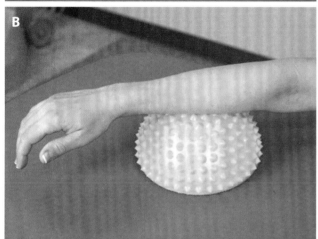

自我软组织松解术
患者体位:坐位,前臂手掌向下,重心放于泡沫轴或按摩球上。
1.患者将重心放在泡沫轴上。
2.患者可以保持静态或前后摆动来放松手腕屈肌的软组织。
3.重复操作,直到肌肉放松。

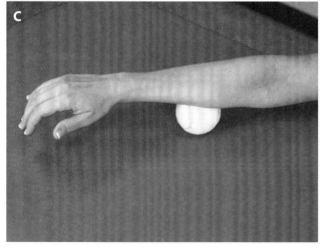

图 4-25

| 关节:腕关节
腕关节伸展活动限制 | 手法治疗类型:自我松动术
受限的运动:腕关节伸展受限 |

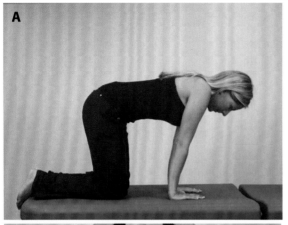

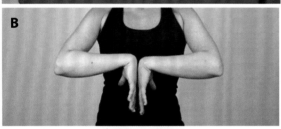

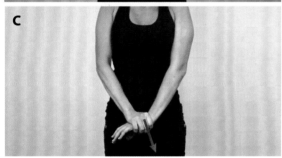

图 4-26

患者体位:四点跪位。

1. 患者取四点跪位。
2. 患者将手臂直接放在肩下。
3. 患者通过手腕伸展转移重心,直到出现软组织受限位置为止。
4. 患者可以静态地保持张力,也可以通过身体重心前移来伸展手腕。

注意:腕骨近端和远端向手掌滑行方向移动。

本技术也可以在站立位进行,将手腕放在桌子上,肘部伸直,并在手腕上晃动重心。

本技术也可以位于 Phalen 的测试位置(图 4-26B),降低肘部,以增加手腕伸展。当手指伸直时,外屈肌就会紧张,从而不允许手腕完全伸展。

腕关节尺偏

4D 腕关节尺偏手法治疗技术
- 非闪动式关节松动术
- 闪动式关节松动术
- 肌肉能量技术
- 动态关节松动术

- 拮抗松弛术
- 肌筋膜松解术
- 软组织松解术
- 自我松动术

关节:腕关节
腕关节尺偏活动限制

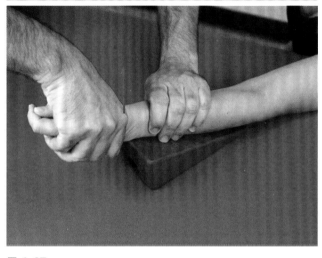

图 4-27

手法治疗类型:非闪动式关节松动术
受限的运动:腕关节尺偏受限

患者体位:坐位。
治疗师体位:站立于患者同侧。
1.患者的手腕放在治疗垫上,轻微尺偏。
2.治疗师将一只手放在尺桡骨远端,另一只手放在腕骨近端。
3.治疗师牵伸腕关节。
4.在尺偏过程中软组织活动受限处,治疗师可以在活动受阻处的径向上施加一个渐进的摆动。

注意:治疗师通过稳定近端和径向滑动关节远端,可以在远端进行同样的治疗。

关节:腕关节
腕关节尺偏活动限制

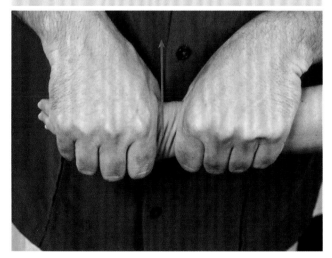

图 4-28

手法治疗类型:闪动式关节松动术
受限的运动:腕关节尺偏受限

患者体位:坐于桌子旁边。
治疗师体位:站在患侧。
1.患者伸出肘部。
2.治疗师拇指交叉在手腕上固定一块腕骨。
3.治疗师在手腕处施加牵引力,并向尺侧偏离组织张力。
4.在软组织受限处,治疗师径向进行一个高速低幅的闪动手法。

注意:闪动式关节松动术可以帮助解决非闪动式关节松动术治疗不佳的关节受限问题。

关节:腕关节
腕关节尺偏活动限制

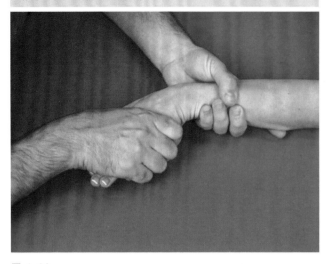

图 4-29

手法治疗类型:肌肉能量技术
受限的运动:腕关节尺偏受限

患者体位:坐位。

治疗师体位:坐于患者对面。

1. 治疗师将一只手放在腕骨近端,另一手放在尺桡骨远端。
2. 治疗师分离手腕关节,最后使手腕运动偏向软组织受限处。
3. 患者行等长收缩将手腕径向偏斜(偏离软组织受限处),维持 3~5 秒,与治疗师形成约 5 磅的抗力,然后患者完全放松。
4. 放松后,治疗师滑动距骨内侧,并将组织松弛至新的软组织受限处。重复此操作,直到没有进一步放松或无进一步尺偏。

注意:患者在关节滑动时感到痛苦,或明显存在肌肉保护时,本治疗有效。

关节:腕关节
腕关节尺偏活动限制

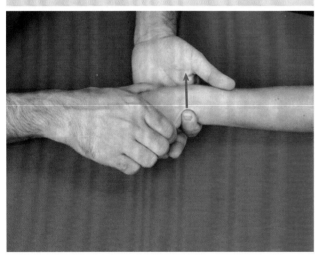

图 4-30

手法治疗类型:动态关节松动术
受限的运动:腕关节尺偏受限

患者体位:坐位。

治疗师体位:坐位。

1. 治疗师一只手握住手掌,另一只手在腕骨处呈"C"形放在手腕尺侧。
2. 当患者腕关节主动尺偏时,治疗师给患者进行腕骨(腕骨近端或远端)的桡向被动滑动,以承受所有的组织张力。
3. 当患者主动将手腕向尺侧偏移时,重复这一操作。

注意:不要将大拇指放在手上;患者的拇指经常疼痛(对于所有尺偏、桡偏的松动治疗也是如此)。

关节:腕关节
腕关节尺偏活动限制

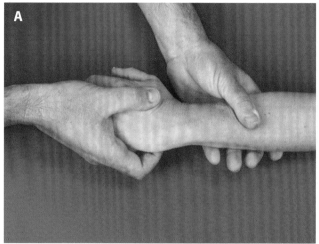

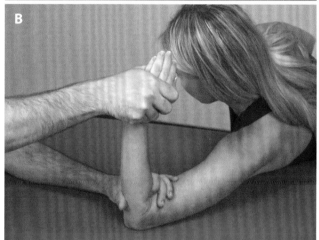

图 4-31

手法治疗类型:拮抗松弛术
受限的运动:腕关节尺偏受限

患者体位:坐位。

治疗师体位:坐于患者的患侧。

1.治疗师按压患者的桡侧腕屈肌和伸肌。

2.治疗师按压不舒适的肌肉/韧带,并找到引起张力最高的不适点。治疗师让患者对不适感进行10 个等级的评估。

3.治疗师被动弯曲手肘,做旋前旋后运动让腕关节向径向偏离直到按压点的不舒适感下降 2 级或以下。

4.治疗师保持这个姿势 90 秒,不需要在这 90 秒内施加压力,超过 90 秒后,治疗师被动伸直患者手臂,重新检查原位置的点。如果不适感高于2 级,则需要重新治疗。

注意:本技术可用于肌肉张力过高或者存在肌筋膜活动受限的情况。

关节:腕关节
腕关节尺偏活动限制

手法治疗类型:肌筋膜松解术
受限的运动:腕关节尺偏受限

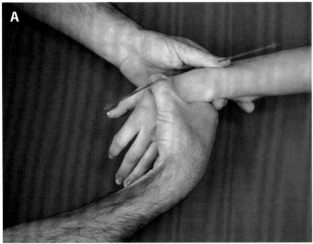

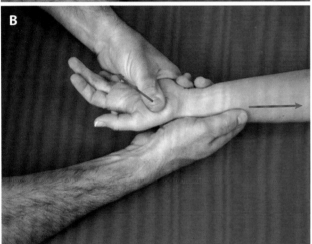

图 4-32

患者体位:坐位。

治疗师体位:坐于患者的患侧。

1.患者把手放于桌面,手心朝上

2.治疗师将一只手握住 4 根手指,另一只手放在
   腕骨周围,拇指沿着腕骨向上移动。

3.治疗师将患者的腕关节向尺侧偏移。

4.在软组织受限处,治疗师在组织张力的径向方
   向使用组织张力技术来活动腕骨上的筋膜。

5.保持张力直到组织松弛、筋膜延长。

注意:本技术可在手腕背侧(图 4-32A)或手掌(图 4-32B)侧进行。

关节:腕关节
腕关节尺偏活动限制

手法治疗类型:软组织松解术
受限的运动:腕关节尺偏受限

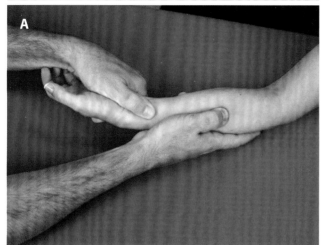

徒手软组织松解术

患者体位:坐位。

治疗师体位:坐于患者的患侧。

1.患者手腕放松,向尺侧微偏。

2.治疗师按压桡侧腕屈肌或伸肌并保持深按压。

3.治疗师可以轻柔地弹拨肌肉和肌腱使其侧向移动,并划圈揉压来促进血液循环。

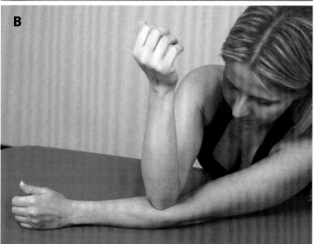

自我软组织松解术

患者体位:坐位。

1.患者将手放在桡侧腕屈肌或伸肌上。

2.患者保持手腕不动或前后摇动来放松软组织。

3.重复动作直到软组织放松。

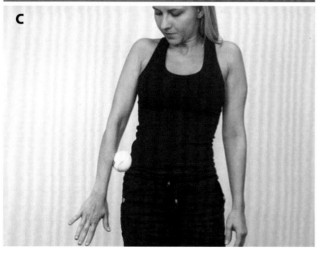

图 4-33

注意:患者可以将按摩球置于肌肉和身体之间滚动以替代本技术(图 4-33C)。

关节:腕关节
腕关节尺偏活动限制

手法治疗类型:自我松动术
受限的运动:腕关节尺偏受限

患者体位:坐位。

1.患者一只手握拇指近端,并绕尺侧腕骨旋转。

2.患者自行牵伸手腕直到达到软组织活动受限处。

3.患者可以保持关节不动,或通过在腕骨处增加径向滑动以移动腕关节向尺偏。

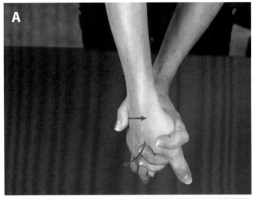

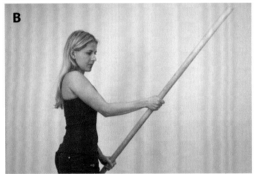

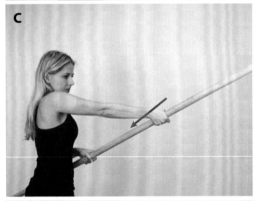

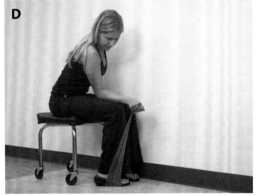

图 4-34

注意:患者可通过肌肉能量技术来促进运动。患者也可握住一根木棍,用另一只手向下拉,使腕关节达到尺偏(图 4-34B 和图 4-34C)。患者还可将手放在膝盖或者桌面上,用弹力带向地面拉动腕关节达到尺偏(图 4-34D)。

腕关节桡偏

4E 腕关节桡偏手法治疗技术

- 非闪动式关节松动术
- 闪动式关节松动术
- 肌肉能量技术
- 动态关节松动术

- 拮抗松弛术
- 肌筋膜松解术
- 软组织松解术
- 自我松动术

关节:腕关节
腕关节桡偏活动限制

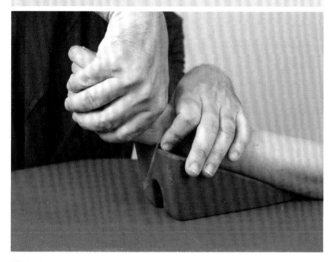

图 4-35

手法治疗类型:非闪动式关节松动术
受限的运动:腕关节桡偏受限

患者体位:坐位。

治疗师体位:坐于患者的患侧。

1. 患者腕关节置于支撑物上轻微桡偏,或在桌面的一边。
2. 治疗师一只手握住患者尺骨末端,另一只手握住患者腕骨近端。
3. 治疗师分离腕关节。
4. 在桡偏末端的组织活动受限处,治疗师可以进行一个向尺侧的摆动,并逐渐增强。

注意:治疗师可以通过固定关节近端,并滑动关节远端来对远端执行同样的技术。

关节:腕关节
腕关节桡偏活动限制

手法治疗类型:闪动式关节松动术
受限的运动:腕关节桡偏受限

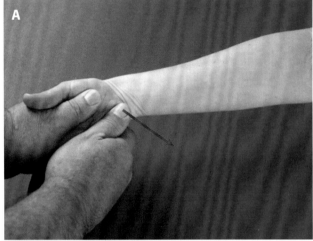

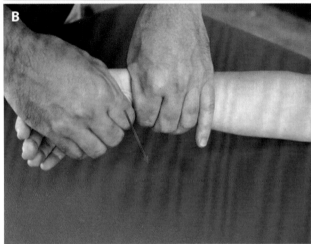

图 4-36

患者体位:坐于桌旁。

治疗师体位:站立于患者的患侧。

1.患者坐位,并伸展肘关节。

2.治疗师手指覆盖于腕关节上,以稳定腕骨。

3.治疗师在腕关节处施加与组织张力相反方向的力。

4.治疗师在软组织受限处施加一个高速低幅的,沿尺骨方向的闪动式手法治疗。

注意:松动术对于处理关节受限非常有帮助。本项技术也可以用拇指向上,手腕保持中立。治疗师将双手环绕患者的手腕,拇指放在手腕的桡侧,牵引桡骨(从腕骨桡侧移动拇指使桡侧偏斜)(见图 4-36B)。

关节:腕关节
腕关节桡偏活动限制

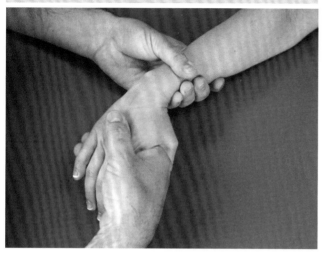

图 4-37

手法治疗类型:肌肉能量技术
受限的运动:腕关节桡偏受限

患者体位:坐位。

治疗师体位:坐于患者旁边。

1. 治疗师的一只手放在近端或远端腕骨上,另一只手固定尺骨和桡骨远端。

2. 治疗师分离患者腕关节并且向桡侧移动至活动受限处。

3. 患者腕关节做向尺侧偏的等长收缩(远离受限方向),维持 3~5 秒,与治疗师形成约 5 磅的抵抗力,然后患者完全放松。

4. 放松后,治疗师向桡侧移动患者腕骨到达腕关节新的桡偏活动受限处。

注意:本技术在关节滑动疼痛时或存在肌卫现象时,具有一定的疗效。

关节:腕关节
腕关节桡偏活动限制

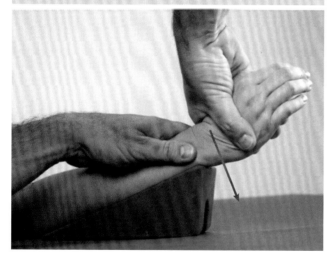

图 4-38

手法治疗类型:动态关节松动术
受限的运动:腕关节桡偏受限

患者体位:坐位,前臂中立。

治疗师体位:站立。

1. 患者的患手悬在桌边或楔形装置边缘。治疗师一只手固定桡尺骨远端,一只手放于腕骨近端上。

2. 患者自主腕关节桡偏,治疗师分离牵引腕关节并使尺骨周围组织在腕关节近端上滑动,以引起组织张力。

3. 重复上述步骤时,患者要主动保持腕关节桡偏。

注意:本技术在肌肉保护或肌肉高张力时,具有一定的疗效。

| 关节:腕关节
腕关节桡偏活动限制 | 手法治疗类型:拮抗松弛术
受限的运动:腕关节桡偏受限 |

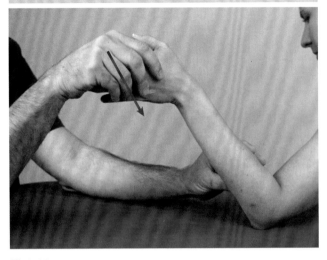

图 4-39

患者体位:坐位。

治疗师体位:坐于患者的患侧。

1. 治疗师触诊豌豆骨的桡侧以确定尺偏的疼痛的腕部肌肉,按压不适肌肉并找到最痛点。治疗师让患者对不适感进行 10 个等级的评估。

2. 治疗师被动尺偏腕关节做屈伸运动,直到患者的不适感降至 2 级或以下。

3. 治疗师在该位置保持 90 秒,在这 90 秒不需要在这个点上施加压力。

4. 90 秒后,治疗师使患者腕关节被动处于中立位,并重新检查原来的点。如果不适感高于 2 级,则需要重复治疗。

注意:本技术适用于关节运动疼痛或明显出现肌卫现象时。

| 关节:腕关节
腕关节桡偏活动限制 | 手法治疗类型:肌筋膜松解术
受限的运动:腕关节桡偏受限 |

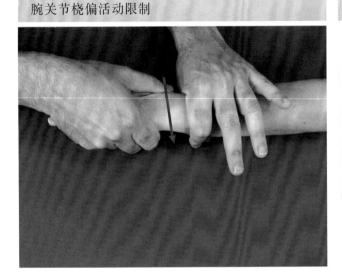

图 4-40

患者体位:坐位。

治疗师体位:坐于患者的患侧。

1. 患者将手放置中立位。

2. 治疗师一只手的 4 根手指握住患者的腕关节,另一只手握住腕骨并沿着腕骨用力。

3. 治疗师被动使患者腕关节桡偏。

4. 在活动受限点,治疗师用肌肉张力技术松动腕骨上筋膜向组织张力的尺侧方向移动。

5. 力量一直保持,直到组织放松、筋膜延长。

注意:本技术可以用于腕关节背侧或掌侧。对于所有手心朝上的技术,也许想采用腕关节中立位或者掌心朝上的位置,这些取决于运动。许多腕关节损伤后,由于尺骨和 TFCC 张力高,腕关节旋后通常是疼痛的和受限的。

关节:腕关节
腕关节桡偏活动限制

手法治疗类型:软组织松解术
受限的运动:腕关节桡偏受限

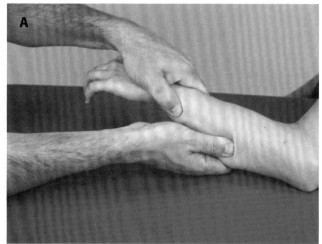

徒手软组织松解术
患者体位:坐位。
治疗师体位:坐于患者的患侧。
1.患者放松患侧手腕,使其发生轻微的尺偏。
2.治疗师触诊腕关节尺侧屈肌腱或伸肌腱,并且保持较大压力。
3.治疗师可使用软组织松解术,同时对肌肉和肌腱轻柔拨弹和进行外侧松动,划圈按摩以增加血液循环。

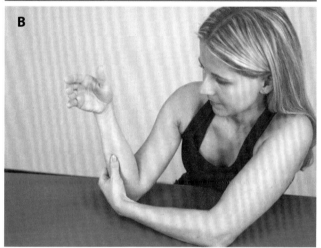

自我软组织松解术
患者体位:坐位。
1.患者一只手放在患侧尺侧腕屈肌腱和伸肌腱上。
2.患者可以保持静态或来回按揉,以放松软组织。
3.重复操作,直到软组织放松。

图 4-41

关节:腕关节
腕关节桡偏活动限制

手法治疗类型:自我松动术
受限的运动:腕关节桡偏受限

患者体位:用另一只手握住患者的尺腕骨。

1. 患者用一只手握住另一只手松动,抓住4只手指,同时拇指放在腕骨桡侧。
2. 患者逆时针转动手腕,直到达到软组织受限处。
3. 患者手腕承受张力并保持静止,或通过腕骨向尺侧滑动使手腕偏向桡侧。

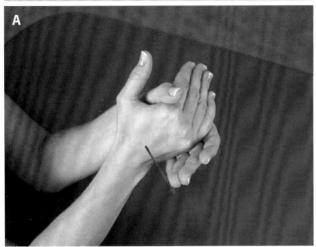

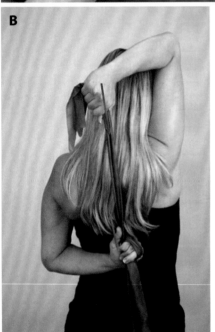

图 4-42

注意:患者可以将套牢放松技术(hold-relax technique)加入松动术中,也可以用弹力带或毛巾在让桡侧向上产生移动力(见图 4-42B)。

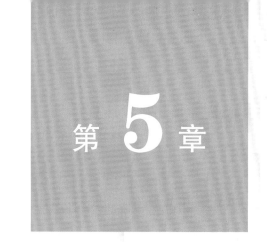

手部和手指关节

第 5 章

概述

探讨手部、手指、拇指关节生物力学和相关手法治疗技术。

治疗技术

学习目标

完成本章节学习后,读者将能够:
- 描述手部关节的解剖学和生物力学。
- 了解手和手指关节手法治疗技术的循证依据。
- 掌握治疗各个方向关节运动受限的 8 种技术。
- 描述各种技术应用的基本步骤。

概述

手由 19 块骨头构成,形成 19 个关节。从近端到远端每个手指的关节包括腕掌(CMC)关节、掌指(MCP)关节、近端指间(PIP)关节和远端指间(DIP)关节,而拇指指间(IP)关节只有一个(见图 5-1)[1-3]。

CMC 关节形成手相对固定的近端掌横弓,MCP 关节形成手远端掌横弓。MCP、PIP、DIP 关节形成手的纵弓(见图 5-2)。

手指的腕掌关节由腕骨远端关节表面、第二至第五掌骨基底部组成。第二 MCP 关节主要连接小多角骨,也可能和大多角骨以及头状骨所连接。第三 MCP 关节由第三掌骨和头状骨所组成,而第四 MCP 关节则由第四掌骨、头状骨和钩骨所组成。第五 MCP 关节由第五掌骨和钩骨组成。第二至第五掌骨底部与腕骨所形成的腕掌关节并非一一对应的关系[2,3]。手指 CMC 关节由掌侧和背侧纵向和横向韧带支撑。深部的横向掌腕韧带连接第二至第四掌骨的基部,并防止 CMC 关节过度外展。第二至第四 CMC 关节为水平方向的滑膜关节,在屈曲和伸展上有 1 个自由度。第二和第二 CMC 关节几乎不能运动。第五 CMC 关节形状类似鞍形,除屈曲/伸展外还允许外展/内收,从而能完成手指的对掌和对指运动[2,3]。

第一 CMC 关节(拇指,CMC I)是由大多角骨和

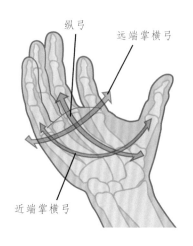

图 5-2 手的掌横弓和纵弓。

第一掌骨组成的鞍状关节,在屈曲/伸展和内收/外展有 2 个自由度。此外,合并关节自身的轴向旋转运动复合形成了拇指的对指及对掌运动。拇指的 CMC 关节的大多角骨的关节面在矢状平面是凹状的,在冠状面是凸状的。

第一 MCP 关节屈曲和伸展动作在稍倾斜的前后轴所对应的平面进行,轴与手掌所在平面几乎平行,而内收/外展动作所在平面则几乎沿着略微倾斜的冠状轴与手掌所在平面垂直[2]。这种动作也被称为拇内收和拇外展动作。由于第一 CMC 关节起自于大多角骨和其本身关节面的形状,因此,每当第一掌骨作屈曲/伸展运动时,第一掌骨在第一腕掌关节关节面上会做和运动同向的滑动;做内收/外展运动时,在第一腕掌关节的关节面上做反向的滑动[2-4]。第一腕掌关节的关节活动度如下:屈曲/伸展约为-50°,拇内收/外展为 40°,以及 15°活动度的轴向旋转运动[2,3,5]。

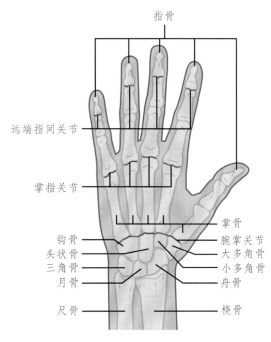

图 5-1 手关节。

指骨
远端指间关节
掌指关节
钩骨
头状骨
三角骨
月骨
尺骨
掌骨
腕掌关节
大多角骨
小多角骨
舟骨
桡骨

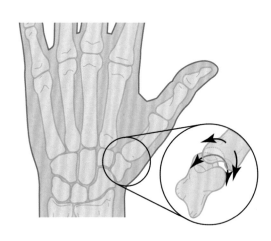

图 5-3 拇指 CMC 关节的关节面。

第一腕掌关节由桡背侧斜韧带和前斜韧带支撑和保护,关节囊相对松弛(允许第一腕掌关节做环转轴向运动)[2]。关节松弛位为中立位,关节紧张位处于该关节充分外展和内收时。

手指的 MCP 关节由相对较大的掌骨远端凸出关节面和相对较小的近端指骨凹陷关节面所构成(见图 5-4)。

该关节是一种髁状滑膜关节,屈曲/伸展和外展/内收具有 2 个自由度。当关节囊相对松弛时,第二至第四 MCP 关节的轴向旋转可见于伸展时。拇指 MCP 关节的各个关节在大小上更为相似,并且在外展/内收和轴向旋转时的活动度非常有限[2,3]。MCP 关节由桡侧和尺侧副韧带和掌板来稳定结构。掌板可增强关节的稳定性,由纤维软骨组成,其附着于指骨的基部并且在近端融入掌侧关节囊。掌板通过掌深横韧带相互连接。掌板限制手指的过度伸展,增强关节掌侧力量,并防止指长屈肌腱受 MCP 关节间挤压。拇指 MCP 关节的关节囊由 2 个籽骨加强稳定性。MCP 关节屈曲/伸展时的活动性从桡骨关节到尺骨关节逐渐增加:第二 MCP 关节屈曲角度约为 90°,而第四 MCP 关节屈曲角约为 120°,有助于抓握手掌内的物体。最大外展/内收的角度见于关节伸展时[2,5]。MCP 关节紧张位为充分伸展(过伸)的,松弛位为轻度弯曲。MCP 关节的关节囊受限模式为在所有运动方向上都受限,其中屈曲最为明显[5]。

手指的 PIP 和 DIP 关节以及拇指 IP 关节由近节指骨的远端凸形端和远端指骨的凹形端组成 (见图 5-5)。

每个 IP 关节是滑车关节,屈曲/伸展具有 1 个自由度。类似于 MCP 关节的表面,凸起的近侧关节面大于远侧凹陷的关节面。关节囊由掌板、尺侧和桡侧的副韧带加固。与 MCP 关节活动度变化类似,IP 关节屈曲/伸展时 ROM 从手的桡侧向尺侧逐渐增加:屈

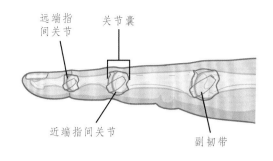

图 5-5　指间关节。

曲活动度从近端第二 IP 关节的 100°增加到第五 IP 关节 135°;从近端第二 IP 关节的 80°增加到近端第五 IP 关节的 90°[2]。IP 关节松弛位为略微弯曲,紧张位为完全伸展。关节囊限制模式在关节屈曲时比伸展时更为显著。

手的外部肌肉在屈肌包括指浅屈肌和指深屈肌。指浅屈肌控制 PIP 关节和 MCP 关节屈曲;指深屈肌由于附着于远端指骨的基底部,也可控制 DIP 关节的屈曲动作。每一条手指屈肌都从腕屈支撑带和由腕横韧带保护的腕管中穿过。这些韧带由腱鞘包裹,桡侧和尺侧关节囊能减轻肌腱与周围结构之间的摩擦。穿过掌骨,屈肌腱由 5 个"环形滑车"(annular pulley)(A1~A5)稳定(见图 5-6),A2 和 A4"环形滑车"防止关节间绞索,A1、A3 和 A5"环形滑车"分别稳定 MCP、PIP 和 DIP 关节的肌腱。A1 滑车和扳机指的发生联系紧密[1-3]。手的外部肌肉肌在第 4 章中已作描述。

手指的外部伸肌包括指总伸肌、示指固有伸肌和小指伸肌。这些肌肉的肌腱在伸肌支持带下方穿

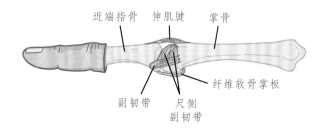

图 5-4　掌指关节。

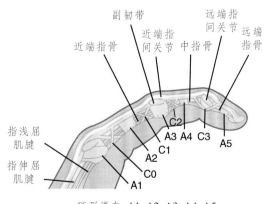

环形滑车:A1,A2,A3,A4,A5
十字形滑车:C0,C1,C2,C3

图 5-6　屈肌腱滑车系统。

过,并在 MCP 关节处与背侧合并。中央肌腱附着于近节指骨的基部,末端肌腱附着于远端指骨的基部(见图 5-7)。

手指内部肌肉包括背侧和掌侧骨间肌以及蚓状肌(见图 5-8)。有 4 个背侧骨间肌和 3 个掌侧骨间肌(第四个掌侧骨间肌最常被称为拇短屈肌),起自掌骨关节的两侧并附着于近节指骨和伸肌腱帽的伸展侧,其他纤维远端连接在外侧带和中央肌腱。

骨间肌可以促进 MCP 关节指屈和 IP 关节的伸展。随着 MCP 关节的延伸,背侧骨间肌在 MCP 关节处外展,而掌侧骨间肌可以形成 MCP 关节内收[2,3]。蚓状肌起自于掌侧指屈肌腱,并且附着在伸肌外侧带的桡侧。蚓状体控制 MCP 关节屈曲和 IP 关节伸展。

拇指外部肌肉包括拇长屈肌、拇长伸肌、拇短伸肌和拇长展肌。拇长屈肌腱位于 2 个籽骨之间,止于远端指骨基部。拇长伸肌通过拇短伸肌、拇长展肌和环绕于 Lister 结节的滑车桡侧的腕关节,直至远端指骨基部。拇短伸肌插入近侧指骨的基部,使其第一 MCP 关节伸展;拇长展肌插入第一 MCP 关节的基部。这 2 种肌肉可以使腕掌第一关节外展[1-3]。

5 块拇指内部肌肉全部起自于腕骨和屈肌支持带。这些肌肉包括拇短展肌、拇收肌、拇短屈肌和第一掌骨间肌,这些肌肉都附着于近节指骨的基部,而拇对掌肌则附着于第一掌骨(见图 5-9)。

小鱼际肌的手内部肌肉群包括起自于豌豆骨附着于第五近节指骨基部的小指展肌,以及均起自于钩骨和屈肌支持带并附着于第五掌骨内侧缘的小指

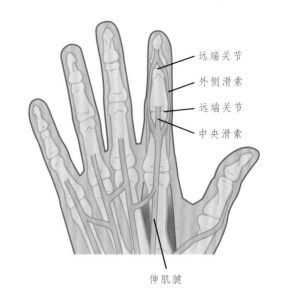

图 5-7　伸肌腱结构。

远端关节
外侧滑索
远端关节
中央滑索
伸肌腱

对掌肌和小指屈肌(见图 5-9)[1]。

手部常见的病变包括骨关节炎,尤其是第一 CMC 关节的骨关节炎和手指 DIP、PIP 关节。第一 CMC 关节病损常见于需要经常使用手的职业中,包括医疗技术人员,如物理治疗师[7]。其他常见病变包括腕管综合征,肌腱病变如 De Quervain 综合征[8],继发于类风湿性关节炎的 MCP 关节功能障碍、创伤。关于手法治疗干预有效性的证据有限。近期一篇系统综述[9]发现仅有 2 项研究了关节松动术对于关节炎的有效性。一项低质量的研究检查了关节滑动和长轴牵引骨折后 MCP 关节僵硬,发现与对照组相比,关节活动度(ROM)在短期内有较为显著的改善。另一项研

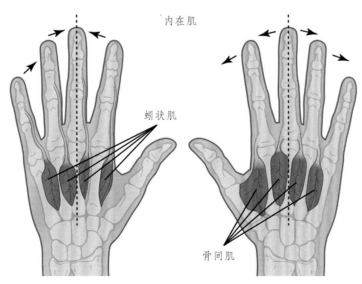

内在肌

蚓状肌

骨间肌

掌侧　　　　　　　　　背侧　　　　图 5-8　手部固有肌肉。

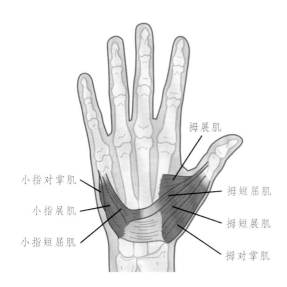

拇展肌

小指对掌肌

小指展肌

小指短屈肌

拇短屈肌

拇短展肌

拇对掌肌

图 5-9　大鱼际和小鱼际的手内在肌群。

腕关节、肘关节和肩关节使用关节松动技术，可以有效减轻由于继发性 CMC 关节炎所引起的疼痛，并提升功能表现。最近的一项随机对照试验发现，联合关节松动、神经松动和力量训练的方法比单一的训练对于腕掌关节的骨关节炎更为有效，但对于改善手部的功能提升效果有限[12]。有新的证据表明，手法治疗可以有效治疗腕管综合征，包括使用关节滑动、神经松动、徒手和使用工具辅助的手法松动软组织[9,13-16]。一项单一病例的研究发现动态关节松动技术可有效治疗 De Quervain 腱鞘炎[8]。

在检查和治疗手部疼痛患者时，需要考虑手部疼痛和功能障碍有可能来自上肢近端及躯干端。手掌和腕部的疼痛可由手腕解剖区域外的许多病变包括颈/胸神经根病、胸廓出口综合征、臂丛神经损伤、上肢神经卡压等引起。因此，躯干上 1/4 部分，包括颈椎和上胸椎，需要在诊疗时重视；必要时将其视为患有手部疼痛和功能障碍的患者疼痛管理的一部分。

究发现，Kaltenborn 手法的 A~P 关节滑动可有效减轻 CMC 关节患者的疼痛。最近的一项研究发现，手法治疗常用于治疗 CMC 关节功能障碍[10]。Villafañe 等[11]发现初步的证据支持上肢更为近端的关节包括

案例分析

一位 52 岁的女性称右手拇指疼痛。患者在一家生产小玩具的流水线上工作。当她工作超过 30 分钟时，拇指基底部会出现疼痛。且她没有受到任何创伤。相关病史：骨关节炎和心房颤动。物理治疗评估结果包括触诊 CMC 关节时有压痛。拇指主、被动外展和屈曲时，在末端活动出现疼痛；在向掌侧和尺侧方向上滑动 CMC 关节会出现疼痛、活动受限。捏力和握力降低。上肢和颈椎检查无异常，感觉测试正常。手部 X 线检查排除骨折的可能。腕掌关节间隙减小。

问题

- 骨关节炎损害的关节发生了怎样的改变？
- 拇指外展时腕 CMC 关节的滚动和滑行方向是什么？
- 拇指屈曲时腕 CMC 关节的滚动和滑行方向是什么？
- 关节损伤是急性、亚急性还是慢性？描述其原因。
- 通过这些信息如何指导并进行手法干预？

根据现有证据，应考虑对腕掌关节进行非闪动式关节松动以减少疼痛并增加活动性和功能。还应考虑 MWM。以下研究可为选择这些技术提供证据：

- Villafañe 等[18]研究了中枢致敏对 CMC 关节炎患者的影响，发现单侧 Kaltenborn 关节松动（从后向前滑动）在增加对侧压痛阈值、指尖捏力、三点抓握力时表现出双面效应。
- Villafañe 等[19]在一项案例研究中，阐述在肌内效贴布辅助支撑下动态关节松动对小多角骨掌骨

关节炎的治疗效果,并且在另一项研究中发现 12 周(每周 1 次)的关节松动技术可以显著减少主观疼痛评分,并使患者在功能和工作任务中取得较大改善。

- Bertozzi 等[20]进行了一项对于腕掌关节炎保守治疗的系统性回顾和荟萃分析研究,短期随访发现治疗拇指腕掌关节炎的患者,手法治疗和力量训练是有效的治疗手段。

关键术语

MCP 关节的关节囊受限模式:所有方向的限制,屈曲最受限制。

PIP 和 DIP 关节的关节囊受限模式:屈曲比伸展更受限制。

第一 CMC 关节:鞍状关节,有屈曲/伸展和外展/内收的 2 个自由度,由大多角骨和第一掌骨组成。大多角骨的第一 CMC 关节面在矢状面上是凹陷的,并且在额状面上是凸出的。

第二至第五 CMC 关节:由腕部远端骨骼的远端关节面和第二至第五掌骨的基部组成。第二至第四关节 CMC 是水平的滑膜关节,有 1 个自由度(屈曲/伸展)。第二和第三 CMC 关节几乎不能运动。第五腕掌关节具有鞍形,可屈曲/伸展、外展/内收,从而可以进行相反的组合运动。

第一 CMC 关节紧张位:完全外展和内收。

MCP 关节紧张位:完全伸展(过伸)。

PIP 和 DIP 关节紧张位:完全伸展。

第一 CMC 关节松弛位:两个平面的运动间的中立位。

MCP 关节松弛位:轻微屈曲。

PIP 和 DIP 关节松弛位:轻微屈曲。

MCP 关节:一种髁状滑膜关节,由掌骨头相对较大的凸起远端关节面和近节指骨底部相对较小的关节凹面组成,有 2 个自由度(屈曲/伸展、外展/内收)。

PIP 和 DIP 关节:滑膜铰链关节,有 1 个自由度(屈曲/伸展),凸起的近端关节面大于远端凹面。

参考文献

1. Moore KL, Agur AMR, Dalley AF. *Clinically Oriented Anatomy*. 7th ed. Philadelphia, PA: Wolters Kluwer Health/Lippincott Williams & Wilkins; 2013.
2. Levangie PK, Norkin CC. *Joint Structure and Function: A Comprehensive Analysis*. 5th ed. Philadelphia, PA: F. A. Davis Co; 2011.
3. Duncan SFM, Saracevic CE, Kakinoki R. Biomechanics of the hand. *Hand Clin*. 2013;29(4):483–492.
4. Su F, Lin C, Wang C, et al. In vivo analysis of trapeziometacarpal joint arthrokinematics during multi-directional thumb motions. *Clin Biomech*. 2014;29(9):1009–1015.
5. Magee DJ. *Orthopedic Physical Assessment*. 6th ed. St. Louis, MO: Saunders Elsevier; 2014.
6. Cyriax JH. *Textbook of Orthopaedic Medicine: Diagnosis of Soft Tissue Lesions*. (Vol 1, 7th ed.). London, England: Ballière Tindall; 1978.
7. Atkinson BW, Maher T. Thumb pain in physiotherapists: Biomechanical causes of pain and alternate methods of preventing distress in treatment. *J Man Manip Ther*. 2004;12(4):187–191.
8. Backstrom KM. Mobilization with movement as an adjunct intervention in a patient with complicated De Quervain's tenosynovitis: a case report... including commentary by LaStayo P with author response. *J Orthop Sports Phys Ther*. 2002;32(3):86–97.
9. Heiser R, O'Brien VH, Schwartz DA. The use of joint mobilization to improve clinical outcomes in hand therapy: a systematic review of the literature. *J Hand Ther*. 2013;26(4):297–310.
10. O'Brien VH, McGaha JL. Current practice patterns in conservative thumb CMC joint care: survey results. *J Hand Ther*. 2014;27(1):14–22.
11. Villafañe JH, Silva GB, Chiarotto A. Effects of passive upper extremity joint mobilization on pain sensitivity and function in participants with secondary carpometacarpal osteoarthritis: a case series. *J Manipulative Physiol Ther*. 2012;35(9):735–742.
12. Villafañe JH, Cleland JA, Fernandez de-Las-Peñas C. The effectiveness of a manual therapy and exercise protocol in patients with thumb carpometacarpal osteoarthritis: a randomized controlled trial. *J Orthop Sports Phys Ther*. 2013;43(4):204–213.
13. Brantingham JW, Cassa TK, Bonnefin D, et al. Manipulative and multimodal therapy for upper extremity and temporomandibular disorders: a systematic review. *J Manipulative Physiol Ther*. 2013;36(3):143–201.
14. Tal-Akabi A, Rushton A. An investigation to compare the effectiveness of carpal bone mobilisation and neurodynamic mobilisation as methods of treatment for carpal tunnel syndrome. *Man Ther*. 2000;5(4):214–222.
15. Burke J, Buchberger DJ, Carey-Loghmani M, Dougherty PE, Greco DS, Dishman JD. A pilot study com-

paring two manual therapy interventions for carpal tunnel syndrome. *J Manipulative Physiol Ther*. 2007;30(1):50–61.

16. Page MJ, O'Connor D, Pitt V, Massy-Westropp N. Exercise and mobilisation interventions for carpal tunnel syndrome. *Cochrane Database Syst Rev*. 2012(6).

17. Goodman CC, Snyder TEK. *Differential Diagnosis for Physical Therapists: Screening for Referral*. 5th ed. St. Louis, MO: Saunders/Elsevier; 2013.

18. Villafañe JH, Fernandez de-Las-Peñas C, Silva GB, Negrini S. Contralateral sensory and motor effects of unilateral Kaltenborn mobilization in patients with thumb carpometacarpal osteoarthritis: a secondary analysis. *J Phys Ther Sci*. 2014;26(6):807–812.

19. Villafañe JH, Langford D, Alguacil-Diego IM, Fernández-Carnero J. Management of trapeziometacarpal osteoarthritis pain and dysfunction using mobilization with movement technique in combination with kinesiology tape: a case report. *J Chiropr Med*. 2013;12(2):79–86.

20. Bertozzi L, Valdes K, Vanti C, Negrini S, Pillastrini P, Villafañe JH. Investigation of the effect of conservative interventions in thumb carpometacarpal osteoarthritis: systematic review and meta-analysis. *Disabil Rehabil*. 2015;5:1–19.

手指和拇指关节手法治疗技术

5A 手指和拇指关节一般手法治疗技术

5B 手指和拇指关节屈曲手法治疗技术

5C 手指和拇指关节伸展手法治疗技术

5D 手指和拇指关节外展手法治疗技术

5E 手指和拇指关节内收手法治疗技术

手指和拇指关节一般活动

关节:手指

手指和拇指关节一般活动限制

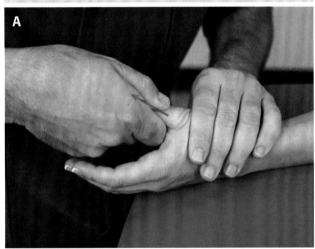

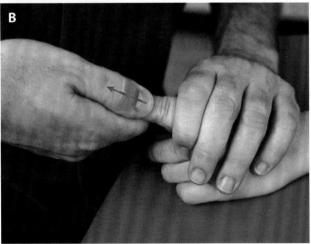

图 5-10

手法治疗类型:关节牵伸

受限的运动:手指和拇指关节受限

患者体位:坐位,肘部弯曲,手支撑在桌子上。

治疗师体位:坐位。

1.患者手肘屈曲 90°,手指屈曲 10°(松弛位)。

2.治疗师一只手放在患侧手指关节近端(MCP、PIP 或 DIP)。另一只手行手法治疗患侧手指关节远端。

3.治疗师固定住皮肤,限制关节囊松弛,用一般运动技术分离关节。治疗师/患者持续牵伸关节,这可能需要几分钟才能让组织延长。

注意:本技术也可以用牵引推力来完成。本技术可以作为一般性技术以缓解疼痛,改善活动度,或与其他针对性的治疗技术同时使用。

关节:手指
手指和拇指关节一般活动限制

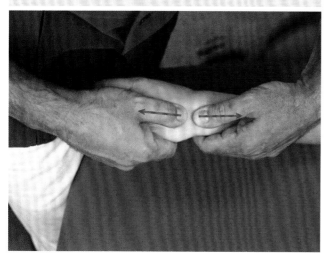

图 5-11

手法治疗类型:关节牵伸
受限的运动:手指关节活动受限(第四、第五 CMC 关节)

患者体位:坐位,肘部弯曲,手放在桌子上。
治疗师体位:坐于桌子对侧。

1. 手放在休息位上(松弛位)。
2. 治疗师一只手静止放于和头状骨(腕骨)连接的第四、第五 CMC 关节近端上,另一只手放于关节远端。
3. 治疗师固定住皮肤,限制关节囊松弛,用一般运动技术分离关节。治疗师/患者持续牵伸关节,这可能需要几分钟才能让组织延长。

注意:本技术可以帮助提高第四、第五 CMC 关节的活动性。这些关节屈曲和伸展 S 约 20°,内旋约 30°。这些运动对于第五指对指、物体的抓握都是必要的活动。需要注意的是,第二、第三 CMC 关节是固定不动的,不考虑功能性运动。

关节:手指
手指和拇指关节一般活动限制

手法治疗类型:关节牵伸
受限的运动:手指和拇指关节活动受限

患者体位:坐位,肘关节屈曲。

1.肘关节屈曲 90° 放置在桌上。

2.治疗师将稳定弹力带(中式手指套圈)绑在拇指和其余 4 根手指上。

3.治疗师向下牵拉肘关节,在手指或拇指处施加牵伸力,或使用滑车承重装置牵拉关节。

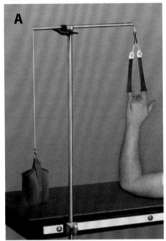

Courtesy of Rycor Medical Services, Inc.

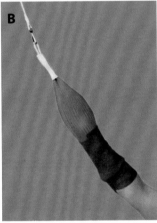

Courtesy of Rycor Medical Services, Inc.

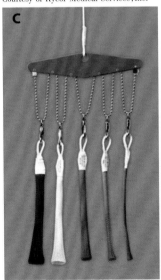

Courtesy of Rycor Medical Services, Inc.

图 5-12

注意:本技术是一种缓解疼痛的基础技术,可在其他提升关节活动能力治疗前使用。

关节:手指
手指和拇指关节一般活动限制

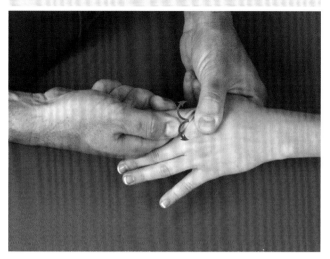

图 5-13

手法治疗类型:非闪动式关节长轴旋转松动术
受限的运动:手指和拇指关节活动受限

患者体位:坐位,肘部弯曲,手放在桌上。
治疗师体位:坐位。
1.接受治疗的关节放于屈曲 10°(松弛位)。
2.治疗师一只手放在要治疗关节(MCP、PIP 或 DIP)
　近端。另一只手放在要治疗关节的远端。
3.治疗师向关节内侧或外侧方向施加旋转的力将
　关节分离。

关节:手指
手指和拇指关节对掌活动限制

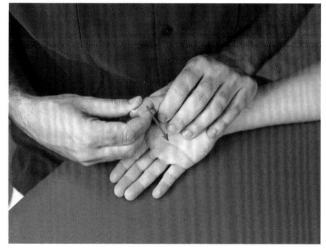

图 5-14

手法治疗类型:肌肉能量技术
受限的运动:拇指关节对掌受限

患者体位::坐位。
治疗师休位:坐位。
1.治疗师一只手放在第一掌骨上,另一只手放在
　大多角骨上。
2.治疗师屈曲患者第一指骨,在拇指对指运动受
　限处施加组织张力。
3.患者与治疗师形成约 5 磅的压力,做拇指向掌
　侧外展的等长收缩(远离受限部位)3~5 分钟,之
　后患者完全放松。
4.在休息时,治疗师将拇指牵拉到新的活动受限
　处。重复此步骤,直到患者不再感觉放松,或对
　指关节活动度不再改善。

注意:图 5-14 展示了拇指 IP 关节的肌肉能量。在描述步骤中,这些操作可以在拇指 IP、MP 或 CMC 关节进行。

注意:当出现明显肌卫现象时(如拇指短展肌)、关节活动明显感到疼痛时,本技术疗效显著。当关节疼痛或
有明显的肌肉僵硬时,目前看来本技术是有效果的。
第一 CMC 关节对掌运动由 2 种骨骼动力性运动组成:掌外展(与手掌垂直)和屈曲(与手掌平行)。因此,应
该同时进行背侧滑动(掌外展)和内侧滑动(屈曲)以改善拇指对掌。本技术使用时应该注意,因为第一
CMC 关节通常在背侧/桡侧方向不稳定(如第一 CMC 骨关节炎)。

手指和拇指关节屈曲

5B 手指和拇指关节屈曲手法治疗技术

- 非闪动式关节松动术
- 闪动式关节松动术
- 肌肉能量技术
- 动态关节松动术

- 拮抗松弛术
- 肌筋膜松解术
- 软组织松解术
- 自我松动术

关节:手指 手指和拇指关节屈曲活动限制	**手法治疗类型**:非闪动式关节松动术 **受限的运动**:手指(MCP、PIP、DIP)和拇指(MCP、IP)关节屈曲受限

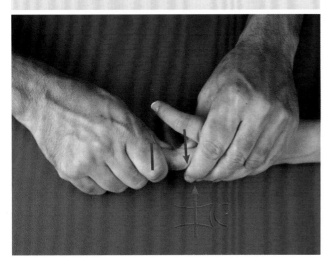

图 5-15

患者体位:坐位,肘部屈曲,手放于桌上。

治疗师体位:坐位。

1. 患者活动受限的关节屈曲 10°(松弛位)。
2. 治疗师一只手放在 MCP、PIP、DIP 或 IP 关节近端以稳定骨近端,另一只手放在指骨远端。
3. 治疗师分离活动受限的关节。
4. 治疗师在组织受限处将指骨向掌侧滑动,并振动组织受限处,同时不断增加强度。

关节:手指
手指和拇指关节屈曲活动限制

手法治疗类型:非闪动式关节松动术
受限的运动:拇指 CMC 关节屈曲受限

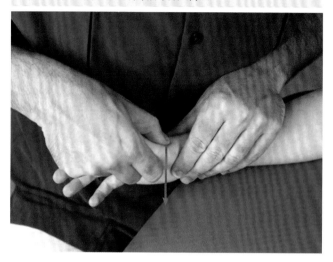

患者体位:坐位,肘部弯曲,手支撑在桌子上。
治疗师体位:坐位。

1.拇指关节放于内收/外展和屈曲/伸展(松弛位)之间的休息位。
2.治疗师一只手放在第一掌骨,另一只手放在大多角骨(腕骨)上。
3.治疗师一只手分离关节。
4.治疗师将关节滑向尺侧,与掌骨的掌面平行,并振动组织受限处,同时不断增加强度。

图 5-16

注意:在 CMC 关节屈曲(在与手掌平行的方向上)时,掌骨向同一方向滚动和滑动。

关节:手指
手指和拇指关节屈曲活动限制

手法治疗类型:闪动式关节松动术
受限的运动:手指(MCP、PIP、DIP)和拇指(MCP、IP)关节屈曲受限

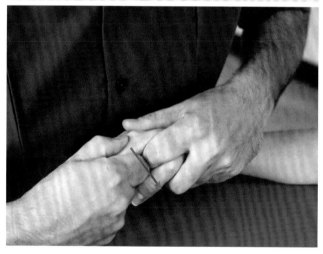

患者体位:坐位,肘部弯曲。
治疗师体位:坐位。

1.患者将上肢放在桌上。
2.治疗师一只手放在患者 MCP、PIP、DIP 或 IP 关节处,另一只手放在关节远端的指骨基底部。
3.治疗师屈曲 MCP、PIP、DIP、IP 关节至组织活动受限处。
4.治疗师在组织活动受限处将掌骨向掌侧滑动,并向掌侧施加高速低幅(HVLA)推力。

图 5-17

关节:手指
手指和拇指关节屈曲活动限制

手法治疗类型:肌肉能量技术
受限的运动:手指和拇指 MCP/PIP/DIP/IP 关节屈曲
受限

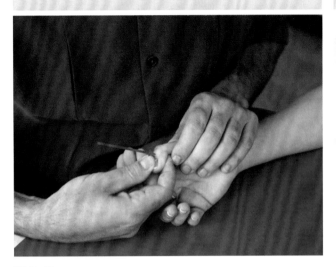

图 5-18

患者体位:坐位,肘部弯曲,手放在桌子上。
治疗师体位:坐位。

1.治疗师将一只手(稳定)放在患者 MCP/PIP/DIP/IP 关节近端,另一只手(操作)放在关节远端的指骨基底部。
2.治疗师将组织张力施加在患者手指屈曲的活动受限处。
3.患者做手指伸展的等长收缩(远离受限部位),抵抗 2~3 磅的压力,维持 3~5 分钟,之后患者完全放松。
4.在休息时,治疗师将手指牵拉到新的活动受限处。重复此步骤直到患者不再感觉放松,或屈曲指关节活动度不再改善。

注意:当有明显的肌卫现象时(如拇长伸肌),本技术疗效显著。

关节:手指
手指和拇指关节屈曲活动限制

手法治疗类型:动态关节松动术
受限的运动:手指(MCP/PIP/DIP)和拇指(IP)关节屈曲受限

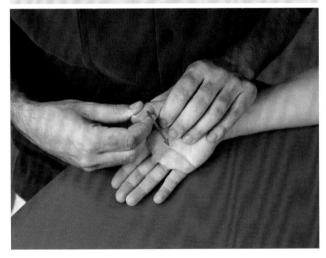

图 5-19

患者体位:坐位,腕关节中立位。
治疗师体位:坐位。

1.治疗师一只手置于患者 MCP/PIP/DIP/IP 近端(稳定),另一只手置于关节远端指骨基底部(操作)。
2.当患者屈曲手指时,治疗师将手指远端向掌侧滑动。
3.重复此步骤,直到手指屈曲程度增加。

关节:手指
手指和拇指关节屈曲活动限制

手法治疗类型:动态关节松动术
受限的运动:拇指 CMC 关节屈曲受限

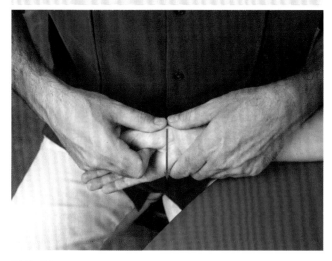

图 5-20

患者体位:坐位,肘部屈曲,手放在桌子上。

治疗师体位:坐位。

1.治疗师一只手(稳定)放在大多角骨上,另一只手(操作)放在第一掌骨基底部的第一 CMC 关节远端。

2.患者主动屈曲拇指,治疗师同时向尺侧滑动关节远端。

3.重复操作直到拇指屈曲活动度增加。

注意:当患者出现第一 CMC 关节的第一掌骨底部径向半脱位时(如第一腕掌骨关节炎),本技术疗效尚可。内向力可使关节对齐以改善运动和减少疼痛。

关节:手指
手指和拇指关节屈曲活动限制

手法治疗类型:拮抗松弛术
受限的运动:手指和拇指关节屈曲受限

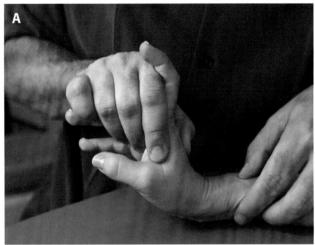

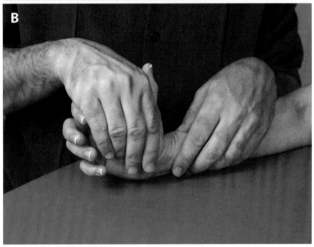

图 5-21

患者体位:坐位,手掌朝上。

治疗师体位:坐位。

1.治疗师按压高张力的指伸肌(指总伸肌)或拇伸肌(拇长、短伸肌)。治疗师按压不适点,找到张力最高的不适点。

2.治疗师让患者对不适感进行 10 个等级的评估。

3.治疗师在患者 MCP 关节(近端指骨)被动伸展拇指和手指,并向掌骨方向按压拇指或手指直到患者不适感降至 2 级或以下。

4.治疗师保持这个姿势 90 秒,不需要一直按压不适点。90 秒后,治疗师被动拉直拇指重新评估原不适点的分数。如果不适感高于 2 级,重复上述治疗。

关节:手指
手指和拇指关节屈曲活动限制

手法治疗类型:肌筋膜松解术
受限的运动:手指和拇指关节屈曲受限

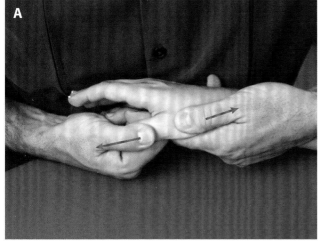

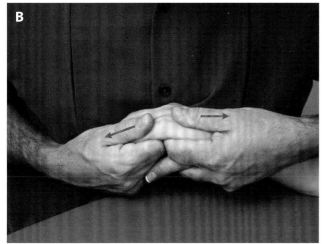

图 5-22

患者体位:坐位。

治疗师体位:坐位。

1. 治疗师一只手握住患者对侧手(如治疗师左手握住患者右手)。
2. 治疗师使用组织张力技术以松动筋膜,示指稳定手指近端,拇指按压软组织。
3. 治疗师在活动受限处施加轻微力量并向张力方向推动,维持 3~5 分钟。
4. 在活动受限处施加轻度压力直到组织受限处变软和肌筋膜延长。

注意:当出现肌筋膜活动限制导致关节活动度降低时,本技术疗效显著。

| 关节:手指
手指和拇指关节屈曲活动限制 | 手法治疗类型:肌筋膜松解术
受限的运动:手指和拇指关节屈曲受限 |

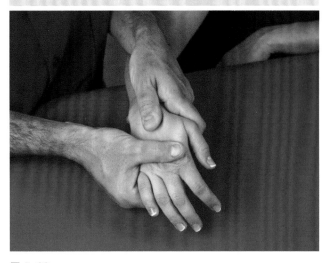

图 5-23

患者体位:坐位。

治疗师体位:坐位。

1.治疗师将拇指放置在患者手背侧(掌骨上)。

2.治疗师一只手的 4 根手指放在患者大鱼际处,另一只手的 4 根手指放于小鱼际。

3.治疗师用拇指松动手背侧筋膜和其他软组织,同时用拇指接近大、小鱼际的隆起。

4.治疗师在活动受限处施加轻微力量并向张力方向推动,维持 3~5 分钟。

5.在活动受限处施加轻度压力直到组织受限处变软和肌筋膜延长。

注意:当出现肌筋膜活动限制导致关节活动度降低时,本技术疗效显著。

| 关节:手指
手指和拇指关节屈曲活动限制 | 手法治疗类型:软组织松解术
受限的运动:手指和拇指关节屈曲受限 |

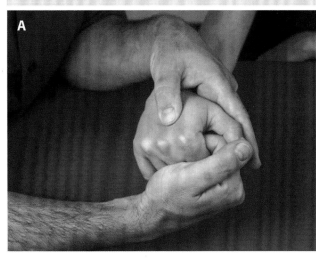

图 5-24(待续)

徒手软组织松解术

患者体位:坐位。

治疗师体位:坐位。

1.治疗师屈曲手指。

2.治疗师触诊手指伸肌(EDL、EPL)/骨间肌,并保持深压。

3.治疗师可以通过温和的方式进行软组织操作,弹拨和横向移动肌肉和肌腱,并通过划圈抚摸来增加血液循环。

4.重复此步骤,直至软组织放松。

注意:虽然骨间肌松动是被动进行的,但蚓状肌由于附着在指深屈肌上(指深屈肌的运动方式表现为 IP 屈曲,MCP 主动伸展),因此其被松动时应让患者主动收缩。指深屈肌运动需要参与蚓状肌的松动过程,以便蚓状肌能够利用稳固的锚定点活动。

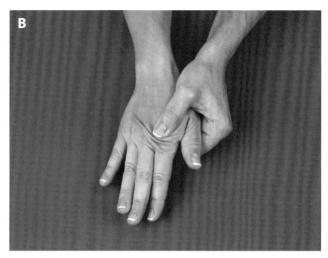

图 5-24(续)

自我软组织松解术

患者体位: 坐位。

1.患者用一只手的手指按压另一只侧手指的伸肌。

2.患者可静止按压或来回按揉以放松软组织。

3.重复此步骤,直至软组织放松。

注意: 本技术也可利用网球滚动。

关节:手指
手指和拇指关节屈曲活动限制

手法治疗类型:自我松动术
受限的运动:手指和拇指关节屈曲受限

患者体位:坐位。

1. 患者佩戴手指屈曲手套,或用力矩传输矫形器限制 MCP 关节在 0°位置(IP 不受限)。
2. 患者应主动屈曲 IP 关节以松动关节和手的内部肌肉。

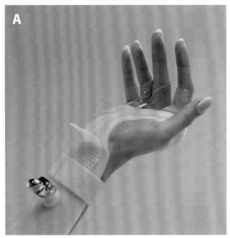

Courtesy of Patterson Medical.

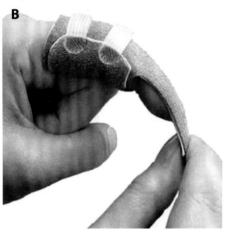

Courtesy of Patterson Medical.

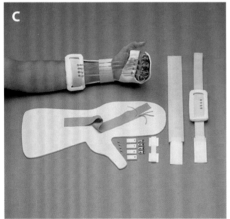

Courtesy of Patterson Medical.

图 5-25

注意:当指间关节活动限制,掌指关节运动正常或过度时,本技术疗效明显。通过限制正常或过度活动关节(如腕掌关节),有利于松动僵硬关节(如 IP 关节)。可用于第二指至第四指或仅一指。相对运动矫形器也可用来限制患者腕掌关节的位置,使其相对于其他手指有更大的伸展度,因此指间关节具有更大势能进行屈曲。这可与肌肉能量技术相结合,在患者对抗阻力时促进运动的产生。

关节:手指
手指和拇指关节屈曲活动限制

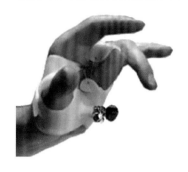

图 5-26

手法治疗类型:自我松动术
受限的运动:手指和拇指 MCP 关节屈曲受限

患者体位:无限制。
1.矫形器限制 MCP 关节至屈曲位。可选择能够改变角度的动态装置或一系列基于愈合阶段和终末感觉的静态装置。
2.患者被要求穿戴矫形器,其能牵伸组织,特点为低承重长时程,将关节被动地限制到屈曲位。

注意:动态松动技术对关节囊末端感觉伴随活动水平低的患者的疗效更佳(如橡胶带)。角度可变的静态矫形器(如钓鱼线)对异常关节囊末端感觉伴随轻微活动低下者疗效更佳。

关节:手指
手指和拇指关节屈曲活动限制

手法治疗类型:自我松动术
受限的运动:手指和拇指关节屈曲受限

患者体位:坐位。
1.患者用一只手屈曲拇指和4根手指。
2.此动作在组织张力点保持静态。

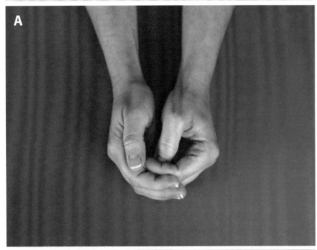

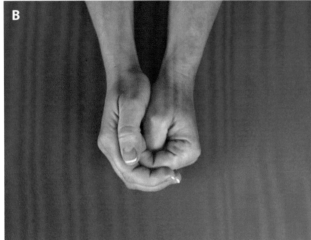

图 5-27

注意:本技术与肌肉能量技术联合使用,以促进运动。也可在手指上操作。

手指和拇指关节伸展

5C 手指和拇指关节伸展手法治疗技术
- 非闪动式关节松动术
- 闪动式关节松动术
- 肌肉能量技术
- 动态关节松动术
- 拮抗松弛术
- 肌筋膜松解术
- 软组织松解术
- 自我松动术

关节：手指
手指和拇指关节伸展活动限制

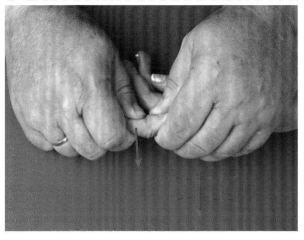

图 5-28

手法治疗类型：非闪动式关节松动术
受限的运动：手指(MCP、PIP、DIP)和拇指(MCP、IP)关节伸展受限

患者体位：坐位，肘部屈曲，手放在桌子上。
治疗师体位：坐位。
1. 将治疗的关节放置在屈曲 10° 的位置(松弛位)。
2. 治疗师一只手(稳定)放在 MCP/PIP/DIP/IP 关节近端以稳定近端骨。另一只手(调动)放在关节远端的指骨上。
3. 治疗师用一只手分离关节。
4. 指骨向背侧滑动，在组织活动受限处振动，并不断增强。

关节：手指
手指和拇指关节伸展活动限制

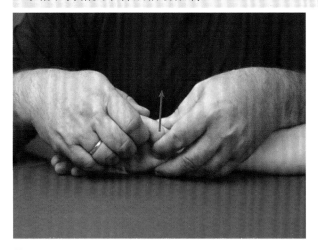

图 5-29

手法治疗类型：非闪动式关节松动术
受限的运动：拇指 CMC 关节伸展受限(桡侧外展)

患者体位：坐位，肘部弯曲，手放在桌子上。
治疗师体位：坐位。
1. 将治疗的拇指关节放置于外展/内收和屈曲/伸展间的休息位上(松弛位)。
2. 治疗师一只手(操作)放在第一掌骨上，另一只手(稳定)放在大多角骨上(腕骨)。
3. 治疗师用一只手分离关节。
4. 治疗师进行和掌骨的掌侧平行(径向)的外侧滑动，在组织活动受限处振动，并不断增强。

注意：在 CMC 关节与手掌平行的方向(径向外展)伸展过程中，掌骨向同一方向滚动和滑动。然而，在本技术中应谨慎使用，因为第一 CMC 关节在这个方向(径向)通常是不稳定的，并伴有诸如第一 CMC 骨关节炎的情况。

关节:手指
手指和拇指关节伸展活动限制

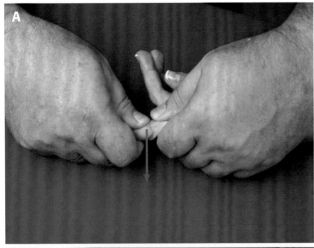

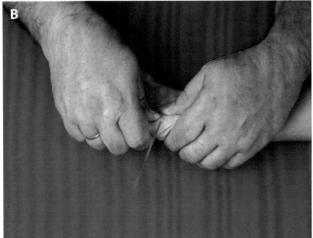

图 5-30

手法治疗类型:闪动式关节松动术
受限的运动:手指(MCP、PIP、DIP)和拇指(MCP、IP)
　关节伸展受限

患者体位:坐位,肘部弯曲,手放在桌子上。
治疗师体位:坐位。

1. 患者上肢放在桌上。
2. 治疗师一只手(稳定)放在 MCP/PIP/DIP 关节近端,另一只手(操作)放在关节远端的指骨基底部。
3. 治疗师伸展 MCP、PIP 或 DIP 关节至组织活动受限处,并牵伸关节。
4. 在组织活动受限处,治疗师将指骨基底部向背侧滑动。治疗师使用高速低幅运动将关节向背侧牵伸。拇指 CMC 关节受力的方向为外(桡)侧。

关节:手指
手指和拇指关节伸展活动限制

手法治疗类型:肌肉能量技术
受限的运动:手指(MCP、PIP、DIP)和拇指(CMC、
　MCP、IP)关节伸展受限

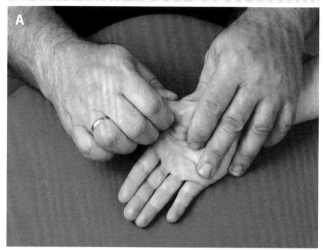

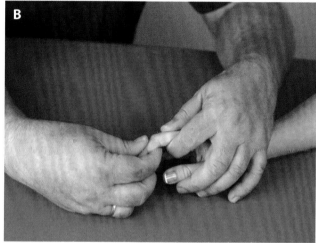

图 5-31

患者体位:坐位,肘部屈曲,手放在桌子上。
治疗师体位:坐位。

1. 治疗师一只手(稳定)放在 MCP/PIP/DIP/IP 关节
近端以稳定近端骨。另一只手(操作)放在关节
远端的指骨上。
2. 治疗师将组织张力施加到手指伸直运动受限处。
3. 患者做手指屈曲的等长收缩(远离受限部位),
抵抗 2~3 磅的压力,维持 3~5 分钟,之后患者完
全放松。
4. 在休息时,治疗师将手指牵拉到新的活动受限
处。重复此步骤,直到患者不再感觉放松,或伸
指关节活动度不再改善。

注意:当出现明显的肌肉僵硬时(例如,拇长屈肌、指浅屈肌),本技术是有用的。手腕也可以产生更大的外
在伸展力。

关节:手指 手指和拇指关节伸展活动限制	**手法治疗类型**:动态关节松动术 **受限的运动**:手指(MCP、PIP、DIP)和拇指(IP)关节 伸展受限

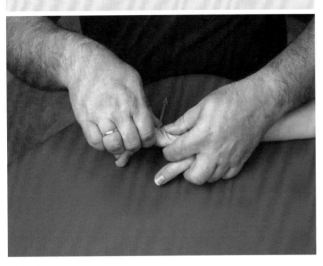

患者体位:坐位,肘部于中立位。

治疗师体位:坐位。

1.治疗师一只手(稳定)放在 MCP/PIP/DIP/IP 关节近端以稳定近端骨。另一只手(操作)放在关节远端的指骨上。

2.患者主动伸展手指,治疗师同时向背侧滑动关节远端节段。

3.重复操作,直到手指伸展活动度增加。

图 5-32

关节:手指 手指和拇指关节伸展活动限制	**手法治疗类型**:动态关节松动术 **受限的运动**:拇指 CMC 关节伸展受限(桡侧外展)

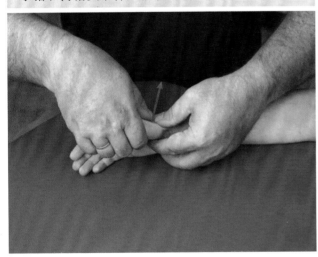

患者体位:坐位,肘部弯曲,手放于桌上。

治疗师体位:坐位。

1.治疗师一只手(稳定)放在大多角骨。另一只手(操作)放在第一掌骨基底部的第一 CMC 关节远端。

2.患者主动伸展拇指,治疗师同时向外(桡)侧滑动关节远端节段。

3.重复操作,直到拇指伸展活动度增加。

图 5-33

注意:本技术不适用于第一 CMC 关节不稳定的患者。如果患者有第一个掌骨底桡侧半脱位(如第一 CMC 骨关节炎),并且第一个腕掌关节不稳定,施加内侧(尺侧)力会更好地使关节配合以改善运动和减少疼痛。

关节:手指
手指和拇指关节伸展活动限制

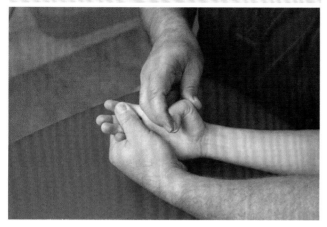

图 5-34

手法治疗类型:拮抗松弛术
受限的运动:手指和拇指关节伸展受限(尺侧外展)

患者体位:坐位,手掌朝上。

治疗师体位:坐位。

1.治疗师触摸高张力的拇屈肌(拇短屈肌)。治疗师按压不适的肌肉,找到张力最抵抗的位置。

2.治疗师让患者对不适感进行 10 个等级的评估。

3.治疗师被动屈曲拇指 MCP 关节(近端指骨),向腕骨方向按压拇指,直至不适感降至 2 级或以下。

4.治疗师保持患者这个姿势 90 秒,不需要一直按压不适点。90 秒后,治疗师重新评估患者感到不适的位置,如果不适感高于 2 级,则需要重复治疗。

关节:手指
手指和拇指关节伸展活动限制

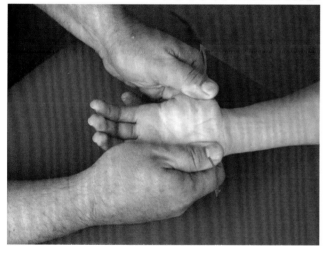

图 5-35

手法治疗类型:肌筋膜松解术
受限的运动:手指和拇指关节伸展受限(尺侧外展)

患者体位:坐位,手掌朝上。

治疗师体位:坐位。

1.治疗师一只手包绕手指以稳定筋膜。另一只手向肘部方向包绕拇指的掌骨。

2.治疗师使用组织张力技术以松解筋膜。

3.治疗师在活动受限处施加轻微力量并向张力方向推动,维持 3~5 分钟。

4.在活动受限处施加轻微压力,直到软组织变软和肌筋膜延长。

关节:手指
手指和拇指关节伸展活动限制

手法治疗类型:软组织松解术
受限的运动:手指和拇指关节伸展受限

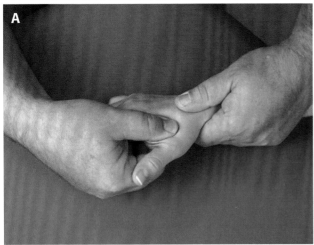

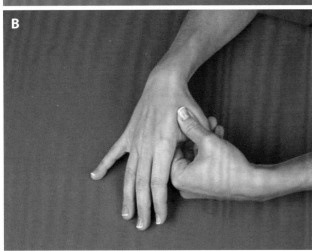

图 5-36

徒手软组织松解技术

患者体位:坐位。

治疗师体位:坐位。

1.治疗师通过平滑触诊触摸拇指的伸肌或屈肌。

2.治疗师对触发点施以平滑、深压的触诊,通过间歇或持续按压,可见缺血性表现。

3.治疗师通过轻微拨动、向外松解肌肉和肌腱,从而对软组织进行松解,并在软组织上划圈以促进循环。

4.重复操作,直到软组织放松。

自我软组织手法治疗

患者体位:坐位。

1.患者用对侧手固定拇指鱼际处,抓住拇指伸肌。

2.患者可保持此动作处于静止状态或做上下摆动,从而放松软组织。

3.重复操作,直到软组织放松。

关节:手指

手指和拇指关节伸展活动限制

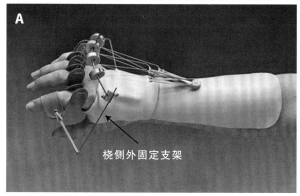

桡侧外固定支架

Courtesy of Patterson Medical.

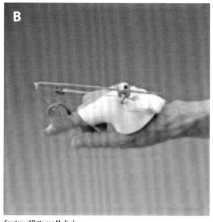

Courtesy of Patterson Medical.

图 5-37

手法治疗类型:自我松动术

受限的运动:手指 IP、PIP、DIP 关节伸展受限

患者体位:无限制。

1. 根据愈合阶段、终末感觉的差异,选择关节角度可变的静态矫形器、动态矫形器或系列静态矫形器。

2. 若 MCP 关节存在活动角度过度,则制造力矩传输矫形器。限制 MCP 关节至屈曲 70°~90°的位置(IP 是自由的)。

3. 患者被要求每天主动伸展关节、牵拉 IP 关节。

注意:动态松动治疗关节囊感觉末端(受限处)活动性轻度降低的疗效更好(如橡皮条)。渐进式静态支具治疗异常的关节囊末端感觉受限伴随活动性明显降低的疗效更好(如鱼线)。

　　当 IP 关节运动受限,MCP 关节运动正常或过度时,本技术很有用。通过限制正常或过伸关节(如 MCP 关节),可促进僵硬关节(如 IP 关节)的活动性。可用于 2~4 根手指或仅 1 根手指。使运动受限的支具可用于固定患者的 MCP 关节,使其相较于其他手指可做进一步屈曲动作,从而指间关节远端可借力发挥出更大的力量做伸展动作。

关节:手指
手指和拇指关节伸展活动限制

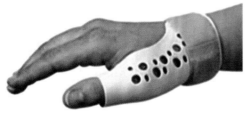

Courtesy of AliMed

图 5-38

手法治疗类型:自我松动术
受限的运动:拇指 MCP 关节伸展受限(桡侧外展)

患者体位:无限制。
1.使用矫形器以使 MCP 关节处于伸展位。根据愈合阶段、终末感觉的差异,选择关节角度可变的静态矫形器、动态矫形器或系列静态矫形器。
2.鼓励患者佩戴矫形器,其可对组织施加低承重长时程的牵拉力,以被动伸展关节。

注意:动态松动治疗关节囊感觉末端活动性轻度降低的疗效更好(如橡皮条)。渐进式静态支具治疗异常的关节囊末端感觉受限伴随活动性明显降低的疗效更好(如鱼线)。

关节:手指
手指和拇指关节伸展活动限制

手法治疗类型:自我松动术
受限的运动:手指和拇指 MCP 关节伸展受限

患者体位:坐位。

1. 患者使对侧拇指固定,以治疗手掌骨,手指对MCP 关节施加伸展的压力。
2. 患者维持静态或使用肌肉能量技术。

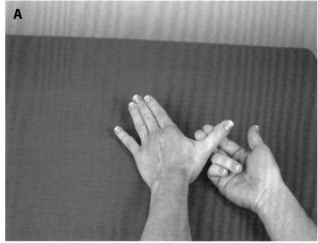

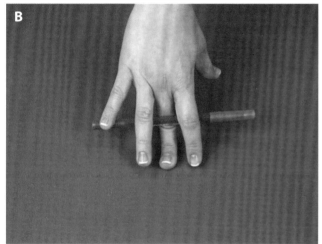

图 5-39

注意:患者可在任何一个 MCP/PIP/DIP 关节实施此松动手法。患者可通过手指间夹 1 支笔或 1 根小木杆进行牵伸。

手指和拇指关节外展

5D 手指和拇指关节外展手法治疗技术

- 非闪动式关节松动术
- 闪动式关节松动术
- 肌肉能量技术
- 动态关节松动术

- 拮抗松弛术
- 肌筋膜松解术
- 软组织松解术
- 自我松动术

关节:手指
手指和拇指关节外展活动限制

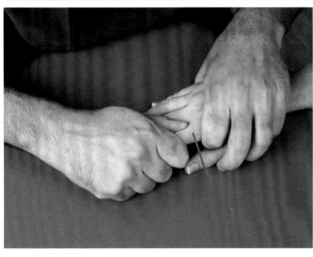

图 5-40

手法治疗类型:非闪动式关节松动术
受限的运动:手指的掌指(MCP)关节外展受限

患者体位:坐位,肘部弯曲,手放在桌上。
治疗师体位:坐位。
1. 将需要治疗的手指关节放置在屈曲 10°的位置(松弛位)。
2. 治疗师一只手(稳定)放在 MCP 关节近端,另一只手(操作)放在 MCP 关节远端的指骨近端基底部。
3. 治疗师用一只手分离、松动关节。
4. 将第二和第三指骨向外侧(桡侧)滑动,在组织活动受限处进行渐进式振动。
5. 将第三到第五指骨向外侧(尺侧)滑动,在组织活动受限处进行渐进式振动。

注意:手指 MCP 关节外展是与第三指位置相比较的。

关节:手指
手指和拇指关节外展活动限制

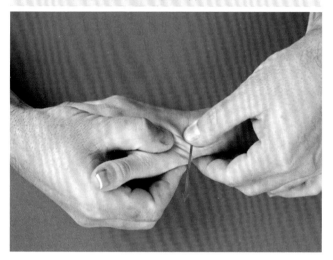

图 5-41

手法治疗类型:非闪动式关节松动术
受限的运动:拇指 CMC 关节外展受限(掌侧外展)

患者体位:坐位,肘部弯曲,手放在桌子上。
治疗师体位:坐位。
1.拇指放置在休息位(松弛位)。
2.治疗师一只手(稳定)放在大多角骨上,另一只手(操作)放在第一掌骨基底部。
3.治疗师用一只手(控制)分离关节。
4.在组织活动受限处做向背侧的滑动,并进行渐进式关节振动。

注意:在 CMC 关节掌侧外展(垂直于手掌的方向)过程中,掌骨向相反的方向滚动和滑动。然而,本技术应谨慎使用,如若此关节发生 CMC 关节炎,则第一 CMC 关节在这个方向(背/桡侧向)通常不稳定。

关节:手指
手指和拇指关节外展活动限制

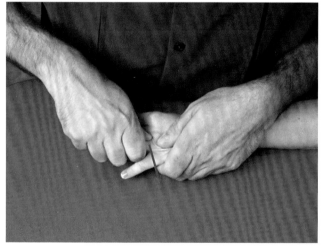

图 5-42

手法治疗类型:闪动式关节松动术
受限的运动:手指关节外展受限(MCP)

患者体位:坐位,肘部弯曲。
治疗师体位:坐位。
1.患者上肢放在桌子上。
2.治疗师一只手放于 MCP 关节近端。另一只手放于关节远端的指骨基底部。
3.治疗师在组织受限处外展 MCP 关节。
4.将第二和第三指骨向外侧(径向)滑动,在外侧方向上进行高速低幅(径向)推力。
5.将第三至第五指骨向外侧(尺侧)滑动,在尺侧方向上进行高速低幅(尺侧)推力。

注意:手指 MCP 关节外展是与第三指位置相比较的。

关节:手指
手指和拇指关节外展活动限制

手法治疗类型:闪动式关节松动术
受限的运动:手指 CMC 关节外展受限(掌侧外展)

患者体位:坐位,手掌朝上。
治疗师体位:坐位。
1.治疗师将一只手放于掌骨基底部,并用拇指包绕患者拇指掌骨,用这只手的其余部分和另一只手稳定患者大多角骨。
2.治疗师进行拇指牵引,并在掌骨基底部外展拇指 CMC 关节。
3.在组织活动受限处,治疗师在和手掌垂直方向进行高速低幅推力运动。

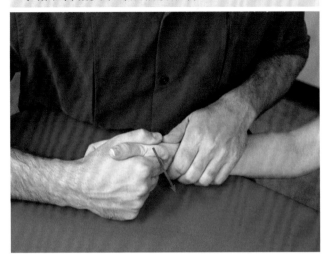

图 5-43

注意:在 CMC 关节(掌)外展过程中(在垂直于手掌向上的方向上),掌骨向相反方向滚动和滑动。闪动式技术可以用来解决不适合使用非闪动式技术的关节受限情况。

关节:手指
手指和拇指关节外展活动限制

手法治疗类型:肌肉能量技术
受限的运动:拇指 CMC 关节外展受限(掌侧外展)

患者体位:坐位,手掌朝上放在桌上。
治疗师体位:坐位。
1.治疗师一只手(控制)放在指骨远端,另一只手(稳定)放在第一掌骨上。
2.治疗师通过外展第一 CMC 关节,将组织张力推向拇指掌侧外展时的活动受限处。
3.患者做拇指内收的等长收缩(远离受限部位),抵抗 2~3 磅的压力,维持 3~5 分钟,之后患者完全放松。
4.在休息时,治疗师将手指牵拉到新的活动受限处。重复此步骤,直到患者不再感觉放松,或外展活动度不再改善。

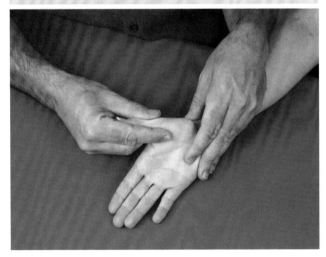

图 5-44

注意:当关节滑动出现疼痛或明显肌卫现象时,本技术是有用的。拇短展肌在腕掌关节和掌指关节处外展。它也能帮助对掌和拇指伸展。

关节:手指
手指和拇指关节外展活动限制

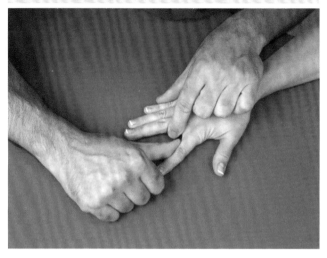

图 5-45

手法治疗类型:肌肉能量技术
受限的运动:手指关节外展受限

患者体位:坐位,手掌朝上放在桌子上。
治疗师体位:坐位。

1.治疗师一只手(操作)放在指骨远端,另一只手(稳定)放在掌骨上。

2.治疗师通过外展 MCP 关节,将组织张力推至手指外展时的活动受限处。

3.患者做手指屈曲的等长收缩(远离受限部位),抵抗 2~3 磅的压力,维持 3~5 分钟,之后患者完全放松。

4.在休息时,治疗师将手指牵拉到新的活动受限处。重复此步骤,直到患者不再感觉放松,或伸指关节活动度不再改善。

注意:当出现明显肌卫现象时(如骨间肌),本治疗技术有效。

关节:手指
手指和拇指关节外展活动限制

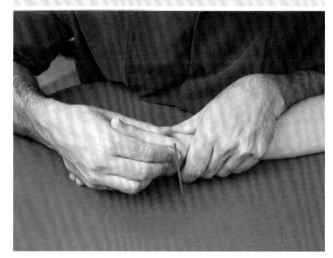

图 5-46

手法治疗类型:动态关节松动术
受限的运动:拇指 CMC 关节外展受限(掌侧外展)

患者体位:坐位,肘部弯曲,手放在桌子上。
治疗师体位:坐位。

1.治疗师一只手(稳定)放在大多角骨上,另一只手(操作)放在第一掌骨基底部的第一 CMC 关节远端。

2.患者做主动拇指掌侧外展,治疗师同时推动掌骨使之向掌面垂直方向上滑动。

3.患者每次主动外展拇指时,重复此操作,以增加拇指掌侧外展。

注意:这种方法不适用于第一次 CMC 关节不稳定者。如果患者出现第一个掌骨基底桡侧半脱位(如第一 CMC 骨关节炎)并且第一 CMC 关节不稳定,内侧(尺侧)力会使关节配合以改善运动和减少疼痛。

关节:手指
手指和拇指关节外展活动限制

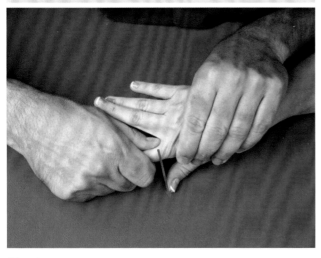

图 5-47

手法治疗类型:动态关节松动术
受限的运动:手指关节外展受限

患者体位:坐位,肘部弯曲,手放在桌子上。
治疗师体位:坐位。

1.治疗师一只手(稳定)放在 MCP 关节近端的掌骨上。另一只手(操作)放在 MCP 关节远端指骨上。
2.患者进行主动手指外展,治疗师朝外侧(桡侧)方向滑动第二、三手指,向内侧(尺侧)方向滑动第三至第五手指。
3.患者每次主动外展手指时,重复操作,以增加手指外展。

注意:手指 MCP 关节外展是与第三指位置相比较的。

关节:手指
手指和拇指关节外展活动限制

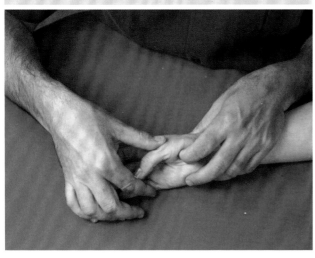

图 5-48

手法治疗类型:拮抗松弛术
受限的运动:拇指关节外展受限(掌侧外展)

患者体位:坐位,肘部弯曲,手放在桌子上。
治疗师体位:坐位。

1.治疗师按压高张力的拇指内收肌(拇收肌),按压不适点,找到张力最高的点。
2.治疗师让患者对不适感进行 10 个等级的评估。
3.治疗师被动内收患者拇指的第一 CMC 关节,同时维持按压直到压痛点的疼痛降至 2 级或以下。
4.治疗师保持患者这个姿势 90 秒。治疗师不需要在这一点上施加压力。90 秒结束后,治疗师重新评估患者感到不适的位置,如果不适感高于 2 级,则需要重复治疗。

注意:拇收肌在 CMC 关节处使拇指内收。

关节:手指
手指和拇指关节外展活动限制

手法治疗类型:拮抗松弛术
受限的运动:手指关节外展受限

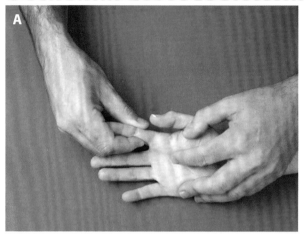

患者体位:坐位,肘部弯曲,手放在桌子上。
治疗师体位:坐位。

1.治疗师按压高张力的指内收肌(掌侧骨间肌),按压不适点,找到张力最高的点。
2.治疗师让患者对不适感进行 10 个等级的评估。
3.治疗师被动内收患者手指 MCP 关节,同时维持按压直到压痛点的疼痛降至 2 级或以下。
4.治疗师保持患者这个姿势 90 秒。治疗师不需要在这一点上施加压力。90 秒结束后,治疗师重新评估患者感到不适的位置,如果不适感高于 2 级,则需要重复治疗。

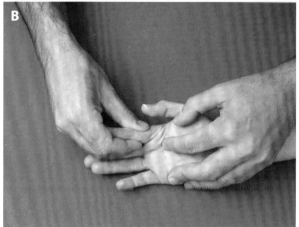

图 5-49

关节:手指
手指和拇指关节外展活动限制

手法治疗类型:肌筋膜松解术
受限的运动:手指和拇指关节外展受限

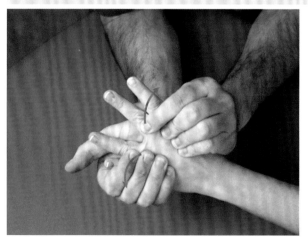

患者体位:坐位,肘部弯曲,手放在桌子上。
治疗师体位:坐位

1.患者手掌朝上。
2.治疗师一只手环绕掌骨,另一只手包绕邻近掌骨。
3.治疗师被动外展患者手指。
4.在组织受限处,治疗师使用组织张力技术在掌骨上松动筋膜。
5.活动受限处受轻微压力一直保持至软组织变软、肌筋膜延长。

图 5-50

注意:本技术可在手指背侧或掌侧操作。

关节:手指 手指和拇指关节外展活动限制	手法治疗类型:软组织松解术 受限的运动:手指和拇指关节外展受限

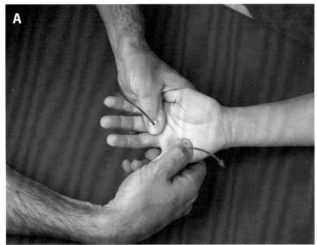

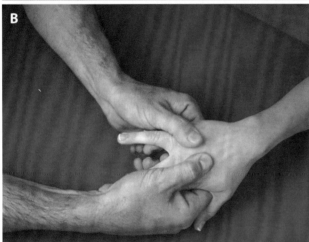

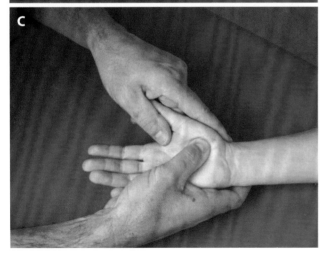

徒手软组织松解术

患者体位:坐位,肘部弯曲,手放在桌子上。

治疗师体位:坐位。

1. 患者掌面向上,放松手指。
2. 治疗师的手像钳子一样按压掌骨间的掌侧骨间肌,并深压,如图 5-51A 所示。
3. 治疗师通过轻柔拨弹和外侧肌肉肌腱松动,实施软组织松解术,并划圈以加速血液循环。
4. 重复操作,直到软组织放松。

图 5-51(待续)

注意:由远及近的组织划圈按揉技术可用于骨间肌腹。维持 MCP 关节为伸展位、IP 关节屈曲位可松动骨间肌。

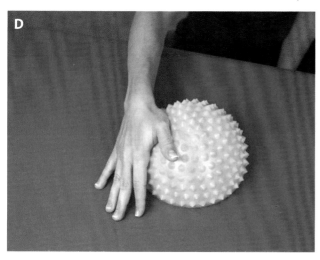

自我软组织松解术

患者体位：坐位，肘部弯曲，手放松。

1. 患者用非治疗手的拇指或钳子固定住拇收肌，如图 5-51C 所示。
2. 治疗师深压触发点，持续或间断性的按压使之表现为组织缺血。
3. 维持压力直至疼痛减轻或明显缓解。
4. 可同时使用肌纤维平行的划圈运动或肌纤维垂直的弹拨技术。

图 5-51（续）

注意：当松动拇收肌时，向掌侧外展第一 CMC 关节、屈曲第一 MCP 关节同样重要。患者可以使用按摩球在手下滚动，见图 5-51D。

关节：手指
手指和拇指关节外展活动限制

手法治疗类型：自我松动术
受限的运动：手指关节外展受限

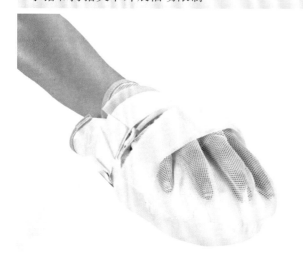

患者体位：无限制。

1. 活动性矫形器可用于外展 MCP 关节。可为能改变角度的动态装置或一系列基于愈合阶段和终末感觉的静态装置。
2. 患者被要求穿戴矫形器，其能牵伸组织，特点为低承重、长时程，将关节被动地限制到外展位。

Courtesy of DJO, LLC.

图 5-52

注意：动态松动术对关节囊末端感觉伴随低活动水平者的疗效更佳（如橡胶带）。角度可变的静态矫形器（如鱼线）对异常关节囊末端感觉伴随轻微活动低下者的疗效更佳。系列静态矫形器对手指屈曲的疗效更好。

关节:手指 手指和拇指关节外展活动限制	手法治疗类型:自我松动术 受限的运动:拇指关节外展受限(掌侧外展)

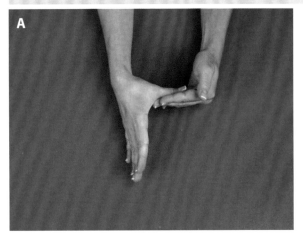

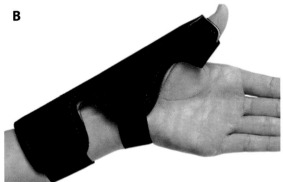

Courtesy of DJO, LLC

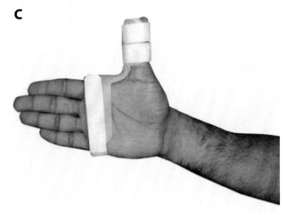

Courtesy of Aapson Orthotics.

图 5-53

患者体位:坐位。

1.患者用对侧手抓住要松动的手,使小鱼际和对侧第二至第五 MCP 关节对抗。

2.患者外展拇指到达组织活动受限处。

3.患者从垂直方向远离掌面,滑动第一掌骨基底部。

4.患者静止状态下维持张力,或通过增加的滑动力使拇指外展。

注意:患者可穿戴移动性矫形器,能限制第一 CMC 关节掌侧外展。矫形器可为能改变角度的静态装置、动态装置、基于愈合阶段和终末感觉的系列静态装置。患者被要求穿戴矫形器,其能牵伸组织,特点为低承重、长时程,将关节被动地限制到掌侧外展位。

　　动态关节松动术对关节囊末端感觉伴随低活动水平者的疗效更佳(如橡胶带)。角度可变的静态矫形器(如鱼线)对异常关节囊末端感觉伴随轻微活动低下者的疗效更佳。系列静态矫形器对掌侧屈曲疗效更好。警示:制造矫形器时,注意不要使 MCP 关节的尺侧副韧带张力过高。

手指和拇指关节内收

5E 手指和拇指关节内收手法治疗技术

- 非闪动式关节松动术
- 闪动式关节松动术
- 肌肉能量技术
- 动态关节松动术

- 拮抗松弛术
- 肌筋膜松解术
- 软组织松解术
- 自我松动术

关节: 手指
手指和拇指关节内收活动限制

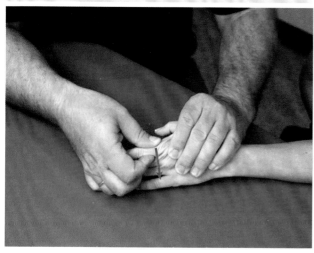

图 5-54

手法治疗类型: 非闪动式关节松动术
受限的运动: 手指 MCP 关节内收受限

患者体位: 坐位, 肘部弯曲, 手放在桌子上。
治疗师体位: 坐位。

1. 将治疗的指关节放置在屈曲 10°(松弛位)。
2. 治疗师一只手(稳定)放在 MCP 关节近端, 另一只手(操作)放在 MCP 关节远端的近端指骨上。
3. 治疗师分离关节。
4. 在组织活动受限处, 第二根手指向尺侧滑动, 并进行渐进式振动。第四、第五手指的指骨向外侧滑动, 在组织活动受限处进行渐进式振动。

注意: 手指 MCP 关节内收方向是与第三指位置相比较的。

关节:手指
手指和拇指关节内收活动限制

手法治疗类型:非闪动式关节松动术
受限的运动:拇指 CMC 关节内收受限

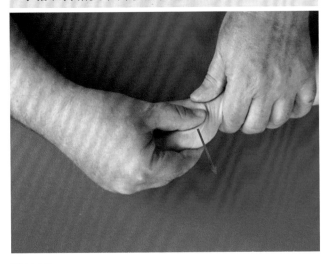

患者体位:坐位,肘部弯曲,手放在桌子上。
治疗师体位:坐位。
1.患者手放松,放在桌子上。
2.治疗师一只手(稳定)放在大多角骨,另一只手(操作)放在第一掌骨基底部。
3.治疗师分离关节。
4.治疗师向桡侧滑动关节,在组织活动受限处进行渐进式振动。

图 5-55

注意:第一 CMC 关节内收时,掌骨滚动、滑动方向和关节运动方向相反。

关节:手指
手指和拇指关节内收活动限制

手法治疗类型:闪动式关节松动术
受限的运动:手指 MCP 关节内收受限

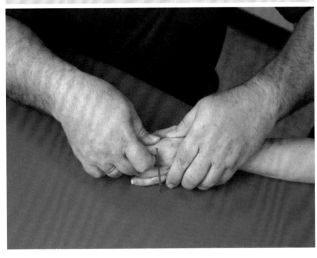

患者体位:坐位,肘部弯曲,手放在桌子上。
治疗师体位:坐位。
1.患者放松手,放在桌子上。
2.治疗师一只手(稳定)放在 MCP 关节近端,另一只手(操作)放在关节远端的指骨基底部。
3.治疗师向组织活动受限处外展、牵伸指骨。
4.治疗师将第二指骨向尺侧滑动,在组织活动受限处向内进行高速低幅推动。
5.治疗师滑动第四、第五指骨向外侧滑动,在组织活动受限处向外进行高速低幅推动。

图 5-56

注意:手指 MCP 关节内收方向是与第三指位置相比较的。内收通常是一种畸形的异常模式,因此本技术不常用。

关节:手指
手指和拇指关节内收活动限制

手法治疗类型:闪动式关节松动术
受限的运动:拇指 CMC 关节内收受限

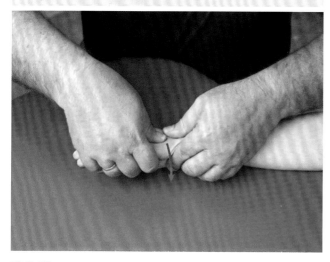

图 5-57

患者体位:坐位。

治疗师体位:坐位。

1.患者将上肢放在桌子上。

2.治疗师一只手放在拇指掌骨,另一只手放在大
　多角骨(腕骨)。

3.治疗师分离关节。

4.第一掌骨向掌面桡侧、下方滑动,在组织活动受
　限处进行,以增加内收活动度。

5.在组织活动受限处,治疗师向桡侧、下方进行高
　速低幅推动。

关节:手指
手指和拇指关节内收活动限制

手法治疗类型:肌肉能量技术
受限的运动:手指关节内收受限

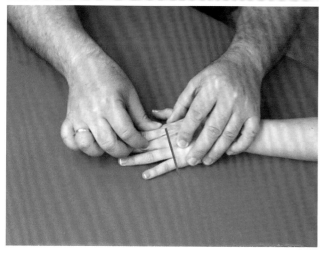

图 5-58

患者体位:坐位,肘部弯曲,手放在桌子上。

治疗师体位:坐位。

1.治疗师一只手(操作)放在指骨远端,另一只手
　(稳定)放于掌骨。

2.治疗师将组织张力推向指内收活动受限处,外展
　第二、第三或第五指骨。

3.患者做手指外展的等长收缩(远离受限部位),
　抵抗 2~3 磅的压力,维持 3~5 分钟,之后患者完
　全放松。

4.在休息时,治疗师将手指牵拉到新的活动受限
　处。重复此步骤,直到患者不再感觉放松,或内
　收指关节活动度不再改善。

注意:当肌卫现象显著时,本技术疗效显著(如骨间肌)。

关节:手指
手指和拇指关节内收活动限制

手法治疗类型:动态关节松动术
受限的运动:拇指关节内收受限

患者体位:坐位,前臂中立位,拇指上抬。
治疗师体位:坐位。

1.治疗师一只(稳定)手放在大多角骨,另一只手(操作)抓住第一掌骨基底部。
2.患者主动内收拇指时,治疗师分离拇指 CMC 关节,实施远离掌骨手掌面,并向桡侧的滑动。
3.重复此操作,直至患者可主动内收拇指。

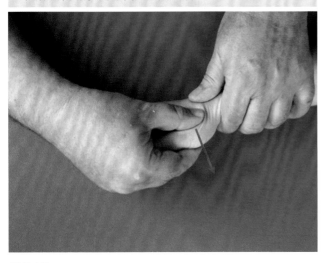

图 5-59

注意:当肌卫现象显著时,本技术疗效显著。CMC 关节内收时,掌骨滑动、滚动和运动方向相反。

关节:手指
手指和拇指关节内收活动限制

手法治疗类型:动态关节松动术
受限的运动:手指关节内收受限

患者体位:坐位,肘部弯曲,手放在桌上。
治疗师体位:坐位。

1.治疗师一只手(稳定)放在 MCP 关节近端,另一只手(操作)放在 MCP 关节远端的指骨。
2.患者主动内收手指时,治疗师将患者第二指向内收(尺侧)滑动,第四、第五指向外侧(桡侧)滑动。
3.重复此操作,直至患者可主动内收拇指。

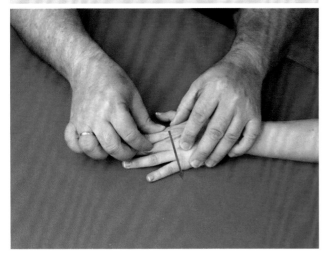

图 5-60

注意:手指 MCP 关节内收方向是与第三指位置相比较的。

关节:手指
手指和拇指关节内收活动限制

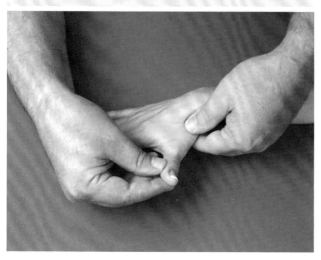

图 5-61

手法治疗类型:拮抗松弛术
受限的运动:拇指关节内收受限

患者体位:坐位,肘部弯曲,手放在桌子上。
治疗师体位:坐位。
1.治疗师按压高张力的拇外展肌(拇短展肌),按压不适点,找到张力最高的点。
2.治疗师让患者对不适感进行 10 个等级的评估。
3.治疗师被动向掌侧外展第一掌骨,同时维持按压直到压痛点的疼痛降至 2 级或以下。
4.治疗师保持患者这个姿势 90 秒。治疗师不需要在这一点上施加压力。90 秒结束后,治疗师恢复拇指位置至中立位、重新评估患者感到不适的位置,如果不适感高于 2 级,则需要重复治疗。

关节:手指
手指和拇指关节内收活动限制

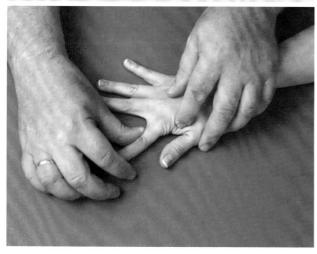

图 5-62

手法治疗类型:拮抗松弛术
受限的运动:手指关节内收受限

患者体位:坐位,肘部弯曲,手放在桌子上。
治疗师体位:坐位。
1.治疗师按压高张力的指外展肌(背侧骨间肌),按压不适点,找到张力最高的点。
2.治疗师让患者对不适感进行 10 个等级的评估。
3.治疗师被动外展患者 MCP 关节,同时维持按压直到压痛点的疼痛降至 2 级或以下。
4.治疗师保持患者这个姿势 90 秒。治疗师不需要在这一点上施加压力。90 秒结束后,治疗师恢复关节位置至中立位、重新评估患者感到不适的位置,如果不适感高于 2 级,则需要重复治疗。

关节:手指
手指和拇指关节内收活动限制

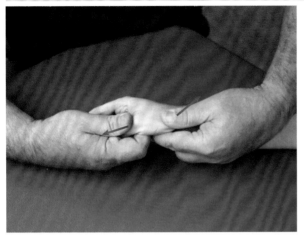

图 5-63

手法治疗类型:肌筋膜松解术
受限的运动:手指和拇指关节内收受限

患者体位:坐位。

治疗师体位:坐位。

1.患者将手放在桌子上。

2.治疗师一只手包绕拇指背侧,另一只手拇指朝上和腕骨平行放于腕骨上。

3.治疗师被动让患者拇指对掌。

4.在组织活动受限处,治疗师使用组织张力技术向尺侧方向在腕骨上松动筋膜。

5.在活动受限处施轻微压力一直保持至软组织变软和肌筋膜延长。

关节:手指
手指和拇指关节内收活动限制

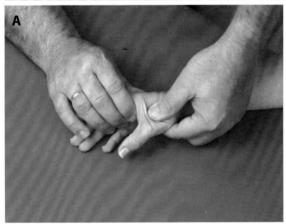

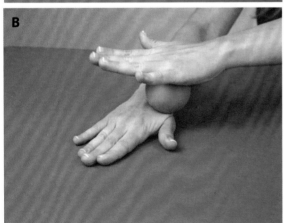

图 5-64

手法治疗类型:软组织松解术
受限的运动:手指和拇指关节内收受限

徒手软组织松解术

患者体位:坐位,肘部弯曲,手放在桌子上。

治疗师体位:坐位。

1.患者放松拇指,处于轻微屈曲位。

2.治疗师触诊拇短展肌或拇对掌肌,并深压。

3.在软组织上划圈(和肌纤维平行)或弹拨(和肌纤维垂直)。

4.重复此操作,直到软组织放松。

自我软组织松解术

患者体位:坐位。

1.患者放松手,平放在桌子上。患者将按摩球放在手背上,按摩拇短展肌或拇对掌肌。

2.患者可静止维持此状态或来回滚动球以放松软组织。

3.重复此操作,直至软组织放松。

关节:手指

手指和拇指关节内收活动限制

手法治疗类型:自我松动术

受限的运动:拇指 CMC 关节内收

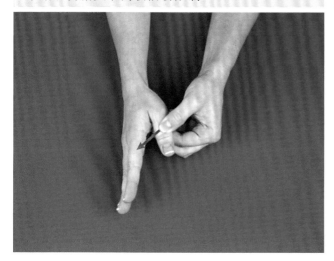

图 5-65

患者体位:坐位,肘部弯曲,手放在桌子上。

1.患者使用对侧拇指和示指朝屈曲、尺偏的方向松动拇指使其内收。

2.患者可静止维持此状态或渐进式振动 CMC 关节。

注意:患者进行松动的同时采取握持-放松技术。

第 6 章

髋关节

概述

本章着重讨论髋关节的生物力学及其相关手法治疗技术。

治疗技术

学习目标

完成本章节学习后,读者将能够:
- 描述髋关节的解剖与生物力学。
- 理解现有关于髋关节手法治疗技术的循证依据。
- 掌握治疗关节各个方向活动受限的 8 种技术。
- 描述各种手法技术的基本步骤。

概述

髋关节（髋股关节）是由髋臼和股骨头组成。该关节是一种具有 3 个自由度的球窝运动关节，分别为屈曲/伸展，外展/内收和内/外旋（见图 6-1）[1,2]。髋关节的主要功能是支撑体重。髋臼唇通过加深关节的深度，以及形成密闭的关节结构以提高关节的一致性和稳定性。髋臼唇浅层分布游离神经末梢和感觉接收器，其可能在关节的痛觉和本体感觉方面发挥着作用。髋臼唇主要由位于其表浅第三层的关节囊血管供血[1]。髋关节的血供来自旋股内侧动脉、旋股外侧动脉和小凹动脉，小凹动脉是闭孔动脉后段的一个分支，沿着股骨圆韧带一直延伸到股骨头部[3]。

髋臼窝为透明软骨所覆盖，臼口朝前外下方。髋臼向下成角为 35°~40°，而前倾角约为 20°。股骨头表面也覆盖着一层透明软骨。股骨头普遍被认为是圆形的，且女性的股骨头半径相对比男性小。

股骨头附着在股骨颈上，其与股骨干在冠状面上形成 120° 的倾斜角，在横截面上形成一个 10°~20° 的扭转角（图 6-2）。髋关节有一个强有力的关节囊，这对髋关节的稳定性有着重要意义。该关节囊近端附着在髋臼，远端连接股骨颈底部。髋关节囊周围有韧带加强，前方主要有两条囊内韧带：髂股（Y）韧带和耻股韧带，上方有坐股韧带（见图 6-3），关节囊的后下部分，因为缺少韧带的加强而相对较薄[1]。

髋关节松弛位为屈曲 30°，外展 30° 且髋关节轻度外旋位。髋关节的锁定位相当于髋关节处于完全伸展、外展和内旋的位置[4]。关节囊限制模式通常是

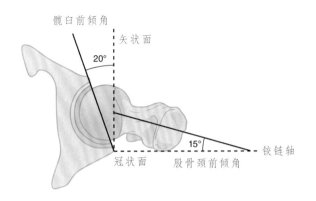

图 6-2　髋股关节解剖。

指屈曲、外展以及内旋角度的受限，尽管有时后伸角度也有可能受限[5]。当股骨与髋臼进行相对移动（开链运动），股骨头会向与远端股骨运动相反的方向进行滑移，这与凸/凹原则一致。中立位做屈曲运动时，股骨头在矢状面向后旋转，中立位做伸展运动时，股骨头在矢状面向前旋转。外展时，股骨头在冠状面上做向下滑移，相反，内收时股骨头向上滑移。而股骨头在横截面上向前滑移时，往往伴随着外旋；髋关节内旋时股骨头向后滑移。正常的髋关节活动度是屈曲 120°、伸展 15°~20°、外展 45°~50°、内收 20°~30°、内旋 30°~40°，以及外旋 40°~60°[1,2]。

髋关节的动态稳定控制是由 27 块作为主要运动肌或稳定肌的肌肉提供的[1,6]。在冠状面上主要的稳定肌是臀中肌。梨状肌为屈曲运动的主要动力肌，并可能在髋关节前部的稳定控制中起作用。外旋肌肉组，包括梨状肌，在髋关节的动态稳定中起到作用，与内旋肌肉一样。臀大肌是髋关节伸展的主要动

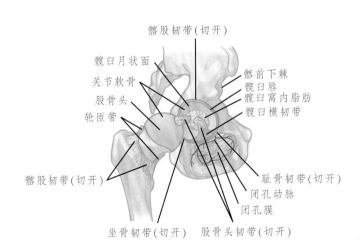

图 6-1　髋股关节解剖。

力肌[1,3,6]。图 6-4 示臀肌和深层外旋肌。

　　由于髋关节的承重功能，骨关节炎(OA)是髋关节的一种常见疾病，尤其随着年龄的增长。骨关节炎的特点是，负重时中等程度的髋外侧和(或)内侧疼痛，年龄 50 岁及以上，内旋和屈曲活动度丧失超过 15°，以及晨僵持续时间少于 1 小时(见图 6-5)[7]。有中等强度的证据表明，针对轻度的髋关节炎患者，手法治疗可在短期内有效缓解疼痛，增强运动能力和改善功能。手法治疗可以与运动疗法、功能训练和患者宣传教育相结合，共同用于骨关节炎的治疗管理[7]。

　　也有一些非关节炎的情况也可导致髋关节疼痛[6]。一项最近的临床实践指南[7]概述了这些情况，这包括股骨髋臼撞击、结构不稳、关节唇撕裂、骨软骨损伤、游离体、圆韧带损伤和感染。手法治疗可能在治疗疼痛、关节和(或)肌筋膜运动障碍方面有一定益处。在手法治疗之前，应注意鉴别是否存在可能的手法治疗相关的禁忌证，包括关节存在过度活动，以及在股骨髋臼撞击的情况下应避免使用关节活动度终末端部技术[6,7]。

　　髋关节疼痛可能是其他解剖结构和区域中功能障碍和疾病的表现。腰骨盆功能障碍也可能是导致髋关节牵涉疼痛的原因，如腰椎管狭窄和腰椎神经根病。治疗者还应针对由于髋关节非机械性因素导致的髋关节痛，并进行系统的筛查[1,7]。

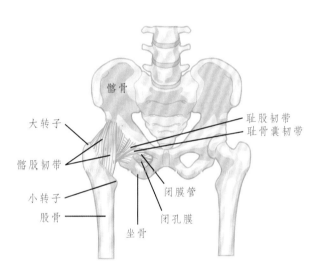

图 6-3　髋关节韧带。

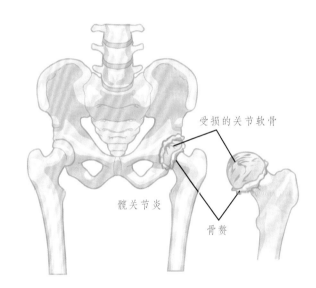

图 6-5　髋关节骨关节炎。

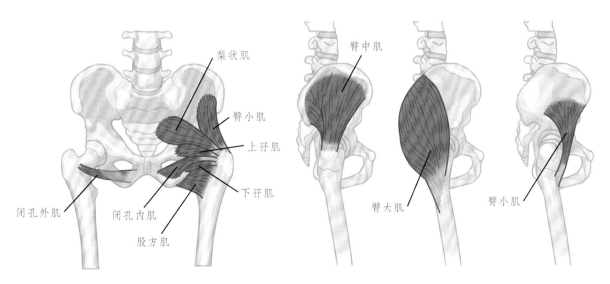

图 6-4　稳定髋关节的肌肉结构。

案例分析

患者,男,63 岁,临床表现为左髋关节疼痛。相关病史包括:骨关节炎、腰椎管狭窄。手术史包括右全膝关节置换术。患者喜欢每周打 3 次高尔夫球;然而,在上个月,由于左髋关节疼痛导致他在打高尔夫球时挥杆受限。患者是右利手。物理治疗检查结果显示:主被动关节活动范围终末端均有疼痛,和以关节囊受限模式为主的主被动活动度下降,股骨前后向和侧向滑移受限,髋周力量下降。肌肉长度测试表明髂腰肌的肌肉长度缩短。

问题

1.髋关节的关节囊受限模式是什么?

2.如何确定关节炎症是急性、亚急性还是慢性?

3.这些信息将如何指导关节手法干预?

4.什么样的运动适合上述患者增加髂腰肌长度? 提供具体训练参数。

5.什么运动适合上述患者增加髋关节伸展力量? 提供具体训练参数。

在一个案例系列中,MacDonald 等[8]发现髋关节骨关节炎患者经过手法治疗和训练后疼痛减轻,关节活动度增加。相关手法治疗技术包括:

仰卧

- 轻度外展位下的非闪动式关节长轴摆动。
- 进展为完全外展位。
- 在松动带辅助下,做非闪动式股骨外向滑动。
- 向外滑动伴复合式旋转。
- 于关节放松位行长轴闪动式关节松动/操作。
- 在轻度外展位,行关节闪动技术/手法。
- 髋关节屈曲位,做非闪动式向下滑动技术。

侧卧

- 于股骨前侧非闪动式松动/操作。
- 髋关节牵引下的非闪动式股骨向内滑动。
- 髋关节牵引下的非闪动式内向滑动加外展。

俯卧

- 股骨前向非闪动式滑移。
- 在 4 字体位下行股骨前向非闪动式滑移。

Hoeksma 等[9]做的一项单盲随机对照试验中,纳入了 109 例髋关节骨性关节炎患者。他们发现在 5 周的时间内,手法治疗方案比运动方案在改善疼痛和功能方面效果更胜一筹。手法治疗方案包括先牵伸髋关节处短缩肌肉,接着于髋关节处行长轴牵引技术,最后施以快速关节闪动手法。

Abbott 等[10]的一项 2×2 因子随机对照试验调查了 90 例单纯髋关节炎、116 例膝关节炎和 52 例同时存在髋关节和膝关节炎的成人患者。试验发现手法治疗优于运动疗法。运动疗法和手法治疗的结合也并没有产生额外的效果。手法治疗针对无论是膝关节炎还是髋关节炎的患者均能达到显著的症状的改善。

关键术语

　　髋关节囊受限模式：一般指在屈曲、外展和内旋角度的受限，尽管有时伸展也可能受限。

　　髋关节锁定位：完全伸展、外展和内旋。

　　髋关节分类：具有 3 个自由度的杵臼运动关节，分别为屈曲/伸展、外展/内收和内/外旋转。

　　髋关节描述：由凹陷的髋臼和凸起的股骨头组成。

　　髋关节松弛位：屈曲 30°，外展 30°且轻度外旋。

　　髋关节的主要功能：支撑体重/承重。

参考文献

1. Levangie PK, Norkin CC. *Joint Structure and Function: A Comprehensive Analysis.* 5th ed. Philadelphia, PA: F. A. Davis Co; 2011.
2. Frankel VH, Leger D, Nordin M. *Basic Biomechanics of the Musculoskeletal System.* 4th ed. Philadelphia, PA: Wolters Kluwer Health/Lippincott Williams & Wilkins; 2012.
3. Moore KL, Agur AMR, Dalley AF. *Clinically Oriented Anatomy.* 7th ed. Philadelphia, PA: Wolters Kluwer Health/Lippincott Williams & Wilkins; 2013.
4. Magee DJ. *Orthopedic Physical Assessment.* 6th ed. St. Louis, MO: Saunders Elsevier; 2014.
5. Cyriax JH. *Textbook of Orthopaedic Medicine: Diagnosis of Soft Tissue Lesions.* (Vol 1, 7th ed.). London, England: Ballière Tindall; 1978.
6. Enseki K. Nonarthritic hip joint pain. *J Orthop Sports Phys Ther.* 2014;44(6):A1–A32.
7. Cibulka MT. Hip pain and mobility deficits: Hip osteoarthritis: Clinical practice guidelines linked to the international classification of functioning, disability, and health from the orthopaedic section of the American Physical Therapy Association. *J Orthop Sports Phys Ther.* 2009;39(4):A1–A25.
8. MacDonald CW, Whitman JM, Cleland JA, Smith M, Hoeksma HL. Clinical outcomes following manual physical therapy and exercise for hip osteoarthritis: a case series. *J Orthop Sports Phys Ther.* 2006;36(8):588–599.
9. Hoeksma HL, Dekker J, Ronday HK, et al. Comparison of manual therapy and exercise therapy in osteoarthritis of the hip: a randomized clinical trial. *Arthritis Rheum.* 2004;51(5):722–729.
10. Abbott JH, Robertson MC, Chapple C, et al. Manual therapy, exercise therapy, or both, in addition to usual care, for osteoarthritis of the hip or knee: a randomized controlled trial. 1: Clinical effectiveness. *Osteoarthr Cartil.* 2013;21(4):525–534.

髋关节手法治疗技术

髋关节一般活动

关节:髋关节

髋关节一般活动限制

手法治疗类型:关节牵引

受限的运动:髋关节活动受限

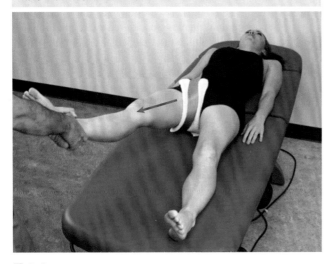

图 6-6

患者体位:仰卧于治疗床。

治疗师体位:站立于治疗床尾。

1.治疗师将手分别置于患者下肢远端内侧和外侧踝。

2.治疗师将患者髋关节提起至髋屈曲 30°,髋外展 30°以及髋外旋 5°的位置上。

3.治疗师将肘部锁定在 90°,并利用向后转移体重以对患者髋部产生牵引力。

4.治疗师需要通过双手抵抗组织张力来保持牵引力,直到患侧组织放松。

注意:治疗师还可握住患侧膝关节股骨髁位置的小腿,并将患侧小腿放在自身手臂下,同时抵在身体上。治疗师可在组织紧张处进行闪动式关节松动技术。髋关节放松位为髋关节屈曲 30°、髋关节外展 30°,以及髋关节外旋 5°。

髋关节屈曲

6B 髋关节屈曲手法治疗技术

- 非闪动式关节松动术
- 闪动式关节松动术
- 肌肉能量技术
- 动态关节松动术

- 拮抗松弛术
- 肌筋膜松解术
- 软组织松解术
- 自我松动术

关节:髋关节
髋关节屈曲活动限制

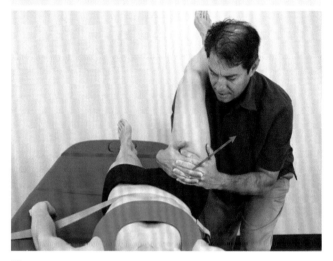

图 6-7

手法治疗类型:非闪动式关节松动术
受限的运动:髋关节屈曲受限

患者体位:仰卧于治疗床。
治疗师体位:站立于患者待治疗的髋关节一侧。
1. 治疗师抬起患者大腿,并将患者膝关节置于治疗师的肩膀上,患者另一条腿保持伸直。
2. 治疗师将手放在患者髋关节前部褶皱处准备进行手法操作。
3. 治疗师利用自身肩膀抬起患者大腿以增加髋关节屈曲。同时,用双手置一个等同相反的力在患髋关节处。
4. 在组织活动受限处,治疗师可用一个渐进摆动技术向后/下方松动髋关节囊。力主要是通过手或使用松动带产生的。该力是一个前到后/下方向的力。

注意:治疗师可以使用松动带环绕患者的腰部和桌子以固定患者。可以将松动带环绕患者股骨和治疗师的腰部,以协助治疗师松动患者股骨。松动带尽可能放置在股骨的近端。

关节:髋关节
髋关节屈曲活动限制

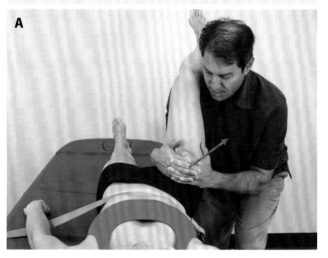

图 6-8(待续)

手法治疗类型::闪动式关节松动术
受限的运动:髋关节屈曲受限

患者体位:仰卧于治疗床。
治疗师体位:站立于患者待治疗的髋关节一侧。
1. 治疗师将手放在患者待治疗的髋关节前侧皱褶处准备进行治疗。
2. 治疗师抬起患者大腿,并把膝关节置于自身肩上,将患者另一侧腿伸直。
3. 当抬起大腿时,治疗师用自身肩部使患者髋关节屈曲。
4. 治疗师通过双手将一个大小相等的、方向相反的反作用力置于患者大腿前侧皱褶处(股骨近端),以放松软组织张力。

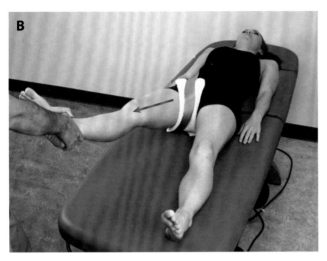

图 6-8(续)

注意:治疗师可以使用一条松动带环绕患者腰部以及股骨周围。这条松动带尽可能放置在股骨近端以稳定髋关节。参阅长轴牵引下闪动操作(图 6-8B)。

5.在活动受限终末端,治疗师施以高速低幅(HVLA)闪动手法。力的方向为前向后/下方。

关节:髋关节
髋关节屈曲活动限制

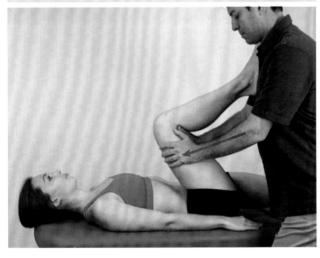

图 6-9

手法治疗类型:肌肉能量技术
受限的运动:髋关节屈曲受限

患者体位:仰卧。
治疗师体位:站/跪坐在患者的患侧。

1.治疗师将双手放在患侧大腿后方远端处,用治疗师的膝关节或松动带固定健侧大腿。
2.当患侧膝关节弯曲至 90°时,治疗师将患侧大腿抬至髋关节屈曲受限处。
3.嘱患者等长收缩臀肌和腘绳肌(远离受限处)至髋后伸位 3~5 秒。患者与治疗师形成约 5 磅的压力,然后完全放松。
4.一旦该处放松后,治疗师开始进一步放松其他软组织,并将患侧髋关节推向新的屈曲受限处。治疗师重复该操作,直到组织无进一步放松或髋关节屈曲活动度无新的改善。

注意:需要弯曲膝关节以防止腘绳肌限制髋关节屈曲动作,因腘绳肌其跨过双关节。

关节:髋关节
髋关节屈曲活动限制

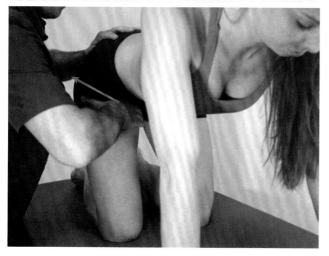

图 6-10

手法治疗类型:动态关节松动术
受限的运动:髋关节屈曲受限

患者体位:四点跪位于治疗床。
治疗师体位:站立于患者待治疗的髋关节的同一侧,且治疗师面朝患髋。
1.治疗师将手放在患者患髋大腿(股骨)近端前方处的皱褶处,另一只手放在患髋髂后上棘/后髂骨上方。
2.当患者由四点跪位向后移动以增加髋关节屈曲时,治疗师在患者患侧大腿前面近端施加一个后下方向的力(附属滑动)。治疗师还应同时向下按压髂骨后部以稳定骨盆。
3.当患者通过来回向后摆动以屈曲自身髋关节时,治疗师将患侧髋关节囊向后下方滑动,以放松局部组织张力。
4.该力是施加于组织活动受限处的一个前到下/后方向的力。
5.重复此操作,直到髋关节屈曲角度达到显著改善。

注意:治疗师可以站在患者的后面,也可以站在患者的前面向后推。

关节:髋关节
髋关节屈曲活动限制

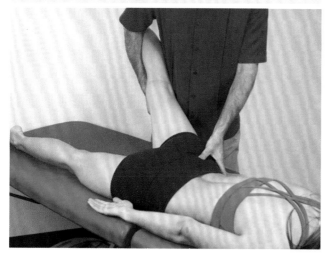

图 6-11

手法治疗类型:拮抗松弛术
受限的运动:髋关节屈曲受限

患者体位:俯卧。
治疗师体位:站立于患者的患侧,在此位置上应使患者的患侧髋关节和膝关节保持伸展。
1.患者俯卧,双下肢伸直。治疗师触诊患侧臀肌可发现其张力过高。随后治疗师轻按患者感到不适的肌肉,并找出患者张力最高,自觉最不适的点。治疗师让患者对不适感进行 10 个等级的评估。
2.治疗师帮助患者被动伸展髋关节和膝关节。
3.治疗师触诊患侧臀肌,并继续伸展和旋转患侧髋关节,直到患者不适的位置的疼痛降至 2 级或以下。
4.治疗师使患者的患侧下肢在该位置下保持 90 秒,期间治疗师不需要持续按压患者的疼痛点。90 秒结束后,治疗师立即被动伸直患侧大腿,并再次进行检查该不适的位置。如果不适感高于 2 级,则需要重复治疗。

注意:使用本技术的目的是将张力过高的臀肌放松,进而使髋关节屈曲的范围扩大。该项技术也可重复用于椎旁肌。这是一种非直接治疗技术。

关节:髋关节
髋关节屈曲活动限制

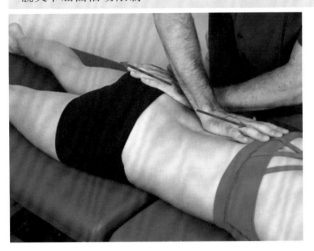

图 6-12

手法治疗类型:肌筋膜松解术
受限的运动:髋关节屈曲受限

患者体位:俯卧。
治疗师体位:站立于治疗床边。
1.患者俯卧。
2.治疗师触诊肌肉延展性受限的臀肌。
3.治疗师使用组织张力技术来松解肌筋膜。
4.治疗师触诊软组织,并在张力方向上对组织活动受限处施以轻微阻力,施压可达 3~5 分钟。治疗师双手反方向施力。
5.保持组织活动受限处局部的轻微压力直到其松弛和变软,肌筋膜被延长。

注意:根据臀肌区域中特定的肌肉走向(即臀大肌、臀小肌和臀中肌)而改变力的方向。

关节:髋关节
髋关节屈曲活动限制

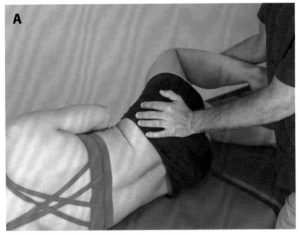

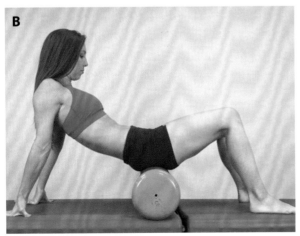

图 6-13(待续)

手法治疗类型:软组织松解术
受限的运动:髋关节屈曲受限

徒手软组织松解术
患者体位:侧卧并保持受累侧向上。
治疗师体位:站立于患者的患侧。
1.患者侧卧,并在患者双膝间放置一个枕头。
2.治疗师触诊患侧臀肌,并用手给予局部深层按压以放松臀肌。
3.治疗师可以通过轻柔的弹拨手法,或横向推动肌肉和肌腱的方式,以达到松解软组织的目的,另可在局部进行反复叩击以增加局部组织血液循环。
4.重复此操作,直至局部软组织放松。

自我软组织松解术
患者体位:仰卧在泡沫轴或按摩球上
1.患者通过臀肌接触泡沫轴将自身体重负荷置于泡沫轴上,同时患者保持双膝弯曲。
2.患者可通过固定关节或前后摆动臀部于按摩球/泡沫轴上,以放松臀肌处软组织。
3.重复此操作,直到局部软组织放松。

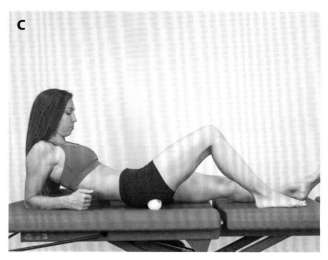

图 6-13(续)

注意: 如图 6-13B 和 6-13C 中, 可以在泡沫轴或球上放置一条毛巾。

关节:髋关节
髋关节屈曲活动限制

手法治疗类型:自我松动术
受限的运动:髋关节屈曲受限

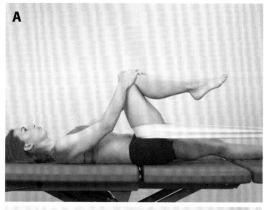

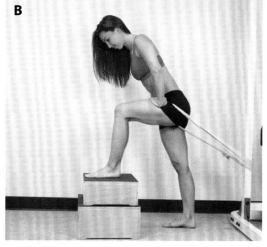

图 6-14

患者体位:仰卧。

1. 患者仰卧, 并屈曲患侧髋关节和膝关节。

2. 患者将健侧下肢伸直平放在治疗床上。并通过蹬踏墙, 以获得更多来自牵引带的牵引力。

3. 将一条松动带或厚弹力带尽可能高的环绕于患侧大腿。弹力带将在近端大腿处产生一后/下方向的分离拉力。

4. 患者屈曲患侧髋关节直至触碰其关节活动受限处。患者可在组织紧张处静态维持现有姿势或者通过摆动髋关节至屈曲位, 以在松动带的帮助下, 促进股骨头向下滑移。

5. 在组织受限处, 患者将患侧膝关节拉到贴近胸部以牵伸髋关节后侧的关节囊。这个力主要由松动带/弹力带产生。这个力是一个后向下的力。

注意: 可以在弹力带或者松动带内侧面, 放置一条毛巾以增加患者的舒适感。本项治疗也可在患者站立进行, 患者屈曲患侧下肢并将脚踩在台阶上, 参见图 6-14B。

髋关节伸展

6C 髋关节伸展手法治疗技术

- 非闪动式关节松动术
- 闪动式关节松动术
- 肌肉能量技术
- 动态关节松动术

- 拮抗松弛术
- 肌筋膜松解术
- 软组织松解术
- 自我松动术

关节:髋关节
髋关节伸展活动限制

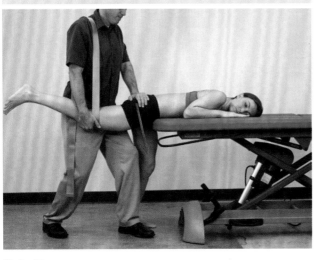

图 6–15

手法治疗类型:非闪动式关节松动术
受限的运动:髋关节伸展受限

患者体位:俯卧于治疗床边。
治疗师体位:站立于患者患侧大腿的内侧。

1. 患者俯卧。
2. 治疗师将上方的手放在患者臀部褶皱处,下方的手抓住患膝外侧以抬起大腿,治疗师并用小腿和前臂顶住患者身体。
3. 治疗师用下方的手将患者大腿抬高至髋关节后伸位。
4. 当患者大腿被抬至髋关节后伸位时,治疗师用上方的手在患者髋关节施加大小相等、方向相反的作用力。
5. 在关节活动受限处,治疗师可在患髋关节囊附近进行分级摆动手法。这个力为后向前的力。

注意:治疗师可将松动带环绕自身肩膀以及患者股骨附近。松动带尽可能置于患者股骨远端。嘱患者侧卧并保持腰部贴于治疗床面上。患侧髋关节在松动带的支撑下进行活动,患者将对侧下肢踩在地面上以承重。

关节:髋关节
髋关节伸展活动限制

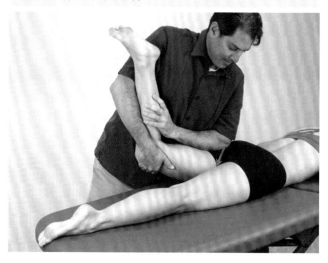

图 6-16

手法治疗类型:闪动式关节松动术
受限的运动:髋关节伸展受限

患者体位:俯卧于治疗床边。
治疗师体位:站立于患者的患侧。

1. 治疗师将上方肘顶在患者患侧的臀部皱褶处。
2. 治疗师通过握住患者膝盖,提起患者小腿直至髋关节后伸位,并用前臂固定患者小腿抵在自身上。
3. 当患者大腿被抬起时,治疗师用上方肘在患者臀部施加大小相等和方向相反的反作用力。
4. 当患者大腿从中立位被抬至最大伸展位时,治疗师用下方的手抵抗组织张力,在患侧髋关节局部施加反向牵引力。
5. 治疗师用上方的手在关节活动末端处行高速低幅闪动关节松动技术。在这个过程中,力的方向为从后向前并朝向治疗床下的力。

注意:治疗师可使用手在臀部皱褶附近做关节松动。

关节:髋关节
髋关节伸展活动限制

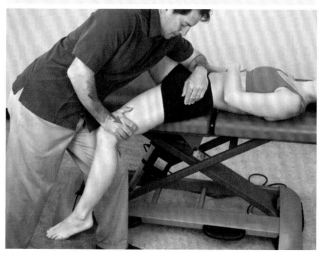

图 6-17

手法治疗类型:肌肉能量技术
受限的运动:髋关节伸展受限

患者体位:仰卧于治疗床旁,受累侧髋部离床。
治疗师体位:站立于患者的患侧。

1. 患者仰卧,患侧髋关节和大腿离开治疗床面,患者屈曲对侧髋关节并将脚踩在治疗床上。
2. 治疗师将上方的手放在患者骨盆上(髂前上棘)以起到稳定骨盆的作用。
3. 治疗师用下方的手放在患侧大腿远端,以抵抗髋关节后伸活动受限处的软组织张力。
4. 患者通过等长收缩其股四头肌和髂腰肌(远离关节受限位置)持续 3~5 秒,以屈曲髋关节,患者在此位置上用约 5 磅的力和治疗师做抵抗,然后完全放松。
5. 一旦患者放松,治疗师继续放松其他软组织,并将髋伸展活动度推至一新的受限处。重复该动作,直到组织无更进一步的放松或髋关节伸展活动度无增加。

关节:髋关节
髋关节伸展活动限制

手法治疗类型:动态关节松动术
受限的运动:髋关节伸展受限

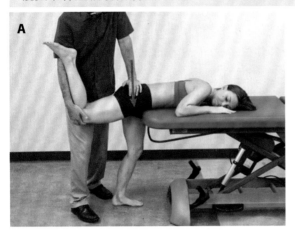

患者体位:俯卧于治疗床边。

治疗师体位:站立于患者的患侧。

1. 治疗师将上方的手放在患者臀部皱褶处,并辅以下方的手握住患者大腿前方,同时抬起患者小腿。

2. 患者抬起自身大腿至髋关节关节后伸位。

3. 当治疗师帮助患者抬起大腿时,治疗师会用上方的手在患侧股骨头后方施加一大小相等、方向相反的反作用力。

4. 当患者大腿从中立位被抬至最大伸展位时,治疗师用下方的手在股骨头位置行向前滑动以松解局部软组织,并促进股骨头向前滑移。

5. 重复此操作,直到获得显著的髋关节伸展。

注意:另一种可代替的手法治疗中,患者俯卧位,治疗师可将松动带环绕自身肩部以及患者股骨周围。松动带尽可能地放在患者股骨远端。嘱患者平躺并将腰部贴于治疗床上。患侧髋关节在松动带的支撑下进行活动。患者将对侧肢体踩在地面上以支撑体重。

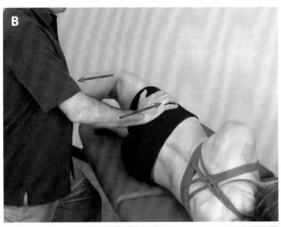

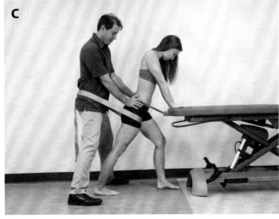

图 6–18

注意:本项治疗也可在患者侧卧,患侧髋关节在上的体位进行,参见图 6–18B。该治疗同样可在患者站立时辅以一条松动带下进行,嘱患者将健侧腿向前跨一大步以保持患髋关节后伸的姿势(见图 6–18C)。

关节:髋关节
髋关节伸展活动限制

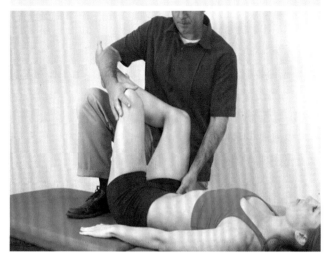

图 6-19

手法治疗类型:拮抗松弛技术
受限的运动:髋关节伸展受限

患者体位:仰卧,屈曲双侧髋关节和膝关节。

治疗师体位:站立于患者一侧,并将一只脚踩在治疗床上以支撑患者屈曲的髋关节和膝关节。

1. 患者仰卧,双下肢伸直。治疗师触诊发现患者腰大肌张力过高。治疗师按压患者不适感的肌肉,找到患者张力最高以及最不舒适的点。治疗师让患者对不适感进行 10 个等级的评估。

2. 治疗师被动屈曲患者髋关节和膝关节,并交叉放置患者踝关节。

3. 治疗师触诊患者腰大肌并屈曲患侧髋关节,将患者躯干从一侧旋转至另一侧,直至患者该触诊点的不适感下降到 2 级或以下。

4. 治疗师保持该姿势达 90 秒。但治疗师并不需要对该不适的位置施加 90 秒压力。90 秒结束后,治疗师帮助患者被动伸直下肢,并再次检查不适的位置。如果不适感高于 2 级,则需要重复治疗。

注意:本技术的使用目的是将张力过高的腰大肌放松,进而使得髋关节伸展的范围扩大。这是一种非直接治疗技术。

关节:髋关节
髋关节伸展活动限制

手法治疗类型:肌筋膜松解术
受限的运动:髋关节伸展受限

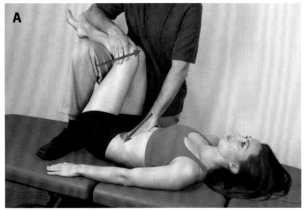

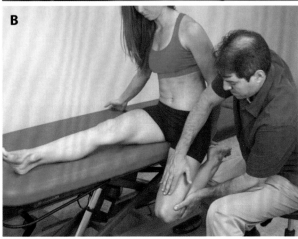

图 6–20

患者体位:仰卧屈膝。

治疗师体位:站立于患者的患侧。

1. 患者仰卧,髋关节和膝关节屈曲位。因为该体位易于患者腹部放松。

2. 治疗师触诊发现患者髂腰肌存在肌肉长度延展受限或一侧到另一侧的活动性受限。

3. 治疗师利用组织张力技术来松解筋膜。

4. 治疗师触诊局部软组织,并在张力方向上对受限处施以轻微压力,一次牵拉有时可持续 3~5 分钟。治疗师用双手分别向相反的方向施力。

5. 治疗师需要对该区域内的肌筋膜保持轻度牵拉,直至活动受限处的组织变得松弛以及治疗区域内的肌筋膜被拉长。

注意:本项技术也可用于髂前上棘附近的股直肌,施力的方向可从一侧到另一侧或沿着股直肌肌纤维方向,见图 6–20B。

关节:髋关节
髋关节伸展活动限制

手法治疗类型:软组织松解术
受限的运动:髋关节伸展受限

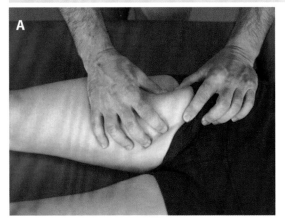

图 6–21(待续)

徒手软组织松解术

患者体位:仰卧。

治疗师体位:站立于治疗床的一侧。

1. 患者仰卧。

2. 治疗师触诊患者股直肌,并在局部持续施加深层压力以放松该肌肉。

3. 治疗师可以通过柔和的弹拨手法,以及横向推动肌肉和肌腱来进行软组织松解术。并可在局部辅以反复叩击以增加血液循环。

4. 重复此操作,直至软组织松弛。

注意:患者可在坐位时用手操作本技术。本技术也可重复用于髂腰肌放松。

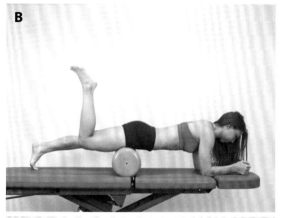

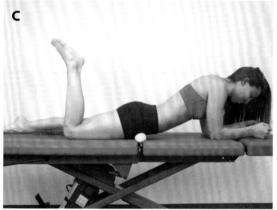

图 6-21(续)

自我软组织松解术

患者体位：俯卧在泡沫轴上。

1.患者俯卧位，将患侧大腿放在泡沫轴上。

2.并将对侧下肢平放在治疗床上。

3.患者可将患侧股直肌按压在泡沫轴上来回滚动。患者可静止维持在组织紧张处或者前后滚动以放松局部软组织。

注意：可以根据患者的舒适度选择是否放置毛巾。在患者能够耐受的情况下，也可选用多刺按摩球代替泡沫轴放在患者腰大肌下方(见图 6-21C)。

关节：髋关节

髋关节伸展活动限制

手法治疗类型：自我松动术

受限的运动：髋关节伸展受限

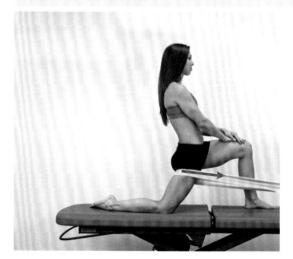

图 6-22

患者体位：单腿高跪位。

1.患者将患侧膝关节跪在治疗床上。

2.患者屈曲对侧膝关节，并将足踩在治疗床上。

3.将一根松动带或弹力带尽可能高的环绕患侧大腿。弹力带可在患侧髋关节附近产生向前的牵拉力。

4.患者主动伸展患髋关节，直到感受到局部组织张力。患者可选择静态保持在此紧张位或滚动髋关节到伸展位，以增加股骨头向前滑动。

5.在组织受限处，患者通过倾斜躯干至伸展位，以及患侧髋关节前向滑动以牵伸髋关节囊的前方。这个力主要由松动带产生，方向为后向前。

注意：可以在松动带或者弹力带内侧面放置一条毛巾以改善患者的舒适度。患者可把膝关节放在一个泡沫轴或大的巴氏球上，以促进髋关节平滑的伸展运动。

髋关节外展

6D 髋关节外展手法治疗技术

- 非闪动式关节手松动术
- 闪动式关节松动术
- 肌肉能量技术
- 动态关节松动术

- 拮抗松弛术
- 肌筋膜松解术
- 软组织松解术
- 自我松动术

关节:髋关节
髋关节外展活动限制

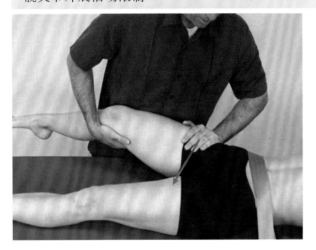

图 6-23

手法治疗类型:非闪动式关节松动术
受限的运动:髋关节外展受限

患者体位:仰卧,患侧髋关节抬离床面,膝关节
 屈曲。
治疗师体位:站立于患者的患侧。

1. 治疗师将上方的手放在患者患侧股骨大转子处;
 下方的手托于患侧大腿远端的下方。
2. 在治疗师被动外展患者髋关节的过程中,同时,
 治疗师握住患者大腿向床尾迈步以牵拉分离患
 者患侧下肢。治疗师被患者屈曲的膝关节环绕。
3. 治疗师用上方的手发力进行松动,力的方向朝
 向内下方。
4. 在组织活动受限处,治疗师可以通过分级摆动
 手法或者持续牵引,来松动患侧髋关节的关节囊。

注意:在外展患侧大腿时,可以使用松动带固定患者的骨盆和股骨大转子。

关节:髋关节
髋关节外展活动限制

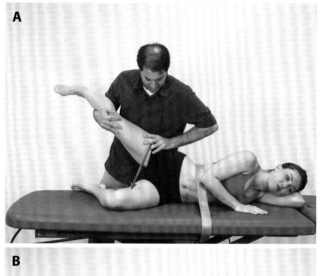

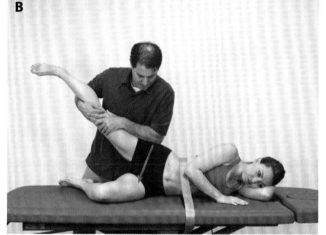

图 6-24

手法治疗类型:闪动式关节松动术
受限的运动:髋关节外展受限

患者体位:侧卧,患侧朝上,患侧膝关节朝治疗师方向屈曲。

治疗师体位:站立于患者的背后。

1.治疗师将上方的手置于患者患侧股骨大转子处,下方的手托住患侧股骨远端的内侧。

2.在治疗师将患者的髋关节被动外展的过程中,治疗师握住患者大腿的同时向床尾迈步,以牵拉分离患者患侧下肢。患者膝关节朝治疗师方向屈曲。

3.当治疗师外展患者的患侧髋关节时,在患者活动受限范围的末端,治疗师向患髋关节股骨大转子处施加一向内下方的力。

4.在活动受限范围末端,治疗师用上方的手向患侧髋关节行内下方向小范围的快速手法松动。

注意:治疗师可以用手肘发力行扳法,以治疗患者(详见图 6-14B)。

关节:髋关节
髋关节外展活动限制

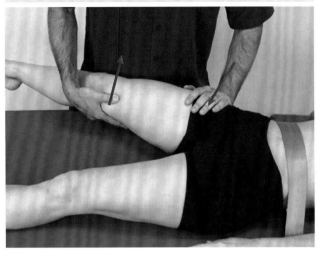

图 6-25

手法治疗类型:肌肉能量技术
受限的运动:髋关节外展受限

患者体位:仰卧于床旁,患侧靠近床边。
治疗师体位:站立于患者的患侧。

1. 治疗师用上方手固定患者的骨盆(髂前上棘处),用下方手托起患侧大腿远端内侧,以外展患者患侧髋关节。
2. 治疗师帮助患者被动外展患侧髋关节至活动受限处。
3. 嘱患者等长收缩患侧髋关节内收肌群达 3~5 秒(远离关节活动受限处),患者以约 5 磅的压力和治疗师做对抗,随后患者完全放松。
4. 一旦患者放松,治疗师继续外展患者患侧髋关节,直到碰触患者新的活动受限处。重复上述步骤,直到患者无法进一步放松为止或患者患侧髋关节的外展范围无进一步增加为止。

关节:髋关节
髋关节外展活动限制

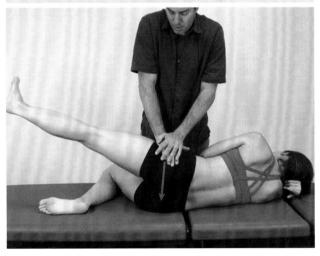

图 6-26

手法治疗类型:动态关节松动术
受限的运动:髋关节外展受限

患者体位:侧卧于治疗床边,并保持患侧朝上。
治疗师体位:站立于患者对面。

1. 治疗师将上方的手置于患者患侧股骨大转子处;下方的手托在患侧大腿远端下方。
2. 患者外展其患侧髋关节。治疗师在握住患者大腿的同时向床尾迈步,以牵拉分离患者患侧下肢。
3. 当治疗师用下方的手辅助患者髋关节外展的过程中,治疗师用上方的手在股骨大转子处向内侧下方行附属滑移松动,以放松局部组织张力。
4. 当患侧下肢处于外展位时,重复地、有节律性地操作本技术。

注意:治疗师可以使用固定带,以在外展过程中稳定患者的患侧股骨大转子。本技术可以在患者仰卧下进行,此时治疗师要站在患者患侧大腿的外侧。

关节:髋关节
髋关节外展活动限制

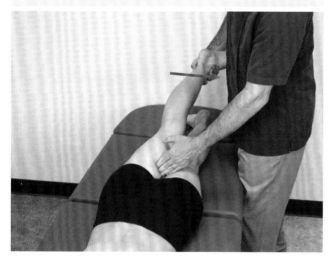

图 6-27

手法治疗类型:拮抗松弛术
受限的运动:髋关节外展受限

患者体位:俯卧,双下肢伸直。

治疗师体位:站立于患者患侧。

1. 患者俯卧,双下肢伸直。治疗师触诊患者内收肌群,并发现其张力过高。治疗师轻按不适的肌肉,随后通过进一步触诊找出患者张力最高,也就是最不舒服的点。治疗师让患者对不适感进行 10 个等级的评估。

2. 治疗师帮助患者被动内收并内旋患侧髋关节。

3. 治疗师触诊髋关节内收肌群并继续内收、内旋患者患侧下肢,直到患者不适的位置的评分下降至 2 级或以下。

4. 治疗师使患者患侧下肢在该位置下保持 90 秒,此期间治疗师不需要持续按压不适的位置 90 秒。90 秒后,治疗师即可被动伸直患者的患侧下肢,并再次检查不适的位置。如果不适的位置的疼痛高于 2 级,则需要重新治疗。

注意:本技术的使用目的是将张力过高的内收肌群放松,进而使得髋关节外展的范围得到扩大。这是一种非直接治疗技术。本技术也可在患者仰卧位下进行,此时,为了使患侧髋关节有更大内收、内旋的空间,患者应适当外展其健侧髋关节。

关节:髋关节
髋关节外展活动限制

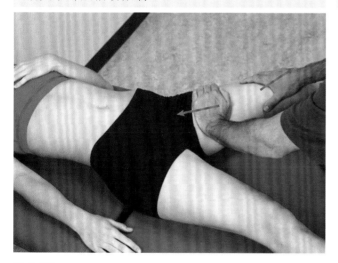

图 6-28

手法治疗类型:肌筋膜松解术
受限的运动:髋关节外展受限

患者体位:仰卧。

治疗师体位:站立。

1. 患者仰卧,外展患侧髋关节。

2. 治疗师触诊内收肌群的肌筋膜活动受限的程度,并将下方的手置于膝上,手心朝向膝关节,上方的手固定骨盆,掌心朝向骨盆。

3. 治疗师用组织张力手法来活动患者的肌筋膜。

4. 治疗师触诊软组织,并在张力方向上对受限处施以轻微压力,有时可持续 3~5 分钟。治疗师用双手分别向相反的方向施力。

5. 在活动受限处的阻力变得松弛,以及被治疗区域内的肌筋膜拉长前,治疗师需要对该区域内的肌筋膜保持轻度牵拉(步骤 4)。

注意:治疗师可以将枕头或用自己的腿支撑患者的患侧下肢。

关节:髋关节
髋关节外展活动限制

手法治疗类型:软组织松解术
受限的运动:髋关节外展受限

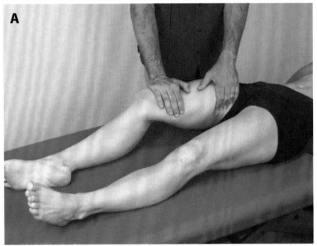

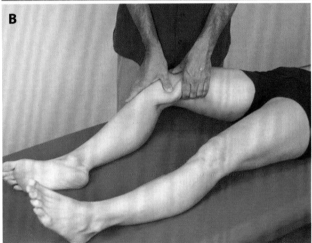

徒手软组织松解术

患者体位:仰卧。

治疗师体位:站立于治疗床边。

1.患者仰卧。

2.治疗师触诊内收肌群,并通过持续按压放松内收肌群。

3.治疗师可以通过柔和地弹拨,以及横向推动肌肉和肌腱的方式,从而达到松解软组织的目的,治疗师可在局部反复叩击,以促进组织血液循环。

4.重复上述步骤,直到软组织放松。

自我软组织松解术

患者体位:俯卧于泡沫轴上。

1.患者俯卧,在其患侧大腿内侧下方放置一个泡沫轴。

2.患者屈曲另一侧膝关节置于治疗床上。

3.患者通过泡沫轴来回按压患侧髋关节内收肌群,也可通过静态保持在组织紧张处或者前后来回按压以放松患侧髋关节内收肌群。

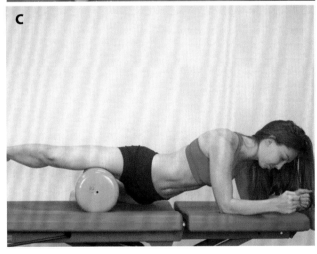

图 6-29(待续)

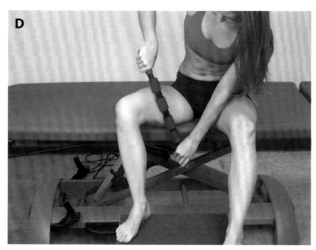

图 6-29（续）

注意：为了使患者在治疗过程中感到舒适，可以将一块毛巾铺在泡沫轴上。同时，患者可以根据自身的承受能力，使用多刺按摩球代替泡沫轴。患者也可在坐位下用一个按摩棒在内收肌附近来回滚动按压（详见图 6-29D）。

关节：髋关节 髋关节外展活动限制	**手法治疗类型**：自我松动术 **受限的运动**：髋关节外展受限

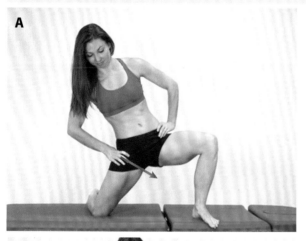

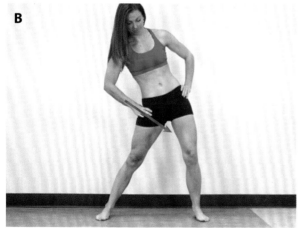

图 6-30

患者体位：跪姿外弓步。

1. 患者将重心压至患侧下肢；对侧下肢（不承重），髋关节屈曲 90°，处于弓步位。
2. 患者将手置于患侧股骨大转子的外侧上缘。
3. 患者向内下按压患侧下肢，并向患侧屈曲躯干，以牵拉患侧髋关节内侧软组织。
4. 当执行该操作时，患者需要用手向内侧下方朝地面的方向，推动患侧髋关节。

注意：患者亦可在站立时进行自我松解（见图 6-30B）。

髋关节内收

6E 髋关节内收手法治疗技术

- 非闪动式关节松动术
- 闪动式关节松动术
- 肌肉能量技术
- 动态关节松动术

- 拮抗松弛术
- 肌筋膜松解术
- 软组织松解术
- 自我松动术

关节: 髋关节
髋关节内收活动限制

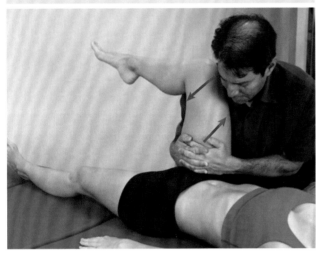

图 6-31

手法治疗类型: 非闪动式关节松动术
受限的运动: 髋关节内收受限

患者体位: 仰卧。
治疗师体位: 站立于患者的患侧。

1.治疗师将患者的患侧大腿置于髋关节屈曲90°。

2.治疗师将手置于患者的患侧大腿近端内侧附近。

3.治疗师向后迈步或者向后倾斜身体以通过自身的重量,将患者患侧髋关节向外侧牵拉;同时,治疗师在患者患侧膝关节处,用肩膀施加一个力度相等但方向相反的力。

4.在关节活动受限处,治疗师可选择运用分级摆动手法或者持续性牵引,以达到松动髋关节囊的效果。

注意: 治疗师可用一根松动带在环绕患侧股骨近端的同时,用手抵住患侧膝关节使其稳定,并向内侧推动患侧膝关节。

关节:髋关节
髋关节内收活动限制

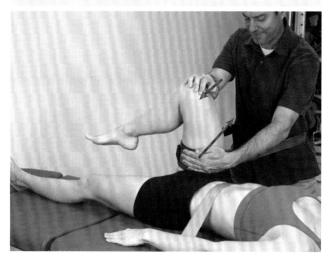

图 6–32

手法治疗类型:闪动式关节松动术
受限的运动:髋关节内收受限

患者体位:仰卧于治疗床。
治疗师体位:站立于患者的患侧。

1. 治疗师将松动带的一端固定于治疗师的腰部,另一端环绕并固定于患者大腿。松动带尽可能地放置在股骨近端处。
2. 治疗师将患者的患侧大腿置于髋关节屈曲 90°。
3. 治疗师将上方的手置于患者患侧膝关节处,下方的手用来固定小腿。
4. 治疗师向后迈步或者向后倾斜身体以通过自身的重量,将患侧髋关节向外侧牵拉;同时,治疗师在患侧膝关节处,用上方的手施加一个力度相等但方向相反的力。
5. 在组织受限处,治疗师可用下方的手抵抗组织张力。在受限处,治疗师在松动带的帮助下,对股骨头向外施加一次高速低幅地扳法,并向外牵拉股骨头。

注意:为了使患者在治疗过程中更舒适,治疗师可将一条毛巾垫在患者皮肤和松动带之间。治疗师在进行治疗时,也可采用直接手部接触患者,以代替松动带的方式,对患者进行治疗。在治疗过程中,治疗师应注意用肩膀抵住患者的患侧膝关节以起到固定作用,并嘱患者做髋关节外展。

关节:髋关节
髋关节内收活动限制

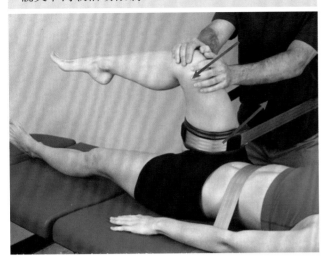

图 6-33

手法治疗类型:肌肉能量技术
受限的运动:髋关节内收受限

患者体位:仰卧于治疗床边缘。

治疗师体位:站立于患者的患侧。

1. 治疗师将松动带的一端固定于治疗师的腰部,另一端环绕于患者股骨处,松动带尽可能地靠近股骨近端放置。

2. 治疗师将患者的患侧大腿置于髋关节屈曲 90°。

3. 治疗师上方的手放在患者的患侧膝关节处,并用下方的手固定患侧小腿。

4. 治疗师向后迈步或将身体向后倾斜以通过自身的重量,将患者的患侧髋关节向外侧牵拉;同时,治疗师用上方的手,在患者患侧的膝关节处,施加一个力度相等,方向相反并指向内侧的反作用力。当抵触到组织受限范围末端时,维持在这一角度。

5. 嘱患者等长收缩髋关节外展肌群(远离组织受限处)持续 3~5 秒,患者以大约 5 磅的力和治疗师做对抗,随后患者完全放松。

6. 一旦患者放松下来,治疗师缓慢地将股骨头向外侧牵引,同时将向内侧推动膝关节,直到触碰到新的髋关节内收受限处。重复此步骤,直到无进一步地组织放松或者髋关节内收活动度无增加。

注意:为了使患者在治疗过程中更舒适,治疗师可以将一条毛巾垫在患者皮肤和松动带之间。治疗师在进行治疗时,也可以采用直接手接触患者的方式,以代替松动带对患者进行治疗。在采取这种治疗方式时,治疗师可以用肩膀抵住患者的患侧膝关节以起到固定作用。

关节:髋关节
髋关节内收活动限制

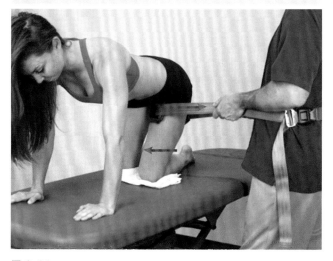

图 6-34

手法治疗类型:动态关节松动术
受限的运动:髋关节内收受限

患者体位:四点跪位。

治疗师体位:站立于患者的患侧。

1.治疗师将松动带的一端固定于自身腰部,另一端环绕并固定于患者大腿的近端,并向外侧牵引患者的患侧近端股骨。松动带尽可能靠近股骨近端放置。

2.治疗师将患者的患侧大腿置于髋关节屈曲90°。

3.在患者主动内收其患侧髋关节的同时,治疗师通过向外侧拉动松动带,使患者的患侧股骨近端产生一种向外滑移的附属运动。

4.伴随着患者主动内收患侧髋关节,治疗师有节律性地重复此动作。

注意:为了使患者在治疗过程中更舒适,治疗师可以将一条毛巾垫在患者皮肤和松动带之间。

关节:髋关节
髋关节内收活动限制

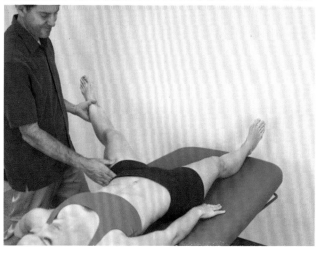

图 6-35

手法治疗类型:拮抗松弛术
受限的运动:髋关节内收受限

患者体位:仰卧,两腿伸直。

治疗师体位:站立于患者的患侧。

1.患者仰卧,双下肢伸直平躺于治疗床上。治疗师触诊患者患侧的阔筋膜张肌,判断其髂胫束的张力过高。随后通过进一步触诊找出患者张力最高和最不舒适的位置,治疗师让患者对不适感进行 10 个等级的评估。

2.治疗师帮助患者被动外展并外旋患侧髋关节。

3.治疗师触诊患侧髂胫束并继续移动患侧髋关节,直到患者不适的位置的疼痛下降至 2 级或以下。

4.治疗师使患者的患侧下肢在该位置下保持 90 秒,期间治疗师不需要持续按压患者的疼痛点。一旦 90 秒结束,治疗师即可将患者的患侧下肢被动地放回初始位,并再次进行检查。如果不适感的疼痛依然高于 2 级,则需要重复治疗。

注意:本技术的使用目的是放松张力过高的髂胫束,进而使得髋关节内收的范围扩大。这是一种非直接治疗技术。

关节:髋关节
髋关节内收活动限制

手法治疗类型:肌筋膜松解术
受限的运动:髋关节内收受限

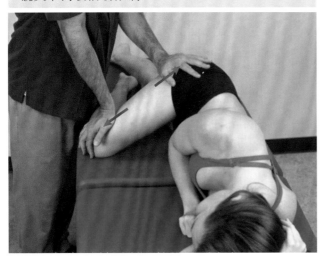

图 6-36

患者体位:侧卧。

治疗师体位:站立于患者对面。

1.患者健侧卧于治疗床上。

2.治疗师触诊阔筋膜张肌、髂胫束和臀中肌等可能限制筋膜滑动能力的组织。

3.治疗师运用组织张力技术来活动肌筋膜。

4.治疗师触诊软组织,并在张力方向上对活动受限处施以轻微压力,一次牵拉有时可持续 3~5 分钟。治疗师用双手分别向相反的方向施力。

5.治疗师对该区域内的组织始终保持轻度牵拉,直到活动受限终末端的阻力变小,治疗区域内的肌筋膜被拉长。

注意:治疗师可以沿着垂直于肌纤维走向的方向,从髂胫束或阔筋膜张肌的前侧缘往后侧缘轻轻地牵拉(弹拨),将其从与股四头肌粘连处剥离。同时,治疗师也要注重检查患者骨盆、脊柱的力线以及可能的内脏反射,这些可能都与肌筋膜活动受限/紧张有关。

关节:髋关节
髋关节内收活动限制

手法治疗类型:软组织松解术
受限的运动:髋关节内收受限

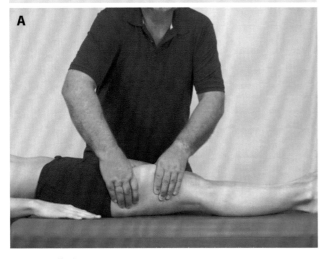

图 6-37(待续)

徒手软组织松解术

患者体位:侧卧,两膝关节之间放置一块枕头。

治疗师体位:站立于患者的健侧。

1.患者侧卧,两膝关节之间放置一块枕头。

2.治疗师触诊患者患侧髋关节外侧的组织结构,以寻找张力增高以及紧张的软组织,并给予局部深层按压。

3.治疗师可以通过轻柔弹拨手法,或向横向推动肌肉和肌腱的方式,以达到松解软组织的目的,另可在局部进行反复叩击以增加局部组织血液循环。

4.重复上述步骤,直到软组织放松。

注意:治疗师可使用牵伸软组织装置(如活塞)来辅助放松软组织。

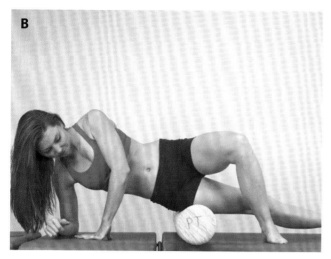

自我软组织松解术

患者体位:侧卧在泡沫轴或按摩球上。

1.患者患侧卧于治疗床,并将患髋关节外侧置于泡沫轴上。

2.患者屈曲健侧下肢,并将其踩在治疗床上。

3.患者在泡沫轴上来回滚动,以松解髋关节外展肌群。

4.患者还可将软组织局部静止按压在泡沫轴,或者通过前后滚动按压,以放松局部软组织。

图 6-37(续)

注意:为了使患者在治疗过程中感到舒适,患者可以将一块毛巾铺在泡沫轴上。同时,患者可以根据自身的承受能力,使用多刺按摩球代替泡沫轴。患者也可在"交叉盘腿坐"的体位下,使用按摩棍滚动按压髋关节外展肌群。

关节:髋关节
髋关节内收活动限制

手法治疗类型:自我松动术
受限的运动:髋关节内收受限

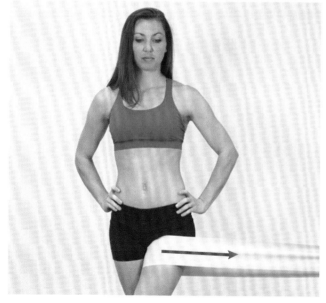

患者体位:站立,用一根弹力带环绕在患侧髋关节处。

1.治疗师可以将松动带,或弹力带的一端环绕在患者的股骨处,尽可能地靠近股骨近端放置,松动带的另一端附在墙上或者门把手上。

2.患者保持站立,并缓慢地内收髋关节。

3.在患者可忍受的范围内,患侧下肢向远离墙的方向跨。跨得越远,对髋关节外侧的牵引强度就越大。

4.上述动作可以重复多次,也可以静态保持在某个角度上。

图 6-38

注意:为了使患者在治疗过程中保持舒适,可以选择在弹力带下垫一块毛巾。

髋关节内旋

6F 髋关节内旋手法治疗技术

- 非闪动式关节松动术
- 闪动式关节松动术
- 肌肉能量技术
- 动态关节松动术
- 拮抗松弛术
- 肌筋膜松解术
- 软组织松解术
- 自我松动术

关节:髋关节
髋关节内旋活动限制

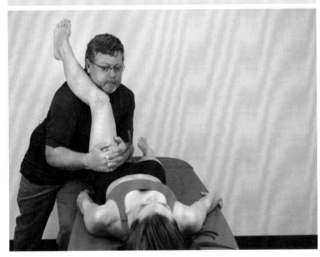

图 6-39

手法治疗类型:非闪动式关节松动术
受限的运动:髋关节内旋受限

患者体位:仰卧。

治疗师体位:站立于患者的患侧。

1. 治疗师将双手放在患者的患侧大腿前的褶皱处。
2. 治疗师抬高患者的患侧大腿,并将患侧的膝关节架在自己外侧的肩膀上,从而使得患者的髋关节处于内旋位。
3. 将大腿抬起的同时,治疗师用他们的肩膀将患者的髋关节屈曲 90°,并且内旋到可以感受软组织张力。
4. 治疗师在患者的大腿前褶皱处(股骨近端)用双手施加一组大小相等方向相反的力,以牵引髋关节。
5. 在组织受限处,治疗师可通过渐进性振动的方式,松解髋关节后下方的关节囊。

注意:治疗师可以将松动带一端环绕于自身腰部,另一端围绕患者股骨。松动带应尽可能地靠近股骨近端放置。

关节:髋关节
髋关节内旋活动限制

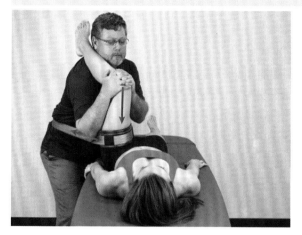

图 6-40

手法治疗类型:闪动式关节松动术
受限的运动:髋关节内旋受限

患者体位:仰卧于治疗床一侧。

治疗师体位:站立于患者的患侧,佩戴松动带。

1. 治疗师将患者的患侧髋关节屈曲 90°,并达到最大程度的内旋。

2. 治疗师将重心放内侧(靠近床边侧)的腿上,以便于治疗师利用自身重量来增加患者的内旋角度。

3. 治疗师将上方手放在患者患侧的膝关节上,以稳定膝关节;下方手放在患者的患侧大腿上。并且通过使用松动带,治疗师可以在患者的患侧髋关节处施加额外的牵引力。

4. 在髋关节内旋活动度受限处,治疗师通过松动带牵引髋关节的同时,向关节囊后方施加一次高速低幅的扳法。

注意:治疗师也可以用双手握住大腿进行牵引,然后旋转并向关节的后方行扳法。

关节:髋关节
髋关节内旋活动限制

手法治疗类型:肌肉能量技术
受限的运动:髋关节内旋受限

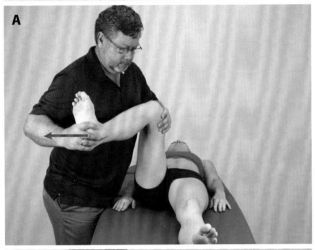

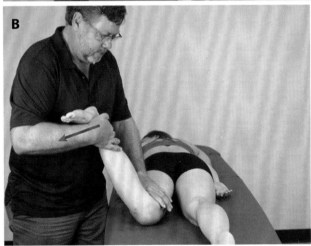

图 6-41

患者体位:仰卧于治疗床一侧。

治疗师体位:站立于患者的患侧。

1. 治疗师用上方手固定患者膝关节;下方手放在患者小腿处,控制患侧髋关节内旋。
2. 治疗师将患者的患侧下肢髋关节和膝关节屈曲90°,并最大限度地内旋髋关节直到组织受限处。
3. 嘱患者等长收缩自己的髋关节外旋肌群(远离组织受限处),并以大约 5 磅的力和治疗师做对抗,单次发力维持 3~5 秒,随后患者完全放松。
4. 一旦患者放松下来,治疗师继续内旋患者的患髋关节,直到触及新的活动受限处。重复此步骤,直到患者无法放松或无进一步使髋关节内旋角度的增加。

注意:治疗师可以用松动带在患者的患侧髋关节产生一个额外的牵引力。该项治疗在患者俯卧下也可以进行(详见图 6-41B)。

关节:髋关节
髋关节内旋活动限制

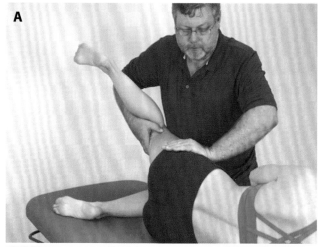

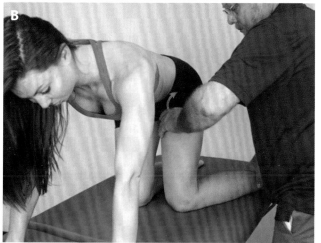

图 6-42

手法治疗类型:动态关节松动术
受限的运动:髋关节内旋受限

患者体位:侧卧,患侧髋关节在上。

治疗师体位:站立在患者的患侧。

1. 患者侧卧,屈曲患侧膝关节至 90°。患者双膝并拢,并将足部抬高,以内旋患侧髋关节。

2. 治疗师将上方手放在患侧髋关节前侧,下方手放在下肢上使其内旋。

3. 患者内旋髋关节时,治疗师施加一组向后的力,以促使股骨头向后做附属滑移运动。

4. 每当患者主动内旋患侧髋关节时,治疗师即对股骨头做向后滑移的附属运动。

注意:本项技术也可以在患者四点跪位,小腿内旋位下进行操作。当患者向后仰起至髋关节屈曲时,治疗师在患者患侧髋关节囊处施力,以促使股骨头向后滑移(见图 6-42B)。

关节:髋关节
髋关节内旋活动限制

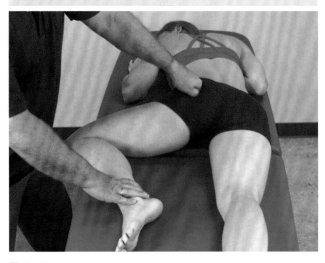

图 6-43

手法治疗类型:拮抗松弛术
受限的运动:髋关节内旋受限

患者体位:俯卧。

治疗师体位:站立于患者的患侧。

1.治疗师触诊梨状肌/臀肌发现其张力过高。随后轻按患者感到不适的肌肉,并找出患者张力最高,自觉最不适的点。治疗师让患者对不适感进行 10 个等级的评估。

2.然后,治疗师被动活动患者的患侧髋关节至外展、外旋位,即青蛙腿的姿势。

3.最后,治疗师触诊梨状肌并持续外展、外旋患者的患侧髋关节,直到不适感的疼痛下降至 2 级或以下。

4.治疗师使患者的患侧下肢在此位置下保持 90 秒,期间治疗师不需要持续按压患者的不适点。一旦 90 秒结束,治疗师被动伸直患者下肢,并再次对不适点进行检查。如果不适位置的疼痛高于 2 级,则需要继续治疗。

注意:本技术的使用目的是将张力过高的髋关节外旋肌群放松,进而使得髋关节内旋的范围扩大。这是一种非直接的治疗技术。

关节:髋关节
髋关节内旋活动限制

A

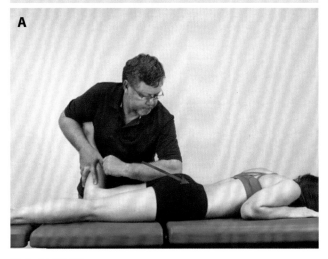

图 6-44(待续)

手法治疗类型:肌筋膜松解术
受限的运动:髋关节内旋受限

患者体位:侧卧,患侧朝上。

治疗师体位:站立于患者的身后。

1.患者健侧卧于治疗床,患侧朝上。

2.治疗师触诊梨状肌。治疗师用上方手稳定躯干,下方手或前臂抵住梨状肌。

3.治疗师用组织张力技术活动肌筋膜。

4.治疗师触诊软组织,并在张力方向上对活动受限处施以轻微压力,一次牵拉有时可持续 3~5 分钟。治疗师用双手分别向相反方向施力。

5.治疗师需要对此区域保持轻度压力,直到受限处组织变得柔软和放松,治疗区域内的肌筋膜被拉长。

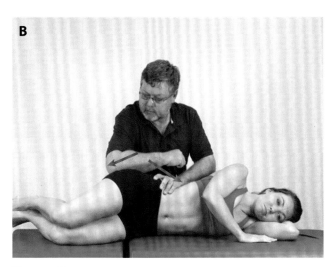

图 6-44（续）

注意：治疗师可以让患者俯卧位，配合不同的手法进行肌筋膜松解术治疗患侧髋关节内旋受限（详见图 6-44B）。

关节：髋关节
髋关节内旋活动限制

手法治疗类型：软组织松解术
受限的运动：髋关节内旋受限

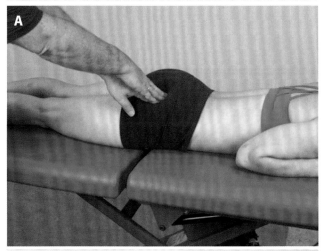

徒手软组织松解术
患者体位：俯卧。
治疗师体位：站立于治疗床旁。
1.患者俯卧。
2.治疗师触诊梨状肌。
3.治疗师从骶骨向大转子方向深度按压。
4.在患者梨状肌放松前，治疗师需要保持持续按压。
5.治疗师可以通过轻轻弹拨，或横向推动肌肉和肌腱的方式，从而达到软组织松解的目的。外加可在局部进行反复叩击，以促进组织血液循环。
6.重复上述步骤，直到软组织放松。

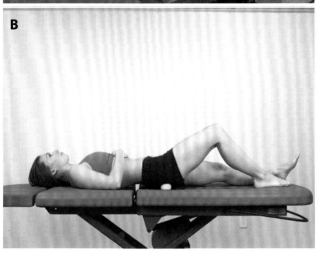

自我软组织松解术
患者体位：仰卧，患侧膝关节屈曲，在患侧的梨状肌下放置一泡沫轴或按摩球。
1.患者利用自身体重，施压于患侧的梨状肌。
2.患者可以持续按压患侧的髋关节外旋肌群，或通过躯干的活动，前后滚动按压患侧的髋关节外旋肌群。
3.重复上述步骤，直到髋关节外旋肌群得到放松。

图 6-45

关节:髋关节
髋关节内旋活动限制

手法治疗类型:自我松动术
受限的运动:髋关节内旋受限

患者体位:仰卧,双膝屈曲。

1.患者屈曲双膝,保持膝关节并拢,同时缓慢地将双脚向外侧同时移动如图 6-46A。

2.替代姿势:患者将一只手放在患侧膝关节的外侧。

3.患者向内下方推动患侧膝关节如图 6-46B。

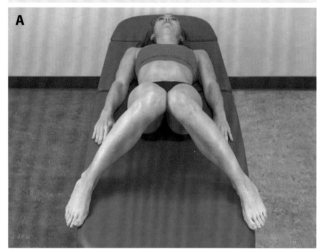

A

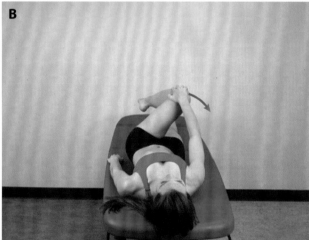

B

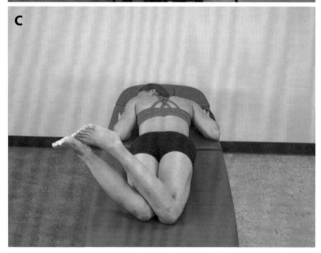

C

图 6-46

注意:本项治疗患者也可俯卧或者仰卧,用另一侧下肢牵伸患侧下肢,见图 6-46C。

髋关节外旋

6G 髋关节外旋手法治疗技术

- 非闪动式关节松动术
- 闪动式关节松动术
- 肌肉能量技术
- 动态关节松动术

- 拮抗松弛术
- 肌筋膜松解术
- 软组织松解术
- 自我松动术

关节:髋关节
髋关节外旋活动限制

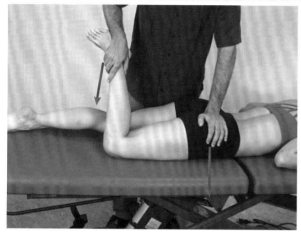

图 6-47

手法治疗类型:非闪动式关节松动术
受限的运动:髋关节外旋受限

患者体位:俯卧,4 字体位。
治疗师体位:站立于患者的健侧。

1. 治疗师将一只手置于患侧的股骨大转子,另一只手握住患者的小腿。
2. 治疗师将患者的患侧下肢放在髋关节外展、外旋位。当治疗师外旋患侧髋关节的同时,用一只手向患者的腹侧向下按压股骨头以抵抗组织张力。
3. 在活动受限范围的末端,治疗师可以在局部朝患者腹侧进行分级摆动操作。

注意:本技术也可在患者仰卧下进行,将患者患侧下肢髋关节和膝关节屈曲并外旋。治疗师可以用双手摆动患侧髋关节至外旋位。

关节:髋关节
髋关节外旋活动限制

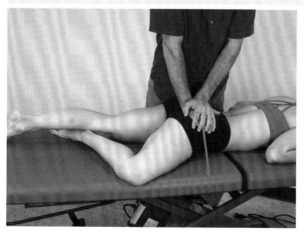

图 6-48

手法治疗类型:闪动式关节松动术
受限的运动:髋关节外旋受限

患者体位:俯卧,4 字体位。
治疗师体位:站立于患者的健侧。

1. 治疗师将一只手置于患侧的股骨大转子处,另一只手抓住患者的小腿。
2. 治疗师将患者的患侧下肢放在髋关节外展、外旋位。当患侧髋关节处在外旋位后,治疗师向内下方按压患侧小腿。
3. 在活动受限范围的末端,治疗师对患侧股骨大转子向前下方施加一次小高速低幅的扳法。

注意:本项治疗在患者仰卧下也可以进行。

关节:髋关节
髋关节外旋活动限制

手法治疗类型:肌肉能量技术
受限的运动:髋关节外旋受限

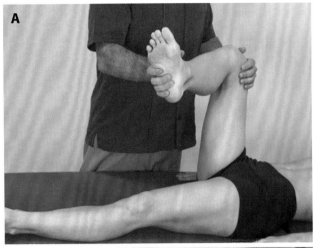

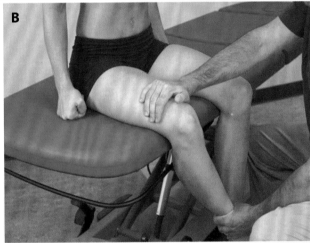

图 6–49

患者体位:仰卧在治疗床一侧。

治疗师体位:站立于患者的患侧。

1. 治疗师将上方的手置于患者的膝关节处,以稳定膝关节,下方的手托住小腿。

2. 治疗师将患侧下肢被动固定在髋关节、膝关节屈曲 90°的位置,并外旋患侧髋关节,直到触及患者活动受限处。

3. 嘱患者等长收缩髋关节内旋肌群 3~5 秒(远离组织受限处)。患者用大约 5 磅的力和治疗师做对抗,然后治疗师嘱患者放松。

4. 一旦患者放松下来,治疗师进一步外旋患者的患侧髋关节,直至触及新的组织受限处。重复上述步骤,直到患侧髋关节外旋活动度无增加,或组织无进一步的放松。

注意:本技术也可以在坐位下进行(详见图 6–49B)。

关节:髋关节
髋关节外旋活动限制

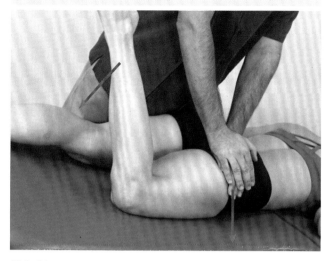

图 6-50

手法治疗类型:动态关节松动术
受限的运动:髋关节外旋受限

患者体位:俯卧。

治疗师体位:站立于患者的健侧。

1.患者的初始体位为俯卧,患侧膝关节屈曲 90°。

2.治疗师将上方的手置于股骨背侧或股骨大转子处;下方的手放在患侧膝关节处以维持下肢稳定。

3.当患者试图自主外旋髋关节时,治疗师向腹侧推动股骨头,以促进患髋关节股骨头进行向前附属滑移运动。

4.重复上述步骤,直到患者可以主动外旋其患侧髋关节。

关节:髋关节
髋关节外旋活动限制

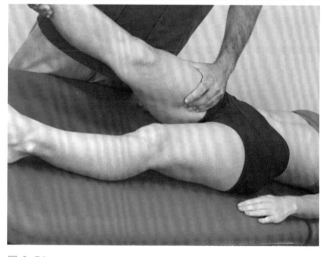

图 6-51

手法治疗类型:拮抗松弛术
受限的运动:髋关节外旋受限

患者体位:仰卧,下肢伸直。

治疗师体位:站立于患者的患侧。

1.患者仰卧,双下肢伸直。治疗师触诊患者内收肌群并发现其张力过高。治疗师轻按不适的肌肉。随后通过进一步触诊找出患者张力最高、最不舒适的点。治疗师让患者对不适感进行 10 个等级的评估。

2.治疗师帮助患者被动内收,并内旋患侧髋关节。

3.然后,治疗师继续触诊髋关节内收肌群并移动患侧下肢,直到患者触诊点处的疼痛下降至 2 级或以下。

4.治疗师使患者的患侧下肢在此位置下保持 90 秒,期间治疗师不需要持续按压患者不适的位置。90 秒结束后,治疗师被动将患者的患侧下肢伸直,并再次进行检查。如果不适的位置的疼痛高于 2 级,则需要继续治疗。

注意:本技术的使用目的是将张力过高的内收肌群放松,进而使得髋关节外旋的范围扩大。这是一种非直接的治疗技术。

关节:髋关节
髋关节外旋活动限制

手法治疗类型:肌筋膜松解术
受限的运动:髋关节外旋受限

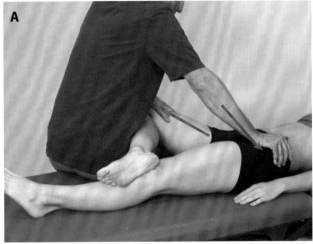

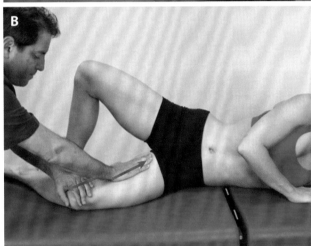

患者体位:仰卧。

治疗师体位:坐于患者的患侧旁。

1. 患者仰卧,患侧髋关节外展 30°,膝关节屈曲 90°(青蛙腿姿势)。

2. 治疗师的一只手朝向膝关节以触诊患者患侧髋关节的内收肌群,另一只手稳定患者对侧骨盆。

3. 治疗师运用组织张力技术来活动肌筋膜。

4. 治疗师触诊局部软组织,并在张力方向上对活动受限处施以轻微压力,一次牵拉有时可持续 3~5 分钟。治疗师用双手分别向相反的方向施力。

5. 治疗师对该区域内的肌筋膜保持轻度牵拉,直到活动受限末端处组织松弛和放松下来,以及治疗区域内的肌筋膜被拉长。

图 6–52

注意:治疗师可将枕头或治疗师的腿垫在患者患侧的大腿下,以支撑患侧髋关节外展、外旋。本技术也可以在患者侧卧下进行。在采用这种方式治疗患者时,治疗师双手的初始位应位于髋关节内收肌群自上而下长度的中点处,并沿着肌纤维走向,向肌群的两端牵拉(详见图 6–52B)。

关节:髋关节
髋关节外旋活动限制

手法治疗类型:软组织松解术
受限的运动:髋关节外旋受限

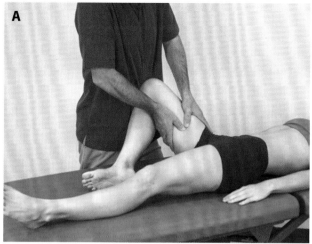

徒手软组织松解术

患者体位:仰卧,患侧髋关节外旋。

治疗师体位:站立于治疗床旁。

1.患者仰卧。

2.治疗师触诊内收肌群。

3.治疗师从耻骨联合向膝关节股骨内侧髁关节方向施加深部按压。

4.治疗师可以通过轻轻弹拨,或横向松动肌肉和肌腱的方式,从而达到软组织松解的目的,同时在治疗局部可以辅以反复叩击以增加局部血液循环。

5.重复上述步骤,直到软组织得到放松。

自我软组织松解术

患者体位:俯卧,在患侧大腿内收肌下方放置一泡沫轴或按摩球。

1.患者俯卧,患侧髋关节置于外旋位,并在患侧大腿内侧下方放置一个泡沫轴或按摩球。

2.患者将另一只脚放在治疗床上,膝关节屈曲。

3.患者来回持续按压患侧髋内收肌群。患者可以通过静态维持在局部紧张处或前后来回按压,放松患侧髋内收肌群。

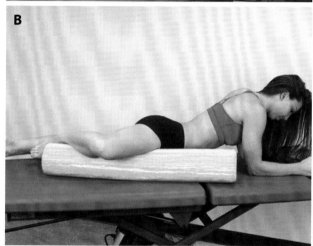

图 6-53

注意:为了使患者在治疗过程中感到舒适,可以将一块毛巾铺在泡沫轴上。同时,患者可以根据自身的承受能力,使用多刺按摩球代替泡沫轴进行训练。

关节:髋关节
髋关节外旋活动限制

手法治疗类型:自我松动术
受限的运动:髋关节外旋受限

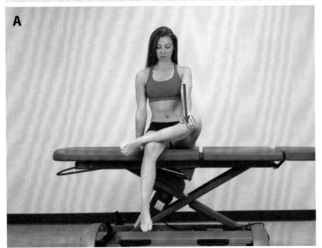

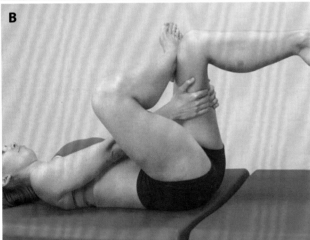

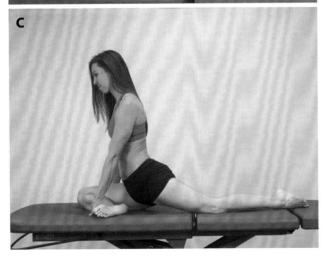

图 6-54

患者体位:坐于治疗床,盘起患侧腿,健侧下肢自
然下垂。

1.患者缓慢将患侧腿盘起,并将患侧踝关节置于
健侧膝关节上方。

2.患者将手放在患侧膝关节上方。

3.患者向下方推动患侧膝关节。

注意:患者亦可在仰卧位进行(详见图 6-54B),或在四点跪位或瑜伽中鸽式体位下(详见图 6-54C)进行自我
松动。

第 7 章

膝关节

概述

本章着重讨论膝关节的关节生物力学及其相关手法治疗技术。

治疗技术

7A 膝关节一般手法治疗技术

7B 膝关节屈曲(包括髌骨)手法
   治疗技术
- 非闪动式关节松动术
- 闪动式关节松动术
- 肌肉能量技术
- 动态关节松动术
- 拮抗松弛术
- 肌筋膜松解术
- 软组织松解术
- 自我松动术

7C 膝关节伸展(包括髌骨)手法
   治疗技术
- 非闪动式关节松动术

- 闪动式关节松动术
- 肌肉能量技术
- 动态关节松动术
- 拮抗松弛术
- 肌筋膜松解术
- 软组织松解术
- 自我松动术

7D 膝关节内旋手法治疗技术
- 非闪动式关节松动术
- 闪动式关节松动术
- 肌肉能量技术
- 动态关节松动术
- 拮抗松弛术
- 肌筋膜松解术

- 软组织松解术
- 自我松动术

7E 膝关节外旋手法治疗技术
- 非闪动式关节松动术
- 闪动式关节松动术
- 肌肉能量技术
- 动态关节松动术
- 拮抗松弛术
- 肌筋膜松解术
- 软组织松解术
- 自我松动术

学习目标

完成本章节学习后,读者将能够:
- 描述膝关节复合体的解剖与生物力学机制。
- 理解现有关于膝关节复合体手法操作技术的循证依据。
- 掌握针对关节各方向活动受限的 8 种手法。
- 阐明各种手法技术的基本操作步骤。

概述

膝关节复合体由 3 个关节组成:胫股关节、髌股关节和近端胫腓关节(见图 7-1)。近端胫腓关节在功能上与踝关节相关,本章将在第 1 章"踝关节"的基础上展开论述[1]。人体对膝关节复合体的功能需求既有负重也有运动功能需求,因此对该关节复合体稳定性和灵活性提出了较高要求。由于这些需求往往相互矛盾,导致膝关节复合体成为人体中最容易受伤的关节之一[1,2]。为了满足灵活性和稳定性需求,有许多韧带和肌肉穿过膝关节,韧带复合体主要提供该关节的稳定性[2]。胫股和髌股关节有一个共同的关节囊,其还与膝关节周围的许多滑囊相通[1]。

胫股关节由股骨下端和胫骨上端构成。该关节为双髁状关节,具有 3 个水平的自由度,分别是屈曲-伸展,内旋-外旋和外展-内收[1]。关节的主要运动是屈伸,然而,其他 2 个平面的运动也伴随屈伸运动进行。股骨关节面由股骨内侧髁和股骨外侧髁组成。外侧髁比内侧髁向前突出,而内侧髁则向远端突出。此外,内侧髁相对于外侧髁向远端突出更明显。考虑到股骨干角向内倾斜,股骨髁的不对称性使股骨髁与胫骨平台位于同一水平上,以达到锁扣机制,这也可解释髌股关节的不对称性[1,3]。股骨髁的关节面覆盖透明软骨,内侧关节面大于外侧关节面。股骨髁与

近端胫骨平台形成关节面。内侧胫骨平台的表面略大于外侧平台,两侧平台都覆盖透明软骨[3]。而凹陷的内侧和外侧半月板使几乎平坦的胫骨平台和弯曲的股骨髁之间得以吻合,从而使胫骨平台与股骨髁之间有更多的接触面积。半月板还可以减少关节间的摩擦并提升减震效果[1]。半月板是由纤维软骨组成的半圆形结构,其前角和后角固定在胫骨上(见图 7-2)。在膝关节的屈曲-伸展运动期间,2 个半月板均发生位移,由于特有的韧带结构和相对牢固的附着程度,C 形内侧半月板位移明显小于 O 形外侧半月板。屈曲时,2 个半月板都向后发生位移,而膝关节伸展时,半月板向前移动。半月板的外侧 1/3 有血管分布,而内侧 2/3 缺乏血管[3]。

膝关节的关节囊大而复杂,其包裹着胫股关节和髌股关节。关节的纤维浅层由囊内韧带加强,并连接到股骨远端和胫骨近端。这些囊内韧带包括内侧副韧带复合体,内侧和外侧伸肌(髌骨)支持带,髂胫(IT)束复合体和外侧筋膜,以及后部的弓形和后斜韧带。关节囊的内层由滑膜组成,并且与滑膜皱襞和滑囊相连[1,3,4]。内侧副韧带的功能主要是限制外翻和外旋。外侧副韧带是一条囊外韧带,主要限制内翻和外旋。十字韧带 (前方-前交叉韧带和后方-后交叉韧带)属于囊内韧带,位于关节滑囊外。前交叉韧带的主要功能是限制胫骨前移,同时还限制过伸和内翻/外翻。后交叉韧带的主要功能是限制胫骨相对于股

右膝

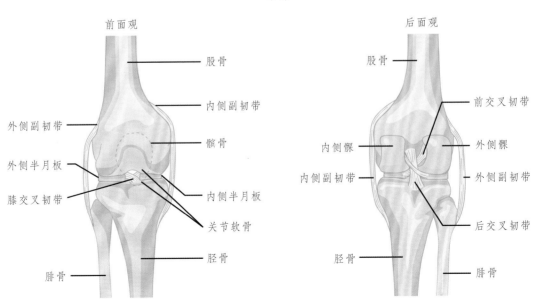

图 7-1　膝关节复合体的解剖结构。

膝关节的横断面观

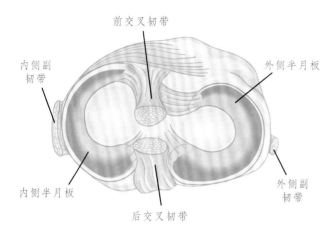

图 7-2 半月板的解剖结构。

骨后移,同时还限制内翻/外翻和侧向旋转[1]。膝关节复合体的韧带如图 7-3 所示。

胫股关节的松弛位为屈曲 20°~30°,紧张位为完全伸展位。膝关节的关节受限模式是指相较于伸展,屈曲角度受限更明显[2,5]。当胫骨相对于股骨运动时(开链运动),胫骨关节表面将沿与胫骨运动相同的方向滑移,这与凹凸定律一致。在关节做闭链运动时,股骨往相反方向滚动和滑移。当屈曲时,股骨关节表面将向后滑动,而在伸展时,股骨向前滑移(见

图 7-4)。胫骨外旋的同时,胫骨内侧髁将向前滑移,胫骨外侧髁向后滑移;当胫骨内旋时,滑移方向与胫骨外旋时方向相反[6]。正常的胫股关节活动度屈曲为 135°,伸展 0~10°,内旋 15°~20°,外旋 20°~30°[1,2]。

髌股关节由髌骨和股骨沟组成,髌骨是股四头肌腱中形成的一块籽骨,股骨沟位于股骨远端的前面,在内侧髁和外侧髁之间。髌骨的后侧面覆盖一层厚的关节软骨,并且具有与股骨沟中凹槽相对应的中央脊。关节有 3 个平面,每个平面在屈曲-伸展运动范围的不同阶段接触股骨关节表面,最内侧的小关节面仅在膝关节屈曲 135°时接触股骨(见图 7-5)。髌骨通过髌韧带附着于胫骨[1-3]。髌股关节高度不一致,因此该关节的稳定主要依赖于主动和被动稳定机制。因此,它经常受制于髌骨在股骨沟中的轨迹问题。髌股关节的主要功能是通过形成解剖滑轮机制来改善股四头肌的做功效率[6]。它还可以减少股四头肌远端的机械摩擦,并在关节囊的张力调节中

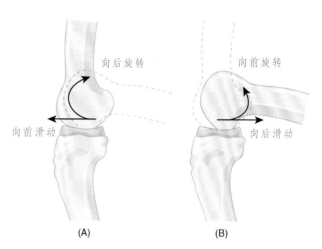

(A)   (B)

图 7-4 闭链运动中的关节屈曲(A)-伸展(B)的关节运动学。

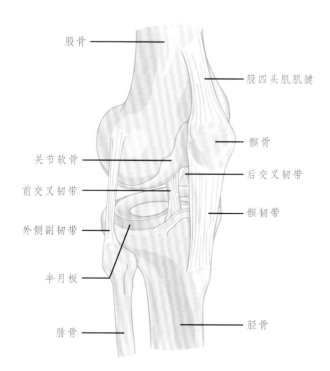

图 7-3 膝关节复合体的韧带组成。

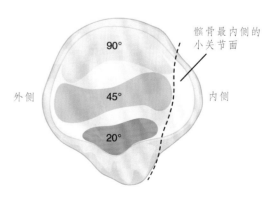

图 7-5 屈曲-伸展运动期间髌骨表面的接触区域。

起到一定作用[2]。

　　膝关节的主要动力可分为屈曲和伸展肌群（见图7-6）。根据具体的解剖结构,被分类为屈曲和伸展肌群的肌肉也会在另外两个运动平面产生力。屈膝肌群由7块肌肉组成：位于大腿后内侧的半腱肌和半膜肌,大腿后外侧的股二头肌长头和短头,大腿内侧的缝匠肌和股薄肌, 以及小腿后部的腘肌和腓肠肌。除了腘肌和股二头肌的短头外,其他都是双关节肌,除了膝关节以外还参与了髋关节或踝关节运动。伸膝肌群由股四头肌组成,4块肌肉中, 股直肌是唯一的双关节肌。股中间肌、股内侧肌和股外侧肌为单关节肌。4块股四头肌合并为股四头肌腱,并附着于髌骨近端,髌腱(解剖学上,更准确说应该是髌韧带)将髌骨远端连接到胫骨近端。股内侧肌和股外侧肌也附着于髌骨的内侧和外侧,因此,在髌骨的运动轨迹方面起着重要作用。膝关节复合体的动态控制由屈肌群和伸肌群之间的相互作用来实现[1,4]。

　　由于胫股关节的承重功能,导致膝关节出现包括骨关节炎在内的软骨病变非常普遍(60%~70%),尤其随着年龄的增长症状更加明显。骨关节炎的特征是, 负重时中度关节疼痛,年龄超过50岁,则屈曲活动度受限较伸展更严重, 晨僵持续时长小于1小时[5,7]。软骨缺损通常与前交叉韧带和其他韧带损伤有关,可能是由于关节静态稳定性丧失。中等强度证据表明仅手法治疗或与监督训练相结合, 能够在短期内有效地缓解骨关节炎患者的疼痛, 增加运动能力,以及改善骨关节炎患者的功能,并可延迟或避免手术[8,9]。手法治疗可与运动疗法、功能训练及患者宣教一起用于骨关节炎治疗[10-13]。此外,通常需要将手法治疗和监督运动纳入术后康复干预方案中。

　　胫股关节的常见非关节病变包括韧带和半月板损伤,这些结构的损伤往往会同时发生[7]。患有韧带和(或)半月板病变的患者发生软骨损伤和骨关节炎的风险也会有所增加。虽然这些疾病管理通常是采取外科手术、手法干预与监督训练和其他物理治疗方法相结合,可促进关节功能的恢复[7]。

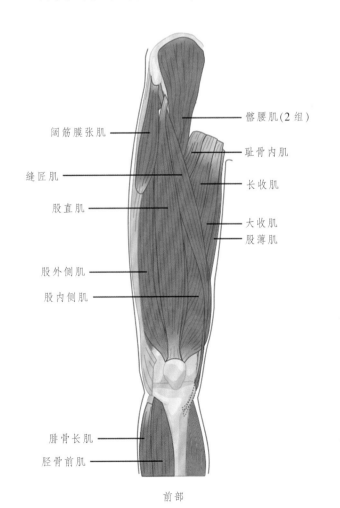
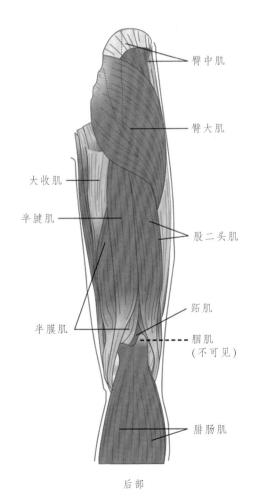

图7-6　大腿前部和后部的肌肉。

髌骨的不稳定性及关节挤压的增加是髌股关节最常见的病变形式。髌骨不稳定性通常是由于髌骨稳定肌(包括股内侧肌和股外侧肌)功能下降,以及髌骨支持带的过度活动。髌骨不稳定可导致髌骨错位、向外侧半脱位和侧向脱位。股内侧肌无力及 Q 角增加导致的髌骨活动性降低、髂胫束紧张,以及肌肉控制能力下降,以上这些因素可导致关节挤压增加(见图 7-7)[1,14,15]。髌股关节功能障碍的临床表现包括膝前痛、膝伸肌无力,以及关节运动时骨擦音或磨损。长时间的髌股关节功能障碍可导致软骨损伤和骨关节炎[2,16]。中等强度证据表明,手法治疗联合运动疗法、功能训练,以及康复宣教可有效缓解髌股关节功能障碍患者的疼痛,增加活动度并改善患者功能[14,17-19]。

考虑到包括髋、足及踝在内的整个下肢关节功能之间相关性,膝关节疼痛可能是其他解剖结构或区域中功能障碍和疾病的表现。腰椎-骨盆功能障碍可能是导致膝关节痛的一个原因,比如腰椎管狭窄症和腰椎神经根病变。手法治疗师还应对膝关节痛患者的非力学因素进行系统筛查,筛查重点应放在泌尿生殖系统和下消化道系统。

男性与女性 Q 角的对比

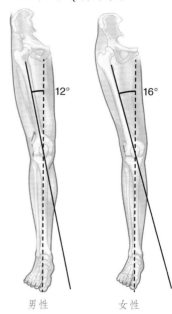

图 7-7　正常男性和女性的 Q 角。

案例分析

患者为 68 岁女性,左膝疼痛。相关病史包括骨关节炎和甲状腺功能减退。1 年前,患者是一位积极的慢跑者。在过去的 1 年中,患者的膝关节开始出现僵硬和疼痛,这限制了她慢跑、上下楼梯,以及进行任何下蹲活动的能力。物理治疗评估发现:

- 主动和被动关节活动度均受限,左膝屈曲活动度末端出现疼痛,以及胫骨后向滑移受限。
- 左侧腘绳肌长度缩短。
- 股四头肌和腘绳肌肌力下降。
- 影像学确诊为骨关节炎(OA)。

问题

1.膝关节的关节囊受限模式是什么?
2.如何确定关节炎症是急性、亚急性还是慢性?
3.这些信息将如何指导关节干预操作?
4.何种训练适合该名患者来增加腘绳肌长度? 请提供具体训练参数。
5.何种运动适合该名患者来增加股四头肌肌力? 请提供具体训练参数。

下述研究对手法治疗的有效性进行了检验,这其中包括关节滑移及动态松动技术(MWM):

- Abbott 等[20]的一项 2×2 因子随机对照试验,调查对象为 90 例单纯髋关节炎成年患者、116 例单纯膝关节炎和 52 例同时存在髋膝关节炎的成年患者,试验发现手法治疗优于运动疗法,而运动疗法联合手法治疗并未产生额外益处。手法治疗对于膝关节炎和髋关节炎患者症状均有显著改善。

- 2000 年,Deyle 和 Henderson 进行了一项随机对照试验,以检验手法治疗针对膝关节炎患者的治疗效果,包括被动关节生理和附属运动,以及软组织松动。对照组仅接受超声治疗。在为期 6 周的研究结束时,5%的手法治疗组受试者接受了全膝关节置换术(TKA),而对照组为 20%。

- 2005 年,Deyle 等[21]进行了一项类似的试验,该试验中对照组受试者接受标准化家庭锻炼计划(HEP)。在 4 周的随访中,发现治疗组(手法联合运动治疗)的西安大略省和麦克马斯特大学关节炎指数(WOMAC)评分提高了 52%,接受 HEP 的对照组相比之下提高了 26%。在 1 年的随访中,两组之间没有显著差异。

- Pinto 等[22]除了常规护理外,还对髋关节和膝关节炎患者进行手法治疗的经济学方面评估。试验结果表明,手法治疗和训练比常规护理更具成本效益。

- Jansen 等[23]对膝关节炎患者的疼痛及活动障碍采用的单纯力量训练、单纯运动疗法和被动手法松动进行了系统回顾。他们发现运动疗法联合手法松动缓解疼痛方面有中度效应,相较之下,患者自身进行的力量训练或运动训练只表现出低度的治疗效应。

- Rhon 等[10]研究了针对膝关节炎患者的手法治疗及扰动训练的治疗效果。经过 4 周的干预后,WOMAC 评分显著提高。试验发现平均改善值与之前的无扰动训练的手法治疗试验相似。

- Currier 等[24]致力于制订关于膝关节炎患者是否能通过髋关节松动可在短期内获益的临床预测法则,他们检查了 5 个相关变量:髋关节或腹股沟处疼痛、大腿前侧疼痛、膝关节被动屈曲角度小于 122°、被动髋内旋角度小于 17°,以及牵拉髋关节时出现疼痛。试验发现,如果存在以上 5 个变量中的 2 个,则阳性似然比为 12.9,且预测的成功概率为 97%。

关键术语

胫股关节囊受限模式:屈曲受限多于伸展。

胫股关节紧张位:完全伸展。

胫股关节休息位:屈曲 20°~30°。

关节开链运动:当胫骨相对于股骨运动(开链运动)时,胫骨关节表面将沿与胫骨运动相同的方向进行滑移,与凹凸定律一致。

髌股关节:由髌骨和股骨沟组成,髌骨是股四头肌肌腱中形成的一块三角形籽骨,股骨沟位于股骨远端前方,在内侧髁和外侧髁之间。

髌股关节功能:通过形成解剖滑轮机制,提高股四头肌做功效率并减少股四头肌远端摩擦,在调节关节囊张力方面也起到一定作用。

胫股关节分类:股骨远端的凸面与胫骨近端的凹面之间形成的关节。该关节是双髁状关节,具有 3 个自由度,分别是屈曲-伸展,内旋-外旋,以及内收-外展。

参考文献

1. Levangie PK, Norkin CC. *Joint Structure and Function: A Comprehensive Analysis.* 5th ed. Philadelphia, PA: F.A. Davis Co; 2011.
2. Magee DJ. *Orthopedic Physical Assessment.* 6th ed. St. Louis, MO: Saunders Elsevier; 2014.
3. Moore KL, Agur AMR, Dalley AF. *Clinically Oriented Anatomy.* 7th ed. Philadelphia, PA: Wolters Kluwer Health/Lippincott Williams & Wilkins; 2013.
4. Frankel VH, Leger D, Nordin M. *Basic Biomechanics of the Musculoskeletal System.* 4th ed. Philadelphia, PA: Wolters Kluwer Health/Lippincott Williams & Wilkins; 2012.
5. Cyriax JH. *Textbook of Orthopaedic Medicine: Diagnosis of Soft Tissue Lesions.* (Vol 1, 7th ed.). London, England: Ballière Tindall; 1978.
6. Kaltenborn FM, Evjenth O. *Manual Mobilization of the Joints: Joint Examination and Basic Treatment.* 6th ed., Oslo, Norway: Norli; 2007.
7. Logerstedt DS, Snyder-Mackler L, Ritter RC, Axe MJ, Godges JJ. Knee pain and mobility impairments: meniscal and articular cartilage lesions. *J Orthop Sports Phys Ther.* 2010;40(6):A1-597.
8. Deyle GD, Henderson NE. Effectiveness of manual physical therapy and exercise in osteoarthritis of the

knee. *Ann Intern Med*. 2000;132(3):173-181.

9. Pollard H, Ward G, Hoskins W, Hardy K. The effect of a manual therapy knee protocol on osteoarthritic knee pain: a randomised controlled trial. *J Can Chiropr Assoc*. 2008;52(4):229-242.

10. Rhon D, Deyle G, Gill N, Rendeiro D. Manual physical therapy and perturbation exercises in knee osteoarthritis. *J Man Manip Ther*. 2013;21(4):220-228.

11. Takasaki H, Hall T, Jull G. Immediate and short-term effects of mulligan's mobilization with movement on knee pain and disability associated with knee osteoarthritis—a prospective case series. *Physiother Theory Pract*. 2013;29(2):87–95.

12. Walsh NE, Hurley MV. Evidence based guidelines and current practice for physiotherapy management of knee osteoarthritis. *Musculoskeletal Care*. 2009;7(1):45–56.

13. Adams T, Band-Entrup D, Kuhn S, et al. Physical therapy management of knee osteoarthritis in the middle-aged athlete. *Sports Med Arthrosc*. 2013;21(1):2 10.

14. Witvrouw E, Callaghan MJ, Stefanik JJ, et al. Patellofemoral pain: consensus statement from the 3rd International Patellofemoral Pain Research Retreat Held in Vancouver, September 2013. *Br J Sports Med*. 2014;48(6):1–5.

15. Witvrouw E, Werner S, Mikkelsen C, Van Tiggelen D, Vanden Berghe L, Cerulli G. Clinical classification of patellofemoral pain syndrome: guidelines for nonoperative treatment. *Knee Surg Sports Traumatol Arthrosc*. 2005;13(2):122-130.

16. Donatelli R, Wooden MJ. *Orthopaedic Physical Therapy*. 4th ed. New York, NY: Churchill Livingstone; 2010.

17. van Dijk CN, van dT. Patellofemoral pain syndrome. *BMJ: British Medical Journal (International Edition)*. 2008;337(7677):1006–1007.

18. Simpson BG, Simon CB. Lower extremity thrust and non-thrust joint mobilization for patellofemoral pain syndrome: a case report. *J Man Manip Ther*. 2014;22(2):100–107.

19. Faltus J. Effective management of patellofemoral joint dysfunction. *Athletic Therapy Today*. 2009;14(6):40–42.

20. Abbott JH, Robertson MC, Chapple C, et al. Manual therapy, exercise therapy, or both, in addition to usual care, for osteoarthritis of the hip or knee: a randomized controlled trial. 1: Clinical effectiveness. *Osteoarthr Cartil*. 2013;21(4):525–534.

21. Deyle GD, Allison SC, Matekel RL, et al. Physical therapy treatment effectiveness for osteoarthritis of the knee: a randomized comparison of supervised clinical exercise and manual therapy procedures versus a home exercise program. *Phys Ther*. 2005;85(12):1301–1317.

22. Pinto D, Robertson MC, Abbott JH, Hansen P, Campbell AJ, MOA Trial Team. Manual therapy, exercise therapy, or both, in addition to usual care, for osteoarthritis of the hip or knee. 2: Economic evaluation alongside a randomized controlled trial. *Osteoarthr Cartil*. 2013;21(10):1504–1513.

23. Jansen MJ, Viechtbauer W, Lenssen AF, Hendriks EJM, de Bie RA. Strength training alone, exercise therapy alone, and exercise therapy with passive manual mobilisation each reduce pain and disability in people with knee osteoarthritis: a systematic review. *J Physiother*. 2011;57(1):11–20.

24. Currier LL, Froehlich PJ, Carow SD, et al. Development of a clinical prediction rule to identify patients with knee pain and clinical evidence of knee osteoarthritis who demonstrate a favorable short-term response to hip mobilization. *Phys Ther*. 2007;87(9):1106–1119.

膝关节手法治疗技术

7A 膝关节一般手法治疗技术

7B 膝关节屈曲(包括髌骨)手法治疗技术

7C 膝关节伸展(包括髌骨)手法治疗技术

7D 膝关节内旋手法治疗技术

7E 膝关节外旋手法治疗技术

膝关节一般活动

关节:膝关节

膝关节一般活动限制

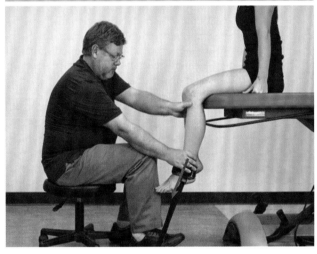

图 7-8

手法治疗类型:关节牵引

受限的运动:膝关节活动受限

患者体位:坐于治疗床上。

治疗师体位:坐于患者前方。

1.治疗师将手放在患者胫骨平台的前部。

2.治疗师通过用脚向下拉动足带,以在患者膝关节处产生牵引力。

膝关节屈曲

7B 膝关节屈曲(包括髌骨)手法治疗技术

- 非闪动式关节松动术
- 闪动式关节松动术
- 肌肉能量技术
- 动态关节松动术

- 拮抗松弛术
- 肌筋膜松解术
- 软组织松解术
- 自我松动术

关节:膝关节
膝关节屈曲活动限制

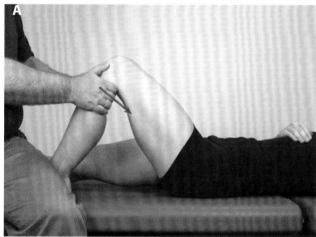

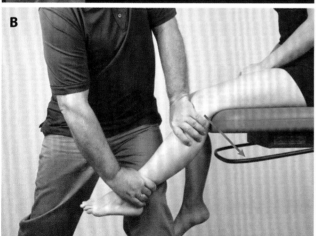

图 7-9

手法治疗类型:非闪动式关节松动术
受限的运动:膝关节屈曲受限

患者体位:仰卧于治疗床一侧。

治疗师体位:坐在患者患侧的治疗床上。

1. 治疗师将双手放在患者胫骨前上半部。
2. 治疗师用手抬起患者的大腿,并将其置于屈髋45°、屈膝90°位。
3. 治疗师对患者胫骨平台施加一个后向的力以推动胫骨向后。
4. 在软组织受限部位,治疗师可在局部施加渐进摆动手法操作。
5. 也可轻度内旋胫骨以促进膝关节屈曲运动。

注意:该手法可在髌膝关节的不同角度下进行。治疗师可将患者的膝关节抬离治疗床面的同时,以松动带固定股骨,再向后推动患者胫骨(见图 7-9B)。

关节:膝关节
膝关节屈曲活动限制

手法治疗类型:闪动式关节松动术
受限的运动:膝关节屈曲受限

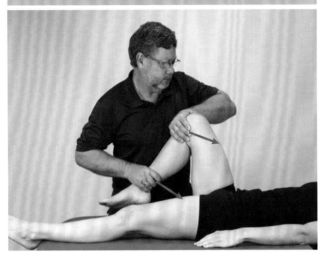

图 7-10

患者体位:仰卧于治疗床一侧。

治疗师体位:站立于患者的患侧。

1. 治疗师将一只手置于患者股骨远端/胫骨平台前方,用另一只手握住患者胫骨远端。
2. 治疗师抬起患者大腿使其髋关节屈曲 90°且膝关节屈曲至最大屈曲位。
3. 治疗师于患者胫骨远端施力以促使患者膝关节屈曲至组织紧张处。
4. 在活动受限处,治疗师施以高速低幅闪动手法松动。

关节:膝关节
膝关节屈曲活动限制

手法治疗类型:肌肉能量技术
受限的运动:膝关节屈曲受限

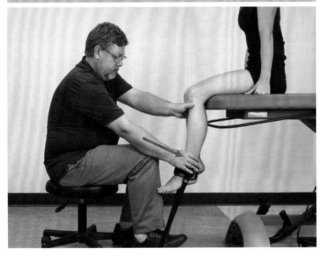

图 7-11

患者体位:坐于治疗床上。

治疗师体位:坐于患者面前。

1. 治疗师将手置于患者胫骨平台前部。
2. 治疗师通过拉动脚部足带以在患者膝关节处施加牵引力。
3. 当患者膝关节处于屈曲位时,治疗师在患者胫骨平台的前侧给予一个向后的力。
4. 治疗师将患者膝关节推至屈曲活动受限处。
5. 嘱患者等长收缩股四头肌(远离受限处)3~5 秒至膝关节伸展位,患者用大约 5 磅的力与治疗师相抵抗,然后患者完全放松。
6. 该受限处软组织放松后,治疗师将膝关节推向新的屈曲受限处。治疗师重复该操作直至组织无进一步放松或膝屈曲角度无新的突破。

关节:膝关节 膝关节屈曲活动限制	手法治疗类型:动态关节松动术 受限的运动:膝关节屈曲受限

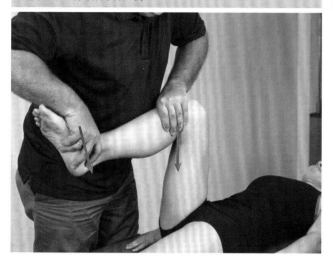

图 7-12

患者体位:仰卧于治疗床一侧。

治疗师体位:站立于患者的患侧。

1. 治疗师将上方手放在患者股骨远端前方,下方手置于胫骨平台前方,以屈曲患者膝关节。

2. 当患者屈膝时,治疗师在胫骨平台处做附属滑动操作以推动胫骨平台向后。

3. 不断重复该项操作直至膝关节屈曲活动度明显改善。

注意:该项操作也可增加胫骨的内旋或外旋来实现。胫骨平台表面为凹面,其在运动时的滑动方向与自体运动方向是一致的。

关节:膝关节 膝关节屈曲活动限制	手法治疗类型:拮抗松弛术 受限的运动:膝关节屈曲受限

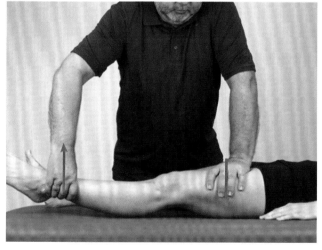

图 7-13

患者体位:仰卧位,下肢伸直位。

治疗师体位:站立于患者的健侧。

1. 患者取仰卧位,双侧下肢伸直。治疗师触诊患者患侧股四头肌,发现其张力过高。随后治疗师轻按患者感到不适的肌肉,并找出患者张力最高且自觉最不舒适的点。让患者对不适感进行 10 个等级的评估。

2. 随后,治疗师将患者膝关节被动置于过伸位,并内旋/外旋其髋关节及胫骨。

3. 治疗师继续触诊患侧股四头肌并继续活动患者下肢,直到患者触诊位置的不适感降至 2 级或以下。

4. 治疗师使患者患肢在该位置下保持 90 秒,在此期间治疗师并不需要持续按压患者的激痛点。90 秒过后,治疗师立即被动伸直患者患肢,并再次评估感到不适的位置。如果不适感仍然高于 2 级,则治疗继续。

注意:该技术的主要目的是使张力过高的股四头肌得到放松,进而使膝关节屈曲范围增加。这是一种间接治疗技术。

关节:膝关节
膝关节屈曲活动限制

手法治疗类型:肌筋膜松解术
受限的运动:膝关节屈曲受限

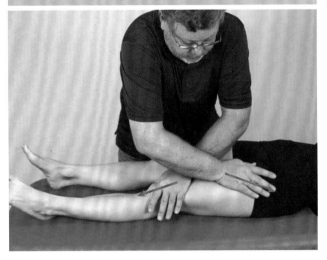

图 7-14

患者体位:仰卧。

治疗师体位:站立于患者的健侧。

1.患者取仰卧位,双膝伸直。

2.治疗师下方手呈"C"形抓握环绕髌骨上部,上方手置于股四头肌上,并指向髋侧。

3.治疗师使用组织张力技术来松解肌筋膜。

4.治疗师触诊软组织,并在张力方向上对受限处施以轻微压力,施加压力时长为3~5分钟。治疗师用双手分别向相反方向施力。

5.保持组织受限处局部的轻微压力直到受限组织松弛或变软,肌筋膜被拉长。

关节:膝关节
膝关节屈曲活动限制

手法治疗类型:肌筋膜松解术
受限的运动:膝关节屈曲受限(髌骨)

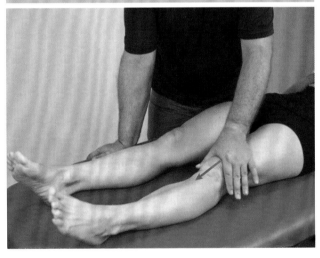

图 7-15

患者体位:仰卧。

治疗师体位:站立于患者的健侧。

1.患者仰卧位,双腿伸直。

2.治疗师下方手呈"C"形围住患者髌骨上部。

3.治疗师使用组织张力技术来松解肌筋膜。

4.治疗师触诊软组织,并在张力方向上对受限处施以轻微压力,施加压力时长为3~5分钟。治疗师用双手分别向相反方向施力。

5.保持组织受限处局部的轻微压力直到受限组织松弛或变软,肌筋膜被拉长。

注意:这将改善髌骨下移活动度,该项技术也可在患者坐位下进行。治疗师也可将上方手朝向髋关节,置于股四头肌上。

关节:膝关节
膝关节屈曲活动限制

手法治疗类型:软组织松解术
受限的运动:膝关节屈曲受限

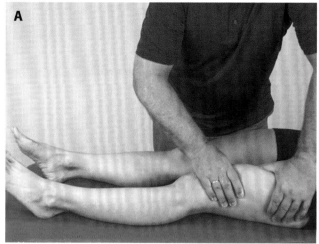

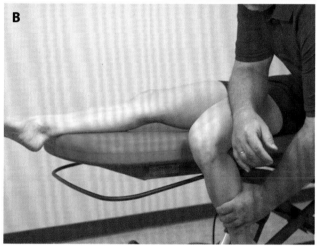

图 7-16(待续)

徒手软组织松解术

患者体位:仰卧。

治疗师体位:站立于患者的一侧。

1.患者取仰卧位。

2.治疗师触诊股四头肌并给予深部按压,使肌肉放松。

3.治疗师通过轻柔的弹拨手法和横向推动肌肉与肌腱的方式,以达到松解软组织的目的。同时,可在局部进行反复叩击以增加局部血液循环。

4.重复上述步骤,直至局部软组织放松。

注意:也可以通过另一种技术来放松软组织,治疗师用前臂按压患者股四头肌的同时,通过屈曲患者膝关节来增加局部肌肉张力,从而达到放松股四头肌附近软组织的目的(见图 7-16B)。

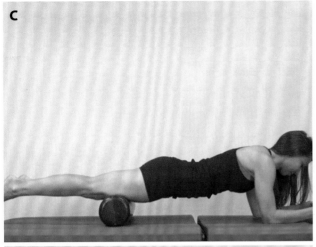

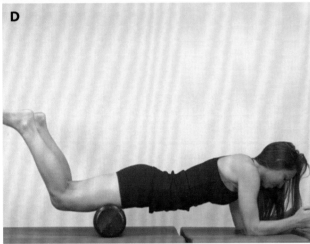

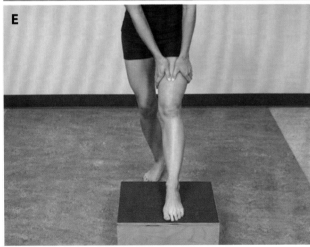

图 7-16(续)

自我软组织松解术

患者体位:俯卧,并在股四头肌下方放置泡沫轴或按摩球。

1. 患者通过在股四头肌下方放置泡沫轴,从而将自身重量负荷在泡沫轴上。

2. 患者可静止保持在软组织紧张处,也可通过前后摆动来放松股四头肌附近软组织。

3. 重复上述步骤,直至局部软组织放松。

注意:可在泡沫轴或按摩球上放置一条毛巾,以增加患者的舒适感。患者可在站立位或坐位下用双手进行自我松解(见图 7-16E)。

关节:膝关节
膝关节屈曲活动限制

手法治疗类型:自我松动术
受限的运动:膝关节屈曲受限

患者体位:四点跪位。

1.患者取四点跪位,屈髋屈膝。

2.患者向后坐下并屈髋屈膝。

3.患者患肢屈髋屈膝直至触碰到软组织紧张处。患者可在受限处静止保持现有姿势或缓慢摆动膝关节至屈曲。

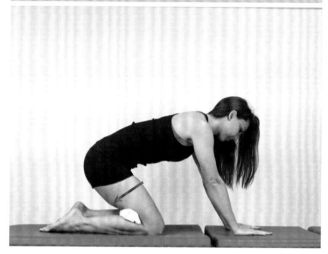

图 7-17

注意:患者可在膝关节屈曲皱褶处放一块卷好的毛巾。当患者通过施加自身重量于膝关节处以增加膝屈曲角度时,毛巾卷可向前推动股骨的同时,达到牵伸膝关节囊的作用。在少量的关节囊牵伸技术结束后,患者可取下毛巾卷,继续重复进行膝关节屈曲运动。

膝关节伸展

7C 膝关节伸展(包括髌骨)手法治疗技术

- 非闪动式关节松动术
- 闪动式关节松动术
- 肌肉能量技术
- 动态关节松动术

- 拮抗松弛术
- 肌筋膜松解术
- 软组织松解术
- 自我松动术

关节:膝关节
膝关节伸展活动限制

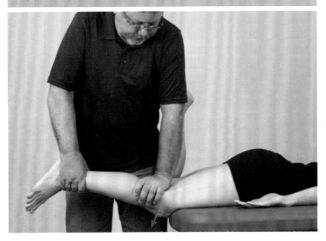

图 7-18

手法治疗类型:非闪动式关节松动术
受限的运动:膝关节伸展受限

患者体位:俯卧,大腿紧贴治疗床面。

治疗师体位:站立于患者的患侧膝关节旁。

1. 治疗师用一只手放在患者患侧小腿近端并将其膝屈曲 20°,另一只手握住患者小腿的远端。
2. 治疗师近端手接触患者患侧小腿后方,用手掌小鱼际隆起处接近患者膝关节线处。
3. 治疗师在局部施加一前向稍向下的力,使胫骨向前滑动直到组织紧张处,同时用远端手对关节进行 1 级手法松动。
4. 在关节活动受限处,治疗师可在患膝关节囊进行分级摆动手法。
5. 治疗师在患者患侧胫骨外旋位下重复上述治疗。治疗师通过在患者胫骨后方内侧面施力进行松动以促使膝关节锁定。

注意:胫骨外旋仅在膝关节伸展最后 20°时发生。胫骨外旋时,前后交叉韧带紧绷,促使膝关节完全伸展。

| 关节:膝关节
膝关节伸展活动限制 | 手法治疗类型:闪动式关节松动术
受限的运动:膝关节伸展受限 |

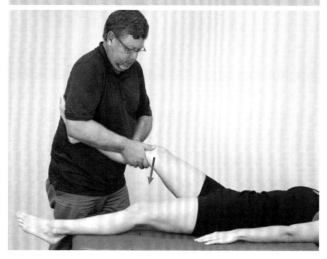

图 7-19

患者体位:仰卧。

治疗师体位:站立于治疗床尾。

1.治疗师将双手放在患者患侧胫骨近端,并将患者的足部固定在自己的肘部和胸部之间。

2.将患者小腿置于膝关节屈曲 20°的位置。

3.治疗师伸展患者的患膝并外旋胫骨直至触碰软组织紧张处。

4.在软组织受限处,治疗师在胫骨外旋位下行 HVLA 闪动手法向下分离胫骨。

注意:胫骨外旋仅在膝关节伸展最后 20°时发生。胫骨外旋时,前后交叉韧带紧绷,促使膝关节完全伸展。

| 关节:膝关节
膝关节伸展活动限制 | 手法治疗类型:肌肉能量技术
受限的运动:膝关节伸展受限 |

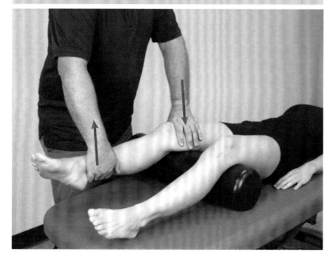

图 7-20

患者体位:仰卧。

治疗师体位:站立于患者的患侧膝关节一侧。

1.治疗师将上方手放在患者股骨远端前部,下方手环握患者踝关节。

2.治疗师向下拉动踝关节以牵引膝关节。

3.治疗师通过上抬胫骨至膝关节伸直受限的最大处来稳定股骨并伸展膝盖。

4.嘱患者作腘绳肌等长收缩 3~5 秒至膝屈曲位(远离组织受限处),患者在此位置上以约 5 磅的力与治疗师相抵抗,然后完全放松。

5.放松后,治疗师继续放松其他软组织,将膝关节推至新的伸展受限处,并外旋胫骨。重复上述操作,直到膝关节无进一步放松或关节活动度无新的增加。

注意:胫骨外旋仅在膝关节伸展最后 20°时发生,前后交叉韧带紧绷,促使膝关节完全伸展。

关节:膝关节
膝关节伸展活动限制

手法治疗类型:动态关节松动术
受限的运动:膝关节伸展受限

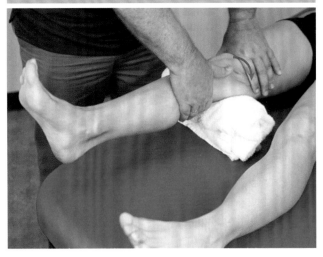

图 7-21

患者体位:仰卧于治疗床一侧。

治疗师体位:站立于患者的患侧。

1.治疗师将上方手放在患者股骨远端处,下方手置于患者胫骨平台后侧并抬起患者小腿,对位于治疗师上臂与躯干之间的膝关节处进行挤压。

2.在患者伸展膝关节的同时,治疗师旋转患侧胫骨至外旋位。

3.当胫骨至外旋位后,治疗师在股骨处行向后滑动以放松局部软组织张力。

4.每次患者伸展膝关节时,治疗师外旋患者胫骨并在股骨处向后附属滑动。重复上述操作,直到膝关节伸展关节活动度得到明显改善。

关节:膝关节
膝关节伸展活动限制

手法治疗类型:拮抗松弛术
受限的运动:膝关节伸展受限

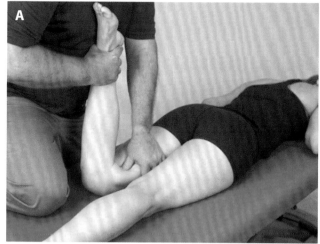

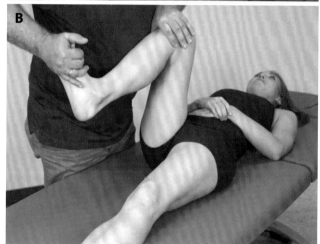

图 7–22

患者体位:俯卧。

治疗师体位:站立于患者的患侧。

1. 患者取俯卧位,双侧下肢伸直。治疗师触诊,发现患者腘绳肌张力过高。治疗师按压患者不适处的肌肉,找到患者张力最高及最不舒适的点。让患者对不适感进行 10 个等级的评估。

2. 治疗师屈曲患者患侧膝关节并内旋胫骨,直到上述触诊点的不适感下降至 2 级或以下。为了进一步使组织得到放松,可能还需要治疗师将自身膝关节放在患者大腿下方,使髋关节伸展,同时旋转髋关节。

3. 治疗师保持该姿势 90 秒。90 秒后,治疗师帮助患者被动伸展下肢并再次评估感到不适的位置。如果该点的不适感仍然高于 2 级,则继续重复该治疗。

注意:该技术应可以降低腘绳肌的高张力,进而使膝关节伸展范围进一步增加。如果是内侧腘绳肌张力过高,内旋胫骨;反之,如果是外侧腘绳肌张力过高,则外旋胫骨。这是一种间接治疗技术。该技术可用于因腘绳肌张力过高导致膝关节伸展或胫骨旋转受限的情况。另请参阅腓肠肌的拮抗松弛术,腓肠肌是另一块膝屈曲肌。

关节:膝关节	手法治疗类型:肌筋膜松解术
膝关节伸展活动限制	受限的运动:膝关节伸展受限(髌骨)

患者体位:仰卧。

治疗师体位:站立于患者的一侧。

1. 患者取仰卧位,膝关节伸直。

2. 治疗师下方手呈"C"形抓握环绕髌骨的下方,上方手置于胫骨处,掌心朝向足的方向。

3. 治疗师使用组织张力技术松解肌筋膜。

4. 治疗师触诊软组织,并在张力方向上对受限处施以轻微压力,施加压力时长为3~5分钟。治疗师用双手分别向相反方向施力。

5. 保持组织紧张处局部的轻微压力直到受累的组织松弛或变软,肌筋膜被拉长。

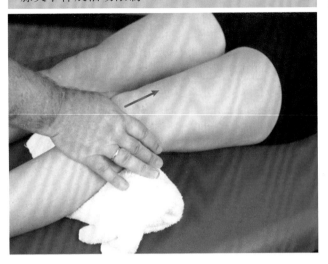

图 7-23

注意:该技术可促使髌骨向上方做滑移。

关节:膝关节	手法治疗类型:肌筋膜松解术
膝关节伸展活动限制	受限的运动:膝关节伸展受限

患者体位:仰卧。

治疗师体位:站立于患者的一侧。

1. 患者仰卧,患侧膝部伸直,骨盆后倾以稳定骨盆。

2. 治疗师将患者下肢抬起成直腿抬高位,直到触及组织受限处。治疗师将上方手放在腘绳肌处,朝向骨盆。下方手也置于腘绳肌上,指向胫骨。

3. 治疗师使用组织张力技术松解肌筋膜。

4. 治疗师触诊软组织,并在张力方向上对受限处施以轻微压力,施加压力时长为3~5分钟。治疗师用双手分别向相反方向施力。

5. 保持组织紧张处局部的轻微压力直到受累的组织放松,肌筋膜被拉长。

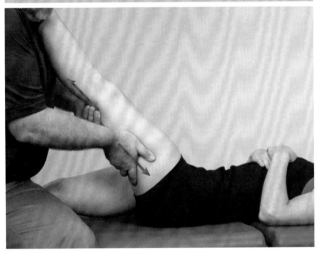

图 7-24

关节:膝关节
膝关节伸展活动限制

手法治疗类型:软组织松解术
受限的运动:膝关节伸展受限

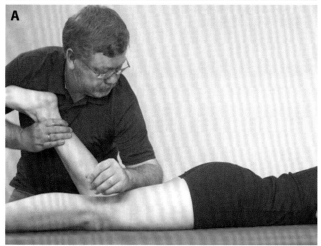

徒手软组织松解术

患者体位:俯卧。

治疗师体位:站立于患者的患侧。

1.患者取俯卧位。治疗师触诊患者患侧腘绳肌,以寻找张力增高及紧张的软组织,并在患者膝关节屈曲时对组织局部施加深层按压(见图 7–25A)。

2.治疗师可以通过轻柔的弹拨手法,或横向推动肌肉和肌腱的方式,以达到松解软组织的目的,同时,可在局部进行反复叩击以增加局部组织血液循环。

3.重复上述步骤,直到软组织得到放松。

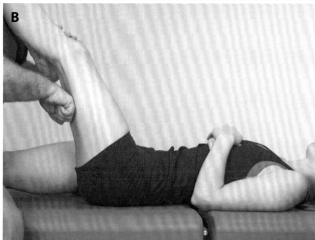

自我软组织松解术

患者体位:坐于泡沫轴或按摩球上(见图 7–25C)。

1.患者通过腘绳肌将身体重量压在泡沫轴或按摩球上。

2.患者可在组织局部保持静止,或通过前后滚动按压,以放松腘绳肌。

3.重复上述步骤,直到软组织得到放松。

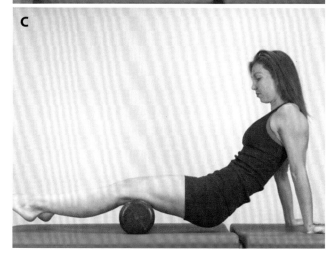

图 7–25

注意:该技术也可在仰卧位上进行操作(见图 7–25B)。为了使患者在治疗过程中感到舒适,可以将一块毛巾铺在泡沫轴上。

关节:膝关节
膝关节伸展活动限制

手法治疗类型:自我松动术
受限的运动:膝关节伸展受限

患者体位:站立。

1. 患者取站立位,用一条弹力带或松动带环绕患者患侧胫骨上部。

2. 患者自膝关节屈曲位开始,主动伸展膝关节,以上动作会在松动带处产生较大的牵引力,该牵引力可牵拉胫骨向前。

3. 患者伸展受累侧膝关节,直至触及组织运动受限处。

4. 患者可在紧张组织局部保持静止,或借助松动带使胫骨向前滑移,滚动膝关节至伸展位。

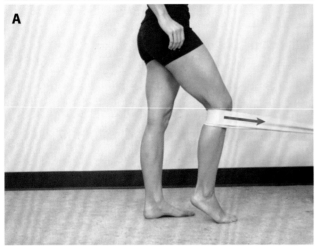

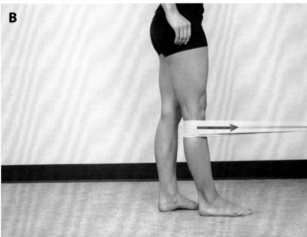

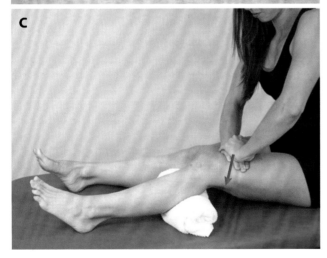

图 7-26

注意:患者可在坐位时向后推动股骨(见图 7-26C)。

膝关节内旋

7D 膝关节内旋手法治疗技术

- 非闪动式关节松动术
- 闪动式关节松动术
- 肌肉能量技术
- 动态关节松动术

- 拮抗松弛术
- 肌筋膜松解术
- 软组织松解术
- 自我松动术

关节:膝关节
膝关节内旋活动限制

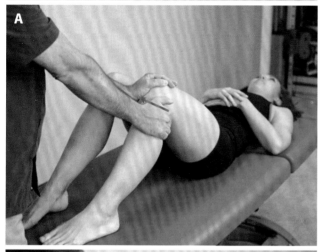

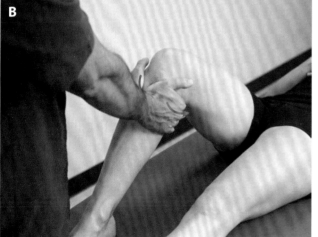

图 7-27

手法治疗类型:非闪动式关节松动术
受限的运动:膝关节/胫骨内旋受限

患者体位:仰卧,膝关节屈曲90°。

治疗师体位:站立于治疗床尾。

1.治疗师将患者患侧膝关节屈曲至90°,并内旋患者足部。

2.治疗师把双手放在患者患侧内外侧胫骨平台上。

3.治疗师在不引起股骨运动的前提下,通过内侧手向后施力的同时, 辅以胫骨外侧处的手向前拉动患者右侧膝关节。

4.在软组织受限处,治疗师可在患侧膝关节囊附近向膝关节内旋方向进行分级摆动手法。

注意:该手法也可以在坐位及膝关节不同角度下使用。

关节:膝关节
膝关节内旋活动限制

手法治疗类型:闪动式关节松动术
受限的运动:膝关节/胫骨内旋受限

患者体位:仰卧。

治疗师体位:站立于治疗床一侧。

1. 治疗师将上方手放在患者患侧胫骨平台上,下方手放在患侧踝关节周围。
2. 将患者的膝关节屈曲至120°。
3. 治疗师内旋患者患侧胫骨至组织活动受限处。
4. 在软组织紧张处,治疗师用上方手行 HVLA 闪动手法促进胫骨内旋,同时下方手辅以闪动手法使膝关节屈曲。

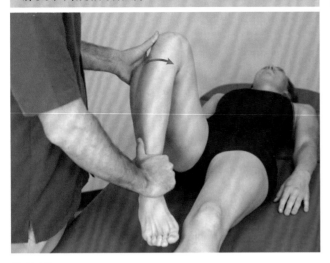

图 7-28

注意:治疗师可以将双手放在患侧胫骨平台上,并以上臂和身体支撑患者小腿。

关节:膝关节
膝关节内旋活动限制

手法治疗类型:肌肉能量技术
受限的运动:膝关节/胫骨内旋受限

患者体位:仰卧。

治疗师体位:站立于患者的患侧。

1. 患者取仰卧位,治疗师将上方手放在患者患侧股骨髁处,并将下方手置于胫骨/腓骨远端。
2. 治疗师屈曲患者患侧膝关节至90°,并将其胫骨内旋至软组织活动受限处。
3. 嘱患者等长收缩小腿及足至外旋位(远离组织受限处),保持3~5秒,患者在此位置上以约5磅的力与治疗师相抵抗,然后完全放松。
4. 放松后,治疗师继续放松其他软组织,并将胫骨旋转至新的内旋受限处。重复上述操作,直到软组织无进一步放松或胫骨内旋关节活动度无新的增加。

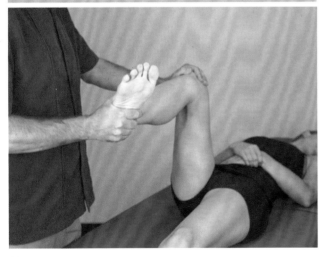

图 7-29

注意:该手法也可以在坐位下使用,这是一种间接技术。

关节:膝关节	手法治疗类型:动态关节松动术
膝关节内旋活动限制	受限的运动:膝关节/胫骨内旋受限

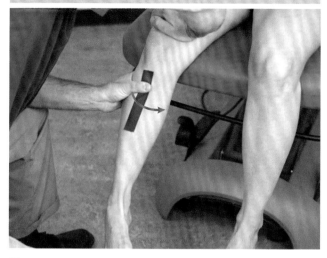

图 7-30

患者体位:坐于治疗床边。

治疗师体位:站/坐于患者的患侧。

1. 患者取坐位,屈膝 90°。

2. 治疗师将上方手放在患者患侧股骨远端,下方手放在患侧胫骨平台处。

3. 患者主动以跟骨为轴心内旋小腿。

4. 伴随小腿内旋,治疗师辅以附属滑移操作以放松局部软组织,并将拇指放在胫骨平台的前内侧面,手指包绕胫腓骨后侧,并内旋胫骨。

5. 重复上述步骤,直至膝关节内旋角度得到明显改善。

关节:膝关节	手法治疗类型:拮抗松弛术
膝关节内旋活动限制	受限的运动:膝关节/胫骨内旋受限

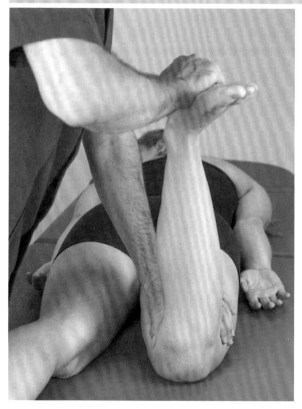

图 7-31

患者体位:俯卧。

治疗师体位:站立于患者身旁。

1. 患者取俯卧位,双侧下肢伸直。治疗师触诊张力较高的股二头肌。随后治疗师轻按患者感到不适的肌肉,并找出患者张力最高和自觉最不适的点。让患者对不适感进行 10 个等级的评估。

2. 治疗师被动屈曲患者患侧膝关节至 90°,并外旋胫骨直到患者触诊位置的不适感降至 2 级或以下。治疗师可能还需要将胫骨向股骨方向挤压以进一步获得组织的放松。

3. 在该位置下保持 90 秒,期间治疗师不需要持续按压患者的激痛点。90 秒后,治疗师立即被动伸直患者患侧下肢并再次进行检查。如果不适感仍然高于 2 级,则重复上述操作。

注意:该手法也可以在坐位下使用,这是一种间接技术。

| 关节:膝关节
膝关节内旋活动限制 | 手法治疗类型:肌筋膜松解术
受限的运动:膝关节/胫骨内旋受限 |

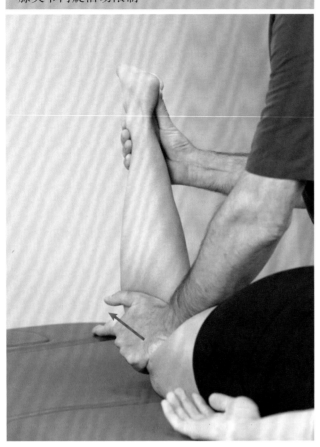

图 7–32

患者体位:俯卧。

治疗师体位:站立于患者身旁。

1. 患者取俯卧位,屈膝 90°。
2. 治疗师将下方手放在患者患侧胫骨远端,上方手放在患者腘绳肌外侧部分远端(股二头肌)。
3. 治疗师用下方手拉动胫骨内旋,同时下方手向局部肌肉施加深层按压。
4. 治疗师用组织张力技术来松解肌筋膜。
5. 治疗师触诊软组织,并用双手在张力方向上对受限处轻微施以相反方向的压力,时长为 3~5 分钟。
6. 保持软组织活动受限处局部的轻微压力直至该区域组织松弛或变软,肌筋膜被拉长。

关节:膝关节
膝关节内旋活动限制

手法治疗类型:软组织松解术
受限的运动:膝关节/胫骨内旋受限

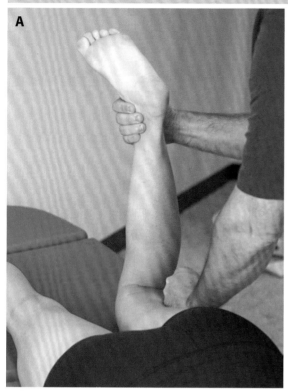

徒手软组织松解术

患者体位:俯卧。

治疗师体位:站立于患者的患侧。

1.患者取俯卧位。

2.在患膝屈曲伴胫骨内旋的位置上,治疗师触诊患者患侧股二头肌,并在局部肌肉施加深层按压。

3.治疗师可以通过轻柔的弹拨手法,或者横向推动肌肉和肌腱的方式,以达到松解软组织的目的,同时,可在局部进行反复叩击以增加局部组织血液循环。

4.重复上述步骤,直至软组织得到放松。

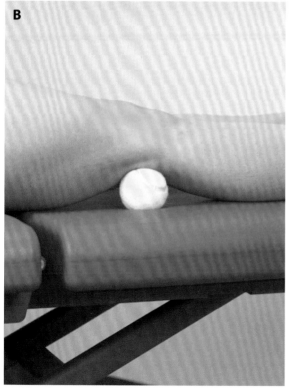

自我软组织松解术

患者体位:坐于泡沫轴或按摩球上。

1.患者用大腿腘绳肌外侧部分(股二头肌)压在按摩球或泡沫轴上。

2.患者可以保持静止或通过前后滚动以放松腘绳肌周围软组织。

3.重复上述步骤,直至肌肉得到放松。

图 7-33

注意:可以在按摩球上放一条毛巾,以增加患者治疗过程中的舒适感。

关节:膝关节
膝关节内旋活动限制

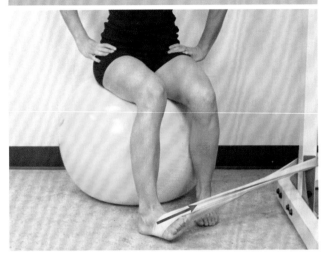

图 7-34

手法治疗类型:自我松动术
受限的运动:膝关节/胫骨内旋受限

患者体位:坐位。

1.患者取坐位,屈髋 90°,屈膝 90°。

2.在患者中足附近绑上一条弹力带,并将弹力带的另一端系在与足部垂直的墙面或柱子上。

3.患者将小腿内旋,直至胫骨内旋活动受限处。

4.患者可以向墙面的反方向运动,在可耐受范围内牵拉弹力带产生更大的张力。

5.患者可静态维持组织张力或通过滚动使胫骨内旋。

膝关节外旋

7E 膝关节外旋手法治疗技术

- 非闪动式关节松动术
- 闪动式关节松动术
- 肌肉能量技术
- 动态关节松动术

- 拮抗松弛术
- 肌筋膜松解术
- 软组织松解术
- 自我松动术

关节:膝关节
膝关节外旋活动限制

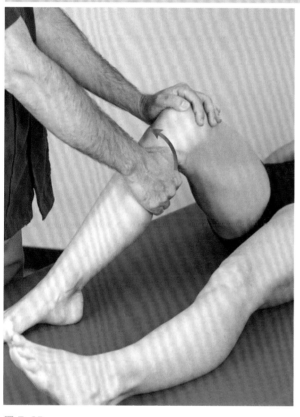

图 7-35

手法治疗类型:非闪动式关节松动术
受限的运动:膝关节/胫骨外旋受限

患者体位:仰卧,膝关节屈曲 90°。

治疗师体位:站立于治疗床尾。

1. 治疗师屈曲患者患侧膝关节至 90°,并外旋其足部。
2. 治疗师将双手分别放在患者内外侧胫骨平台上。
3. 治疗师在固定股骨的同时外旋患者患侧胫骨。
4. 在软组织活动受限处,治疗师可在胫骨处实施外旋方向的分级摆动手法,来松解膝关节囊。

注意:该技术也可以在坐位及膝关节不同角度下使用。

| 关节:膝关节 | 手法治疗类型:闪动式关节松动术 |
| 膝关节外旋活动限制 | 受限的运动:膝关节/胫骨外旋受限 |

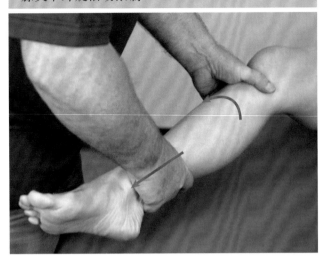

患者体位:仰卧。

治疗师体位:站立于治疗床尾。

1. 治疗师将上方手放在患者患侧胫骨平台上,下方手放在患者患侧踝关节周围。
2. 治疗师屈曲患者膝关节至 20°。
3. 治疗师外旋患侧胫骨至软组织紧张处。
4. 在组织活动受限处,治疗师行 HVLA 闪动手法向下牵引胫骨并外旋,同时,上方手用闪动手法促使膝关节至伸展位。

图 7-36

注意:胫骨外旋仅在膝关节伸展最后 20° 时发生。胫骨外旋时,前后交叉韧带紧绷,促使膝关节完全伸展。

| 关节:膝关节 | 手法治疗类型:肌肉能量技术 |
| 膝关节外旋活动限制 | 受限的运动:膝关节/胫骨外旋受限 |

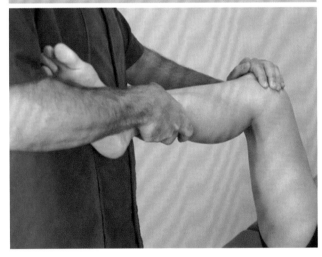

患者体位:仰卧。

治疗师体位:站立于患者的患侧。

1. 患者取仰卧位,治疗师将上方手放在患者患侧股骨髁处,并将下方手放在患者胫骨/腓骨远端。
2. 治疗师屈曲患侧膝关节至 90°,同时外旋胫骨至组织活动受限处。
3. 嘱患者等长收缩小腿至内旋位(远离组织受限处),持续 3~5 秒,患者在此位置上以约 5 磅的力与治疗师相抵抗,然后完全放松。
4. 放松后,治疗师继续松解其他软组织,并将胫骨外旋至新的受限处。重复上述操作,直到软组织无进一步放松或胫骨外旋关节活动度无新的增加。

图 7-37

注意:该手法也可以在坐位下使用,这是一种间接技术。

关节:膝关节
膝关节外旋活动限制

手法治疗类型:动态关节松动术
受限的运动:膝关节/胫骨外旋受限

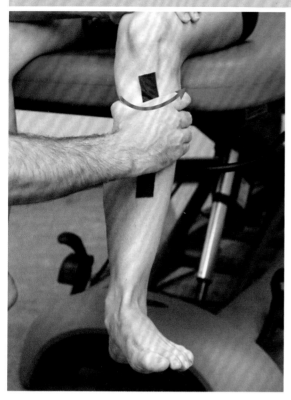

图 7-38

患者体位:坐于治疗床边。

治疗师体位:站立于患者的患侧。

1.治疗师将上方手放在患者患侧胫骨平台前方,下方手放在患者踝关节处。

2.患者起始姿势为屈髋屈膝 90°。

3.当患者伸展膝关节时,治疗师对膝关节行附属滑移/旋转操作,放松在胫骨外旋方向上的组织张力。治疗师将拇指放在患者胫骨内侧平台的后表面,其余四指握住胫骨外侧,这样可使治疗师握住患者胫骨并对其进行外旋操作。

4.当患者伸展膝关节时,治疗师会在外旋方向上对膝关节行附属滑移操作。重复上述操作,直至膝关节外旋角度有明显增加。

注意:该手法也可用于半月板撕裂的患者,但需要在胫骨外旋的同时牵引膝关节。

关节:膝关节	手法治疗类型:拮抗松弛术
膝关节外旋活动限制	受限的运动:膝关节/胫骨外旋受限

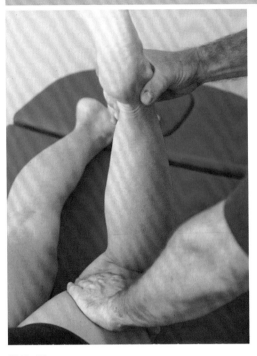

患者体位:俯卧。

治疗师体位:站立于患者的患侧。

1. 患者取俯卧位,双侧下肢伸直。治疗师触诊发现患者内侧腘绳肌张力过高。治疗师按压患者感到不适的肌肉,找到患者张力最高及最不舒适的点。治疗师要求患者对不适感进行 10 个等级的评估。

2. 治疗师将患者膝关节屈曲超过 90°,并内旋胫骨,直至患者触诊位置的不适感降至 2 级或以下。治疗师可能还需要将胫骨向股骨方向挤压以进一步放松局部软组织。

3. 在该位置下保持 90 秒,治疗师不需要持续按压患者的激痛点。90 秒后,治疗师帮助患者被动伸直下肢,并再次评估感到不适的位置。如果不适感仍然高于 2 级,则重复上述操作。

图 7-39

注意:该技术也可以在坐位下使用,这是一种间接技术。

关节:膝关节	手法治疗类型:肌筋膜松解术
膝关节外旋活动限制	受限的运动:膝关节/胫骨外旋受限

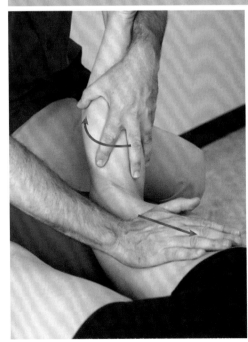

患者体位:俯卧。

治疗师体位:站立于患者身旁。

1. 患者取俯卧位,屈膝 90°。

2. 治疗师将下方手放在患者患侧胫骨平台上,上方手放在内侧腘绳肌远端。

3. 治疗师下方手将患者患侧胫骨牵拉至外旋位,下方手向肌肉深层施压。

4. 治疗师利用组织张力技术以松解肌筋膜。

5. 治疗师触诊软组织,并在张力方向上对受限处施以轻微压力,时长为 3~5 分钟。治疗师用双手分别向相反方向施力。

6. 保持软组织活动受限处局部的轻微压力直至受影响组织松弛或变软,肌筋膜被拉长。

图 7-40

关节:膝关节
膝关节外旋活动限制

手法治疗类型:软组织松解术
受限的运动:膝关节/胫骨外旋受限

徒手软组织松解术
患者体位:俯卧。
治疗师体位:站立于患者的患侧。
1.患者取俯卧位,膝关节屈曲。
2.治疗师触诊内侧腘绳肌,并在膝关节屈曲及胫骨外旋的情况下向肌肉持续施加深层压力。
3.治疗师可以通过轻柔的弹拨手法,或者横向推动肌肉和肌腱的方式,以达到松解软组织的目的,还可在局部进行反复叩击以增加局部组织的血液循环。
4.重复该操作,直至局部软组织放松。

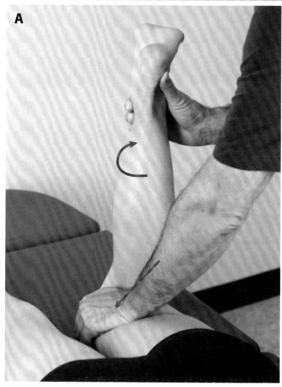

自我软组织松解术
患者体位:坐位,屈膝。
1.患者将滚动按摩棒放在大腿腘绳肌内侧。
2.患者可在组织紧张处保持静止或通过前后滚动以放松局部软组织。
3.重复该操作,直至局部组织放松。

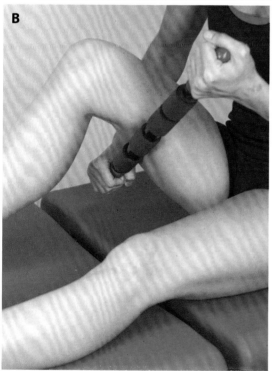

图 7-41

注意:可在按摩棒上放一条毛巾以增加患者舒适度,也可以用按摩球来代替按摩棒。

关节:膝关节

膝关节外旋活动限制

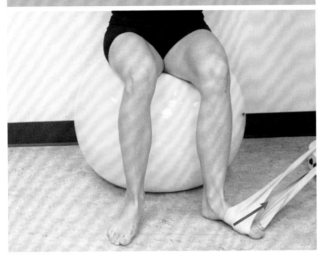

图 7-42

手法治疗类型:自我松动术

受限的运动:膝关节/胫骨外旋受限

患者体位:坐位。

1.患者取坐位,屈髋 90°,屈膝 90°。

2.在患者中足附近绑上一条弹力带,并将弹力带的另一端系在与足部垂直的墙面或柱子上。

3.患者将小腿外旋,直至胫骨外旋活动受限处。

4.患者可以向墙面的反方向运动,在可耐受范围内牵拉弹力带产生更大的张力。

5.患者可在组织受限局部保持静止或通过滚动使胫骨外旋。

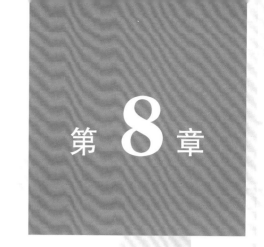

第 **8** 章

踝关节

概述

本章着重讨论踝关节/足部关节的关节生物力学及其相关手法治疗技术。

治疗技术

8A 踝关节一般手法治疗技术

8B 踝关节背屈手法治疗技术
- 非闪动式关节松动术
- 闪动式关节松动术
- 肌肉能量技术
- 动态关节松动术
- 拮抗松弛术
- 肌筋膜松解术
- 软组织松解术
- 自我松动术

8C 踝关节跖屈手法治疗技术
- 非闪动式关节松动术
- 闪动式关节松动术

- 肌肉能量技术
- 动态关节松动术
- 拮抗松弛术
- 肌筋膜松解术
- 软组织松解术
- 自我松动术

8D 踝关节内翻手法治疗技术
- 非闪动式关节松动术
- 闪动式关节松动术
- 肌肉能量技术
- 动态关节松动术
- 拮抗松弛术
- 肌筋膜松解术

- 软组织松解术
- 自我松动术

8E 踝关节外翻手法治疗技术
- 非闪动式关节松动术
- 闪动式关节松动术
- 肌肉能量技术
- 动态关节松动术
- 拮抗松弛术
- 肌筋膜松解术
- 软组织松解术
- 自我松动术

学习目标

完成本章节学习后,读者将能够:
- 描述踝关节复合体的解剖与生物力学机制。
- 理解各类踝关节复合体手法治疗技术的循证依据。
- 掌握治疗各方向运动受限的 8 种手法。
- 阐明各种手法技术的基本操作步骤。

概述

足踝复合体病变在人群中比较常见，由于该区域内的解剖复杂性，以及在负重活动时对其要求较高，进行治疗时相当困难[1-3]。从结构上看，足踝复合体与腕关节/手关节复合体类似，距骨的作用类似于近端腕骨，充当前足和踝关节间的夹层[1]。足踝复合体由 28 块骨头组成，共形成 25 个关节。另外还包括近端胫腓关节，该关节虽然在解剖学上位于膝关节附近，但在功能上与足踝复合体有关。从功能上来说，足可以分为 3 部分：后足（后脚）、中足和前足（见图 8-1)[4-5]。中足和前足将在第 9 章讨论。

后足关节包括近端和远端胫腓关节、距小腿关节（或踝关节），以及距下关节（见图 8-2）。近端胫腓关节（PTFJ）为滑膜平面关节，由腓骨头稍凹的内侧面和胫骨后外侧稍凸的小平面组成。关节表面朝向是可变的，但通常是自前外侧向后内侧[1-4]。近端胫腓关节被包在由前、后胫腓韧带加固的关节囊内，除此以外，外侧副韧带也能提供额外的结构支撑[1]。该关

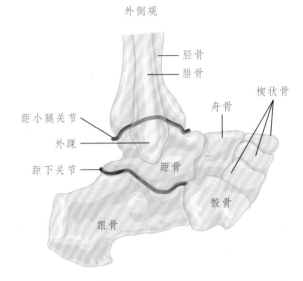

图 8-2　后足关节：近端胫腓关节、踝关节和距下关节。

节的活动是有限的，一般发生于远端胫腓关节及距小腿关节活动时。该关节运动包括腓骨在胫骨上的上下滑动，以及腓骨的旋转[4]。PTFJ 活动受限会导致远端胫腓关节和距小腿关节出现功能障碍，因此，在评估踝关节障碍功能时，也需要评估 PTFJ 的活动性[1]。

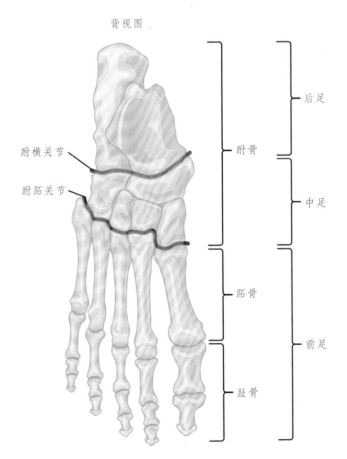

图 8-1　足分为 3 部分：后足、中足和前足。跗横关节将后足与中足分离，跗跖关节将中足与前足分离。

远端胫腓关节(DTFJ)是由腓骨远端的内侧面和胫骨的腓骨切迹之间连接而成的。胫骨侧为凹面,腓骨侧为凸面,关节面被纤维脂肪组织所分割[4]。关节面自前外侧向后内侧成30°[1]。由腓骨远端与胫骨远端联合形成的远端胫腓关节,形成稳定的榫眼以限制距骨[1,5]。榫眼的稳定性由韧带(包括胫腓前、后韧带和骨间膜)进一步增强。前韧带与前距腓韧带相连续,后韧带最强韧[1]。骨间膜连接胫骨和腓骨,使 PTFJ 和 DTFJ 进一步稳定。DTFJ 的运动仅限于踝关节背屈时腓骨向外侧的少量移动,以及踝关节背屈和跖屈时腓骨的上下运动。腓骨的这种运动只有当 PTFJ 充分活动时才会发生[1,2,4]。

腓骨头随踝关节背屈和外翻向前移动(助记法:DEA,dorsiflexion and eversion results in fibular head anterior movement,即背屈和外翻导致腓骨头向前运动),随踝关节跖屈和内翻时向后移动(助记法:PIP,plantarflexion and inversion results in fibular head posterior movement,即跖屈和内翻导致腓骨头向后运动)。上述概念对于确定 DTFJ 关节活动性是否对踝关节/足部关节功能障碍有着重要影响。

距小腿关节是滑膜改良铰链关节,由胫骨、腓骨下端和距骨滑车构成。距骨关节面在矢状面为凸面,在冠状面为凹面,有着一个较大的外侧关节面,一个较小的内侧关节面,以及一个滑车面。距骨呈楔形,关节面前宽后窄,这种形状有助于增加踝关节背屈

的结构稳定性和踝关节跖屈的灵活性[1,2,4,6]。当踝关节进行较大程度跖屈时,距骨向前移动,稳定性降低。背屈时,距骨前部较宽的部分后移回到榫眼,稳定性增加。如果胫骨/腓骨远端无法变宽以容纳距骨向后移动,就会出现功能障碍。此外,距小腿关节的关节囊较薄,无法对关节提供足够的稳定支撑,尤其是在前后方向上。因此距小腿关节主要依赖关节周围韧带复合体提供稳定性。三角韧带复合体为距小腿关节和距下关节提供了内侧稳定性(见图 8-3B)。外侧韧带包括距腓前、后韧带和跟腓韧带(见图 8-3A)。伸肌支持带和腓骨肌支持带也提供了一定程度的额外稳定性[4,5]。距小腿关节的紧张位为充分背屈位,而松弛位为轻度跖屈位。距小腿关节背屈关节活动度约为20°,跖屈关节活动度约为50°。由于关节结构的不对称性,背屈/跖屈的关节轴呈斜角,形成了一个三平面运动:开链背屈伴随距骨的外旋和倾斜,距骨凸面在矢状面上向前滚动,向后滑动。在闭链背屈时,胫骨/腓骨远端构成的凹面在固定的距骨上向前滚动和滑动,同时伴随横断面上的内旋运动[1,4]。

距下关节由距骨的 3 个下关节面和跟骨的上关节面组成(见图 8-4)。距下关节的后部由距骨后下方凹面和跟骨后上方凸面组成。后腔是关节腔中最大、最稳定的。前、内侧部分则由凸出的距骨前内侧关节面和跟骨凹面组成。跗骨管和跟距骨间韧带将后与前/内侧滑膜腔分隔,形成两个有着各自关节囊结构

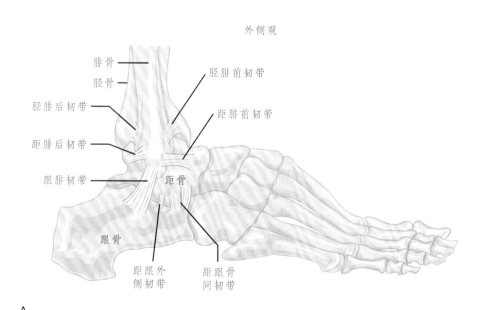

外侧观

图 8-3　(A)踝关节复合体韧带,外侧观。(待续)

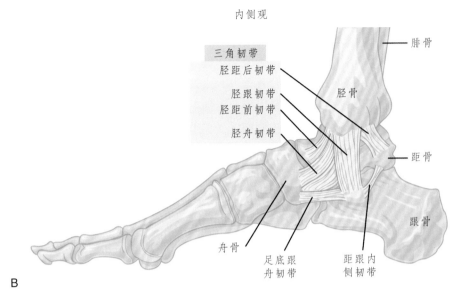

内侧观

三角韧带
胫距后韧带
胫跟韧带
胫距前韧带
胫舟韧带

腓骨
胫骨
距骨
跟骨

舟骨
足底跟舟韧带
距跟内侧韧带

图 8-3(续) (B)踝关节复合体韧带,内侧观。

的独立关节腔。距下关节非常稳定,由跗骨管内的颈韧带和骨间韧带、外侧跟腓韧带和距跟韧带,以及内侧三角韧带复合体提供稳定性[1,4,7]。距下关节的紧张位为完全旋后位,松弛位为旋前位[2]。距下关节的活动范围是有限的,这是由于该关节具有交替的凸凹关节面。距下关节的关节活动度存在很大差异,一般为 40°~60°,内翻比外翻角度大[7]。距下关节的自然活动围绕一条斜轴,形成距下关节旋前和旋后的三平

面运动。开链(非负重)旋后涉及跟骨相对距骨外展、内翻和跖屈,而旋前则由跟骨内收、外翻和背屈组成。闭链(负重)旋后由距骨外展和背屈,伴跟骨内翻组成,这主要是因为负重限制跟骨只能内翻/外翻。旋前则包括跟骨外翻、距骨内收和跖屈。距骨在闭链旋前和旋后时的运动可对其上方结构的运动产生影响,因为距骨可被认为是踝关节榫眼和跟骨之间的夹层。所以,距下关节的旋后会导致小腿的外旋[1,4,7]。

在对比步行、慢跑和跑步的关节运动模式时,发现了一般的趋势:总活动范围增加,周期性持续时间缩短,以此产生的关节运动速度(每秒度数)显著增加。在步行步态中,踝关节在足跟着地时轻度背屈。在早期触地阶段,踝关节跖屈在控制下逐渐下降到支撑表面,在触地后期,当膝关节屈曲时踝关节开始背屈,这需要胫骨在距骨上向前移动。胫骨在足部上方向前移动,使踝关节在站立中期足跟即将离地时背屈达到峰值。在推进期,髋膝关节屈曲,以及踝关节跖屈直到足跟离地后。肢体远端在摆动相的廓清活动通常伴有踝关节背屈,背屈活动度在摆动相的66%处达到峰值。慢跑时,踝关节在着地时成 15°背屈,但与早期的跖屈相反,踝关节的背屈进一步在站立相 40%处达到峰值。接下来是快速的跖屈运动直到足趾离地。在摆动相,踝关节的背屈运动一直到足着地之前。快跑运动员于足触地时开始步态周期,踝关节背屈 10°,且直到站立相的中期踝关节进一步背屈。然后踝关节开始跖屈并继续完成站立相的其余动

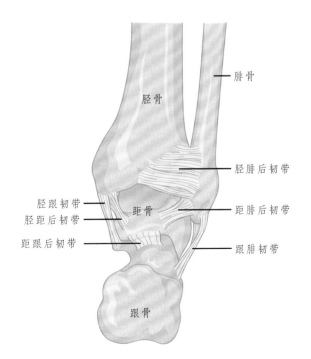

腓骨
胫骨
距骨
跟骨

胫跟韧带
胫距后韧带
距跟后韧带

胫腓后韧带
距腓后韧带
跟腓韧带

图 8-4 距下关节,后面观。

作,踝关节跖屈角度在摆动相早期即达到峰值[8,9]。

跑步和步行时距下关节的运动如图 8-5 所示。在足触地时,足轻度外旋,在足部初始负重时足出现内旋。在足触地到站立早期转换时足部内旋达峰值。尽管在内旋运动达到峰值后足部开始外旋直到足趾离地前,在站立相中期,足部始终保持内旋的姿势。距下关节在足趾离地前达到最大外旋位。在摆动相早期,距下关节自足趾离地时的外旋位开始启动内旋,至摆动相中期旋转至中立位。在摆动相末期时,当足接近地面时,距下关节再次轻微外旋[9]。虽然后足(距下关节)运动模式在步行和跑步中表现非常相似,但在跑步中,距下关节运动的幅度和速度明显增加。步行时的最大内旋角度是 6°[10],跑步时上升到 9°~10°[11]。

足踝复合体的肌肉组织除了维持结构和韧带的稳定外,还在对复合体本身的稳定性起着重要的作用。肌肉组织可分为外在肌和内在肌。前者起源于小腿,后者起源于足踝复合体本身(见图 8-6)。外在肌由位于小腿的后侧,包括腓肠肌和比目鱼肌组成的小腿三头肌、胫骨后肌、趾长屈肌腱及姆长屈肌腱[4,12]。虽然后侧的所有肌肉都参与跖屈运动,但小腿三头肌是踝跖屈运动的原动力肌,由丁跟腱植入点

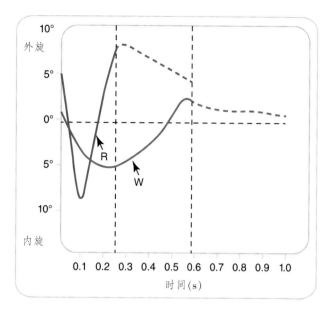

图 8-5　步行与跑步时后足运动对比。R,跑步;W,步行。Courtesy of Brain Hoke。

正好位于距下关节轴内侧,其也是距下关节强有力的外旋肌。在步态周期的站立相末期及足趾离地期,外旋运动也会增加足踝复合体的刚性。胫骨后肌是距下关节和跗中关节外旋的原动力肌,并有助于维持足纵弓,并在站立相控制足的内旋。足姆长屈肌和

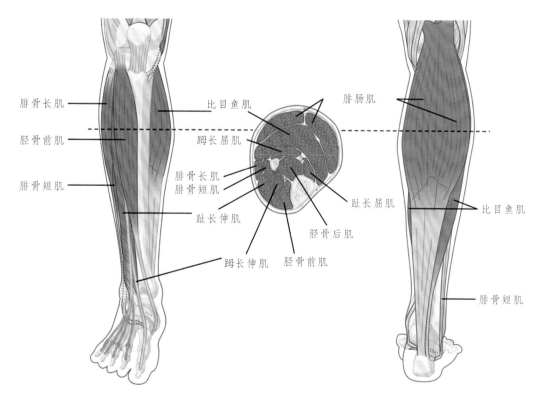

图 8-6　小腿肌肉。

足趾长屈肌是趾屈曲的原动力肌，有助于维持足纵弓[4.12.13]。

腓骨长短肌位于小腿的外侧，是距下关节和跗中关节内旋的原动力肌。腓骨肌腱在外踝后下方走行，由腓侧支持带提供稳定。这种稳定机制可被外踝扭伤所破坏，从而降低踝关节外侧腓骨肌群的稳定性。在内侧楔骨和第一跖骨基底部附着的腓骨长肌也有助于稳定足横弓。位于小腿前部的肌肉包括胫骨前肌、趾长伸肌和踇长伸肌。所有位于小腿前侧的肌肉都是踝关节背屈的原动力肌。而足趾伸展的原动力肌主要是趾长伸肌和踇长伸肌。踇长伸肌可使踝关节外旋，而趾长伸肌则使踝关节内旋。胫骨前肌可使距下关节和跗中关节外旋。足的内在肌包括蚓状肌、骨间背侧肌和骨间足底肌。这些肌肉的主要功能是稳定足趾及支撑足弓[4.12.13]。

跟腱肌腱病是最常见的过度使用性损伤之一。最近的一项临床实践指南确定了导致跟腱病变的特定关节运动危险因素，包括距小腿关节背屈曲活动度下降，距下关节活动度异常(外翻减少、内翻增加及足内旋增加)[14]。其他内在危险因素包括跖屈肌离心肌力下降和肌腱结构异常。外在因素包括活动和训练因素，以及体重和体型。包括关节手法治疗及软组织松解技术在内的手法治疗干预可有效恢复跟腱病患者的活动能力和功能，以及缓解疼痛[14]。

反复扭伤可导致包括踝关节背屈异常和距下关节外翻活动丧失，可进一步引起慢性踝关节不稳[15,16]。最近一项关于手法治疗有效性的系统综述表明，手法治疗可有效地改善因急性踝关节扭伤导致的踝背屈活动度，以及缓解疼痛，并可改善亚急性和慢性踝关节扭伤导致的踝关节疼痛、关节活动受限和功能障碍[17]。高速低幅(HVLA)闪动手法和动态关节松动术均可用来改善慢性踝关节不稳患者的踝背屈活动范围[18]。Whitman 等[19]制订了一种临床预测方案，主要用于识别那些可能受益于手法治疗和锻炼的踝关节外侧扭伤人群;他们发现 4 个预测变量:症状随着站立而加重，夜间症状较白天加重，舟骨下移超过 5.5mm，以及胫腓骨远端关节活动度下降。出现上述 4 个变量中的 3 个，则治疗成功率可达 95%。其他作者也发现了关于手法治疗外侧踝关节扭伤方面的积极效应，这包括对动态站立平衡中后足的稳定作用[1,20-23]。

由于足踝复合体的承重功能，该区域的关节较易发展为骨关节炎病变。踝关节的原发性骨关节炎通常发生在 40 岁以上的人群中，而继发性骨关节炎可由创伤或慢性不稳引起的反复异常关节压力所致。提示关节病变的临床表现为关节囊模式，距小腿关节的关节囊模式为跖屈关节活动度受限多于背屈。距下关节囊模式表现为内翻受限，而跗中关节则主要表现在跖屈、外旋和内收方向的受限要多于背屈[2,6,22,24,25]。手法治疗技术可有效恢复关节活动性，从而改善骨关节炎患者的疼痛症状和功能[22]。

考虑到髋膝踝关节生物力学之间的密切关系，尤其是在负重情况下，足踝复合体的功能障碍和疼痛通常与膝关节和髋关节的功能障碍有关。例如，足踝复合体的过度内旋会导致胫骨过度内旋，引起膝关节应力增加和髋关节内旋增加。考虑到髋关节、膝关节和足踝复合体之间的功能相互依赖性，在评估足踝复合体的疼痛和功能障碍时，手法治疗师也需要评估下肢近端负重支撑结构。

案例分析

患者为 58 岁的女性，表现为左踝关节疼痛。患者之前一直在粉刷房间，并在梯子上爬上爬下持续了 2 周。相关病史包括高血压和心房颤动。该患者就诊后被要求穿戴步行靴 3 周。她被确诊为左侧跟腱炎，并接受物理治疗。患者表示在使用梯子之前，她感觉左踝关节非常僵硬，但现在感觉全身都非常僵硬，这限制了她的行走速度和步行距离。

物理治疗评估结果包括:
- 步态分析发现站立相左侧中足活动性下降，足趾离地活动减少。
- 主动和被动关节活动度检查表明左侧背屈活动受限。

- 左踝关节力量评估显示左踝关节跖屈肌力为 4/5。

问题

1. 在主动和被动踝关节 DFL 中,距小腿关节和远端胫腓关节发生了什么关节运动?
2. 什么是踝关节囊受限模式?
3. 如何判断关节炎症是急性、亚急性还是慢性?
4. 这些信息将如何指导你的关节手法治疗干预?
5. 何种循证干预最适合该患者?

以下证据可用于本病例中患者的治疗:

- Loudon 等[17]对手法关节松动和操作的有效性进行了系统评估。结果表明,对于急性外侧踝扭伤,包括关节滑动在内的手法治疗可有效恢复背屈活动范围并缓解疼痛,改善亚急性和慢性外侧踝扭伤所致的疼痛症状、踝关节活动性和功能。
- Marrón-Gómez 等[18]发现在慢性踝关节不稳患者中,通过动态关节松动术和 HVLA 闪动手法可改善踝关节背屈活动度。
- Reid 等[26]研究了动态关节松动术治疗踝关节扭伤后导致的背屈活动度下降的有效性。研究发现,针对距小腿关节进行动态松动手法的干预后,踝关节背屈角度得到即刻改善。
- Vicenzino 等[27]调查研究了在踝扭伤所致背屈角度减少的情况下,距骨后向滑移的初始变化。研究发现,承重和非承重下的动态关节松动术均能显著地改善距骨后向滑动程度达 50%。同时,承重和非承重下的动态关节松动术还可提高承重下踝关节背屈活动度达 26%,而对照组为 9%。
- Grieve 等[28]研究比目鱼肌扳机点压力释放对受限关节背屈的即时效果。结果表明,与对照组相比,背屈明显增加。

关键术语

距下关节囊受限模式:内翻活动受限。

距小腿关节囊受限模式:跖屈活动度受限大于背屈活动受限。

距下关节紧张位:完全外旋位。

距小腿关节紧张位:完全背屈位。

远端胫腓关节 (DTFJ) 分类:胫骨与腓骨远端之间形成的韧带联合。胫骨关节面为凹面,腓骨面为凸面,关节面被纤维脂肪组织所分割。关节面自前外侧向后内侧成 30°。

踝关节活动时的腓骨头运动:踝关节背屈、外翻时腓骨头向前移动(助记法:DEA,即背屈和外翻导致腓骨头向前运动);踝关节跖屈、内翻时,腓骨头向后移动(助记法:PIP,即跖屈和内翻导致腓骨头向后运动)。

距下关节松弛位:内旋位。

距小腿关节松弛位:轻度跖屈位。

近端胫腓关节 (PTFJ) 分类:滑膜平面关节,由腓骨头略凹陷的内侧面和胫骨后外侧面略凸出的胫小骨组成。关节面朝向可变,但通常方向是自前外侧至后内侧。

距下关节分类:由距骨的 3 个下关节面和跟骨的上关节面组成。距下关节的后部分由距骨后下方凹面和跟骨后上方凸面组成。后腔是关节腔中最大、最稳定的。前、内侧部分则由凸出的距骨前内侧关节面和跟骨凹面组成。

距小腿关节分类:滑膜改良铰链关节,由胫骨、腓骨下端和距骨滑车构成。距骨关节面在矢状面为凸面, 在冠状面为凹面, 有着一个较大的外侧关节面,一个较小的内侧关节面,以及一个滑车面。

参考文献

1. Sizer P, Phelps V, James R, Matthijs O. Diagnosis and management of the painful ankle/foot part 1: Clinical anatomy and pathomechanics. *Pain Practice*. 2003;3(3):238–262.

2. Magee DJ. *Orthopedic Physical Assessment*. 6th ed. St. Louis, MO: Saunders Elsevier; 2014.

3. Bálint GP, Korda J, Hangody L, Bálint PV. Regional musculoskeletal conditions: foot and ankle disorders. *Best Pract Res Clin Rheumatol*. 2003;17(1):87–111.

4. Levangie PK, Norkin CC. *Joint Structure and Function: A Comprehensive Analysis*. 5th ed. Philadelphia, PA: F. A. Davis Co; 2011.

5. Dawe EJC, Davis J. (vi) Anatomy and biomechanics of the foot and ankle. *Orthop Trauma*. 2011;25(4):279–286.

6. Snedeker JG, Wirth SH, Espinosa N. Biomechanics of the normal and arthritic ankle joint. *Foot Ankle Clin*. 2012;17(4):517–528.

7. Jastifer JR, Gustafson PA. The subtalar joint: biomechanics and functional representations in the literature. *The Foot*. 2014;24(4):203–209.

8. Mann RA, Hagy JH. Biomechanics of walking, running, and sprinting. *Am J Sports Med*. 1980;8(5):345–350.

9. Czerniecki JM. Foot and ankle biomechanics in walking and running: a review. *Am J Phys Med Rehabil*. 1988;67(6):246–252.

10. Rodgers MM. Dynamic biomechanics of the normal foot and ankle during walking and running. *Physical Therapy*. 1988;68(12):22–30.

11. Clarke TE, Frederick EC, Hamill CL. The study of rear-foot movement in running. In: Frederick EC, ed. *Sport Shoes and Playing Surfaces: Biomechanical Properties*. Champaign, IL: Human Kinetics Publishers; 1984:166–189.

12. Moore KL, Agur AMR, Dalley AF. *Clinically Oriented Anatomy*. 7th ed. Philadelphia, PA: Wolters Kluwer Health/Lippincott Williams & Wilkins; 2013.

13. Nordin M, Frankel VH. *Basic Biomechanics of the Musculoskeletal System*. 4th ed. Philadelphia, PA: Wolters Kluwer Health/Lippincott Williams & Wilkins; 2012.

14. Carcia C, Martin R, Houck J, Wukich D. Achilles pain, stiffness, and muscle power deficits: Achilles tendinitis. *J Orthop Sports Phys Ther*. 2010;40(9):A1–A26.

15. Martin R. Ankle stability and movement coordination impairments: ankle ligament sprains. *J Orthop Sports Phys Ther*. 2013;43(9):A1–A40.

16. Bonnel F, Toullec E, Mabit C, Tourné Y. Chronic ankle instability: biomechanics and pathomechanics of ligaments injury and associated lesions. *Orthop Traumatol Surg Res*. 2010;96(4):424–432.

17. Loudon JK, Reiman MP, Sylvain J. The efficacy of manual joint mobilisation/manipulation in treatment of lateral ankle sprains: a systematic review. *Br J Sports Med*. 2014;48(5):365–370.

18. Marrón-Gómez D, Rodríguez-Fernández ÁL, Martín-Urrialde JA. The effect of two mobilization techniques on dorsiflexion in people with chronic ankle instability. *Phys Ther Sport*. 2015;16(1):10–15.

19. Whitman JM, Cleland JA, Mintken PE, et al. Predicting short-term response to thrust and non-thrust manipulation and exercise in patients post inversion ankle sprain. *J Orthop Sports Phys Ther*. 2009;39(3):188–200.

20. Bleakley CM, McDonough SM, MacAuley DC. Some conservative strategies are effective when added to controlled mobilisation with external support after acute ankle sprain: a systematic review. *Aust J Physiother*. 2008;54(1):7–20.

21. van der Wees PJ, Lenssen AF, Hendriks E, Stomp DJ, Dekker J, de Bie R. Effectiveness of exercise therapy and manual mobilization in acute ankle sprain and functional instability: a systematic review. *J Orthop Sports Phys Ther*. 2006;36(11):A15.

22. Sizer PS, Phelps V, Dedrick G, James R, Matthijs O. Tutorial diagnosis and management of the painful ankle/foot. part 2: examination, interpretation, and management. *Pain Practice*. 2003;3(4):343–374.

23. Wassinger CA, Rockett A, Pitman L, Murphy MM, Peters C. Acute effects of rearfoot manipulation on dynamic standing balance in healthy individuals. *Manual Ther*. 2014;19(3):242–245.

24. Cyriax JH. *Textbook of Orthopaedic Medicine: Diagnosis of Soft Tissue Lesions*. (Vol 1, 7th ed.). London, England: Ballière Tindall; 1978.

25. Cyriax JH, Cyriax P. *Cyriax's Illustrated Manual of Orthopaedic Medicine*. 2nd ed., Pbk. ed. Oxford, England; Boston, MA: Butterworth-Heineman; 1996.

26. Reid A, Birmingham T, Alcock G. Efficacy of mobilization with movement for patients with limited dorsiflexion after ankle sprain: a crossover trial. *Physiother Can*. 2007;59:166–172.

27. Vicenzino B, Branjerdporn M, Teys P, Jordan K. Initial changes in posterior talar glide and dorsiflexion of the ankle after mobilization with movement in individuals with recurrent ankle sprain. *J Orthop Sports Phys Ther*. 2006;36(7):464–471.

28. Grieve R, Clark J, Pearson E, Bullock S, Boyer C, Jarrett A. The immediate effect of soleus trigger point pressure release on restricted ankle joint dorsiflexion: a pilot randomised controlled trial. *J Bodywork Movement Ther*. 2011;15(1):42–49.

踝关节手法治疗技术

8A 踝关节一般手法治疗技术
8B 踝关节背屈手法治疗技术
8C 踝关节跖屈手法治疗技术

8D 踝关节内翻手法治疗技术
8E 踝关节外翻手法治疗技术

踝关节一般活动

关节:踝关节
踝关节一般活动限制

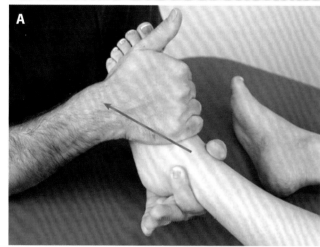

图 8-7

手法治疗类型:关节牵引
受限的运动:踝关节活动限制

患者体位:仰卧,膝关节伸直,踝关节保持轻度跖屈。

治疗师体位:站立于治疗床尾。

1.治疗师将患者膝关节伸直,并将踝关节跖屈10°。

2.治疗师将上方手置于足背距骨处,下方手置于跟骨的后侧面。

3.治疗师在较低的方向上维持牵引力以对后足进行一般的牵引;该过程可能需要数秒到数分钟以拉长组织(见图 8-7A)。

注意:跖屈 10°是距小腿关节的松弛位,该技术也可以通过牵引下闪动松动进行操作。关节牵引可借助松动带或弹力带。这项技术可用于缓解疼痛,改善活动度或作为更具体治疗的先导技术。

踝关节背屈

8B 踝关节背屈手法治疗技术

- 非闪动式关节松动术
- 闪动式关节松动术
- 肌肉能量技术
- 动态关节松动术

- 拮抗松弛术
- 肌筋膜松解术
- 软组织松解术
- 自我松动术

关节:踝关节
踝关节背屈活动限制

手法治疗类型:非闪动式关节松动术
受限的运动:踝关节背屈受限(近端胫腓关节)

患者体位:仰卧于治疗床一侧。

治疗师体位:站立于患者的患侧。

1. 患侧膝关节轻度屈曲,治疗师放松患侧小腿并置于自己膝盖上。患侧足保持背屈和外翻。

2. 治疗师将上方手放在患者腓骨头的后方。下方手放在胫骨上,以稳定胫骨防止其旋转。

3. 在组织受限处,治疗师可用渐进摆动技术向前方松动腓骨头。

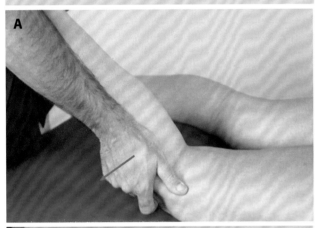

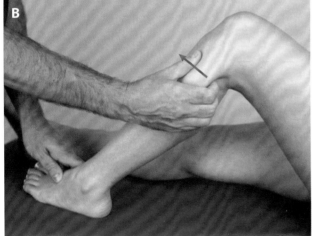

图 8-8(待续)

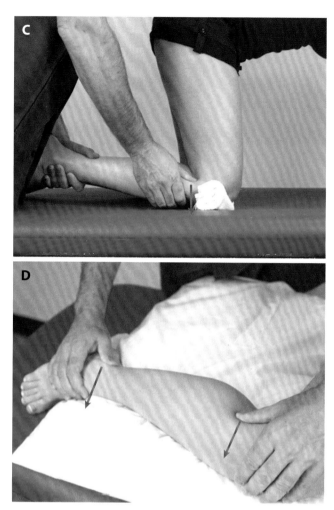

图 8-8(续)

注意：该项操作可在伴随屈膝的仰卧位(图 8-8B)或四点跪位(图 8-8C)下进行。当患者侧卧时(图 8-8D)，治疗师可在摆动腓骨远端的同时，向前滑动腓骨头。PTFJ 关节活动度的改善有利于恢复踝关节全关节活动度。

关节:踝关节
踝关节背屈活动限制

手法治疗类型:非闪动式关节松动术
受限的运动:踝关节背屈受限(距小腿关节)

患者体位:仰卧。

治疗师体位:站立于治疗床尾。

1.治疗师将患者患侧下肢伸直,踝关节跖屈10°。

2.治疗师将上方手放在患侧小腿末端。下方手拇指与示指呈"C"形环绕距骨前部。

3.治疗师对距小腿关节进行牵引。

4.在距骨后下运动的组织受限处,治疗师可用渐进摆动技术进行松动。

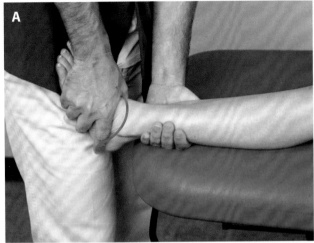

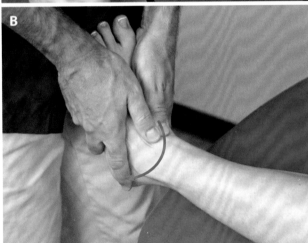

图 8-9

注意:踝关节背屈的同时伴足外翻。治疗师可根据需要外翻患者踝关节。

关节:踝关节
踝关节背屈活动限制

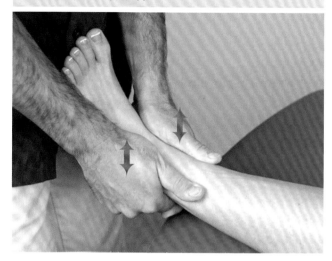

图 8-10

手法治疗类型:非闪动式关节松动术
受限的运动:踝关节背屈受限(远端胫腓关节)

患者体位:仰卧。

治疗师体位:站立于治疗床尾。

1.治疗师将患者患侧下肢伸直,踝关节跖屈 10°。

2.治疗师将上方手放在胫骨远端的后面(内侧踝),下方手放在腓骨远端的前面(外侧踝)。

3.治疗师用一只手固定,另一只手进行松动操作。

4.在组织受限处,治疗师可用渐进摆动技术来松动远端胫腓关节。

注意:踝关节背屈时,榫眼需要变宽并伴随腓骨前移。治疗师可以不断转变方向在前后方向上松动胫骨远端或腓骨远端。DTFJ 关节的松动对于恢复踝关节全关节活动度是非常重要的。

关节:踝关节
踝关节背屈活动限制

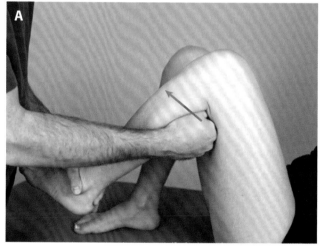

图 8-11(待续)

手法治疗类型:闪动式关节松动术
受限的运动:踝关节背屈受限(近端胫腓关节)

患者体位:仰卧。

治疗师体位:站立于患者的患侧。

1.膝关节和髋关节屈曲 90°。

2.治疗师将上方手放在腓骨头后方,下方手放在胫骨上,以保持在外旋位的稳定。

3.在组织受限处,治疗师通过下压胫骨远端屈曲膝关节施加 HVLA 闪动手法。

4.当膝关节屈曲时,通过治疗师的手(或拳头、拇指)在腓骨头产生前向力,腓骨头向前移动。

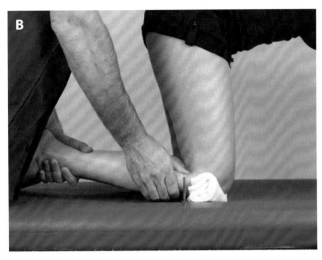

图 8-11(续)

注意:踝关节的背屈伴随着足的外翻。该手法也可在俯卧屈膝位下使用(见图 8-11B)(助记法:DEA,即背屈和外翻导致腓骨头向前运动)。关节面与矢状面约成 30°。

关节:踝关节 踝关节背屈活动限制	**手法治疗类型**:闪动式关节松动术 **受限的运动**:踝关节背屈受限(距小腿关节)

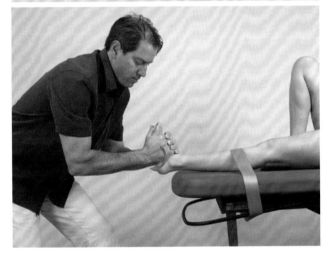

图 8-12

患者体位:仰卧于治疗床旁。

治疗师体位:站立于患者的患侧。

1. 将患者患侧下肢伸直,接着治疗师用双手环绕患侧足与距骨。
2. 治疗师将手指放在足背距骨处,拇指放在足底表面。
3. 治疗师牵引距小腿关节的同时,背屈踝关节。
4. 在组织受限处,治疗师施加 HVLA 闪动手法。背屈踝关节的同时,向后下方松动距骨。
5. 该力是在旋转手部使踝关节背屈并向后闪动松动距骨时,通过对距骨施加牵引力而产生。

注意:小腿处可用松动带进行固定。HVLA 闪动手法对于治疗关节末端活动受限及减少肌肉抵抗是有效的。

关节:踝关节
踝关节背屈活动限制

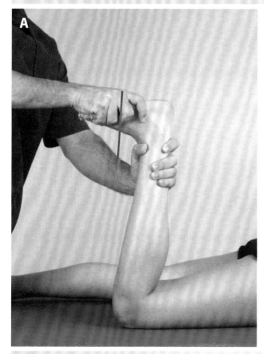

手法治疗类型:肌肉能量技术
受限的运动:踝关节背屈受限(距小腿关节)

患者体位:俯卧,膝关节屈曲 90°。

治疗师体位:站立于患者的患侧。

1. 治疗师将一只手放在患侧的足底(跖侧),用另一只手固定胫骨和腓骨。
2. 治疗师将距小腿关节背屈至背屈受限处。
3. 嘱患者等长收缩踝关节(远离受限处)至跖屈位 3~5 秒。患者用约 5 磅的力和治疗师相抵抗,然后完全放松。
4. 完全放松后,治疗师将患侧踝关节推向新的背屈受限处。治疗师重复该操作直到组织无进一步放松或踝背屈活动度无进一步增加。

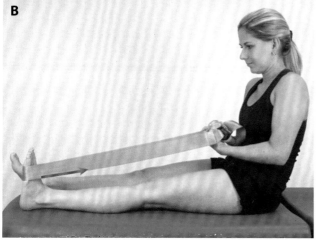

图 8-13(待续)

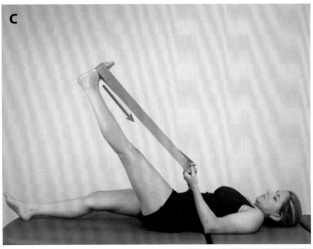

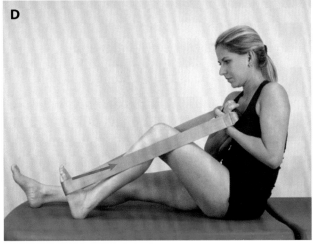

图 8-13(续)

注意:该技术也可在仰卧伸膝位下进行(图 8-13B)。伸膝伴屈髋利于更好地缓解神经牵拉(图 8-13C)。膝关节伸直的情况下(图 8-13B),该技术主要针对腓肠肌,而膝屈曲时(图 8-13D),则主要针对比目鱼肌及关节囊。

关节:踝关节
踝关节背屈活动限制

手法治疗类型:动态关节松动术
受限的运动:踝关节背屈受限(距小腿关节)

患者体位:站立,足置于治疗床或箱子上。
治疗师体位:站立于患者的患侧。

1.患者屈髋 90°,屈膝 90°。将足置于治疗床/箱表面。
2.治疗师将上方手放在小腿上端后侧,下方手则置于距骨前面以促进其向后滑动。
3.治疗师嘱患者做出前弓步的姿势,以增加患侧膝关节屈曲与踝背屈。治疗师进行附属滑移,承受来自距骨向后和小腿上端向前的所有组织张力。
4.重复该项操作,直到踝关节背屈角度得到显著改善。

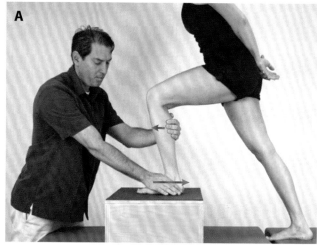
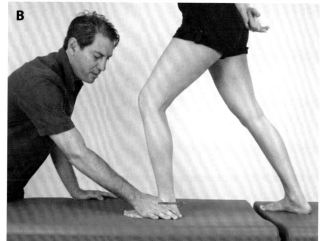

图 8-14

注意:踝关节背屈与足部外翻同时发生。该动作也可在站立前弓步姿势下进行(助记法:DEA,即背屈和外翻导致腓骨头向前运动)。该技术可分别或者均集中于距小腿关节与 PTFJ。

关节:踝关节
踝关节背屈活动限制

手法治疗类型:拮抗松弛术
受限的运动:踝关节背屈受限

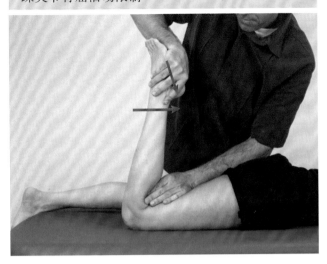

图 8-15

患者体位:俯卧。

治疗师体位:站立于患者的患侧。

1. 患者取俯卧位,双侧下肢伸直。治疗师触诊张力过高的患侧腓肠肌和比目鱼肌。治疗师轻按患者感到不适的肌肉,并找出患者张力最高且自觉最不适的点。让患者对不适感进行 10 个等级的评估。

2. 治疗师帮助患者被动屈曲膝关节,继续推动跟骨将踝关节推至跖屈位,接着旋转胫骨,然后被动屈曲踝关节的同时伴踝关节内翻或外翻直到患者触诊位置的不适感降至 2 级或以下。

3. 在该位置下保持 90 秒,期间治疗师不需要持续按压患者的激痛点。90 秒后,治疗师立即被动伸直患侧大腿并在初始位置对感到不适的位置进行评估。如果不适感仍然高于 2 级,则继续治疗。

注意:上述操作可降低小腿肌肉的高张力,使踝关节能够进行更大程度的背屈运动。如果干预内侧腓肠肌,需要内旋胫骨与足部,而如果干预外侧腓肠肌,则需要相应地外旋胫骨与足部。该技术是一种间接技术。

关节:踝关节
踝关节背屈活动限制

手法治疗类型:肌筋膜松解术
受限的运动:踝关节背屈受限

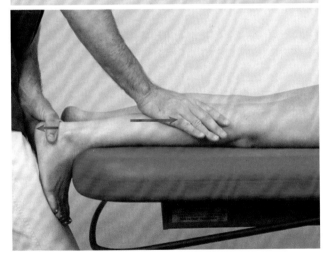

图 8-16

患者体位:俯卧。

治疗师体位:站立于治疗床尾。

1. 患者取俯卧位。

2. 治疗师下方手呈"C"形环绕跟骨。治疗师将上方手放在患者腓肠肌上,朝向髋关节侧。

3. 治疗师使用组织张力技术来松解肌筋膜。

4. 治疗师触诊软组织,并在张力方向上对受限处施以轻微压力,施压时长为 3~5 分钟。治疗师双手分别向相反方向施力。

5. 保持组织受限处局部的轻微压力直到受限组织松弛或变软,肌筋膜被拉长。

注意:该技术也可以在俯卧位屈膝的姿势下进行。

关节:踝关节
踝关节背屈活动限制

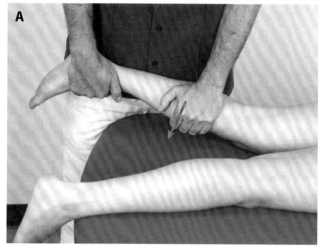

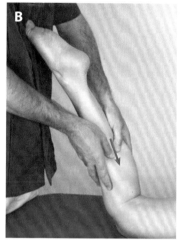

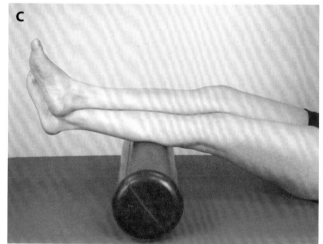

图 8-17(待续)

手法治疗类型:软组织松解术
受限的运动:踝关节背屈受限

徒手软组织松解术

患者体位:俯卧。

治疗师体位:站立于患者的患侧。

1.患者取俯卧位。

2.治疗师帮助患者被动伸展患侧髋关节,屈曲膝关节并背屈踝关节。

3.治疗师触诊腓肠肌与比目鱼肌并在局部保持深层按压。

4.治疗师可以通过轻柔的弹拨手法,或横向推动肌肉和肌腱的方式,以达到松解软组织的目的,同时,可在局部进行反复叩击以增加局部组织血液循环。

自我软组织松解术

患者体位:坐位,将自身体重负荷于泡沫轴或按摩球上。

1.患者通过小腿三头肌接触泡沫轴,将身体重量压在泡沫轴上。

2.患者可保持静止或前后滚动按摩球或泡沫轴,以放松腓肠肌和比目鱼肌软组织。

3.重复该操作,直到局部软组织得到放松。

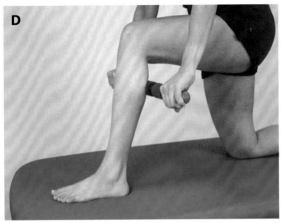

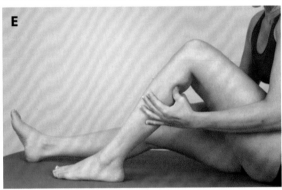

图 8-17(续)

注意:可以在泡沫轴或按摩球上放置一条毛巾,以增加患者的舒适感。患者可以交叉双腿,将所有的重量通过单侧或者双侧小腿三头肌压在泡沫轴或按摩球上。患者也可进行自我软组织放松(见图 8-17D 和图 8-17E)。患者可以在屈曲膝关节的同时,用网球或毛巾卷放在腓骨头后侧,辅助向前滑动腓骨头。

关节:踝关节
踝关节背屈活动限制

手法治疗类型:自我松动术
受限的运动:踝关节背屈受限(距小腿关节)

患者体位:站立。
1.患者以弓步姿势站立,患侧下肢向前,并保持髋关节和膝关节屈曲。
2.患者用松动带或厚弹力带环绕患侧距骨与后方小腿。弹力带将对距骨产生向后和向下的拉力。

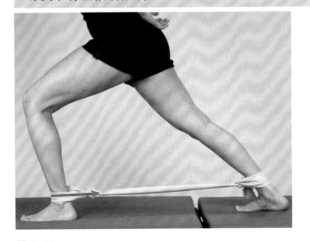

图 8-18

注意:可以在松动带或弹力带内侧放置一条毛巾,以增加患者的舒适度。这项技术主要针对腓骨头与距骨,以增加踝关节背屈活动度。助记法:DEA,即背屈和外翻导致腓骨头向前移动。

踝关节跖屈

8C 踝关节跖屈手法治疗技术

- 非闪动式关节松动术
- 闪动式关节松动术
- 肌肉能量技术
- 动态关节松动术
- 拮抗松弛术
- 肌筋膜松解术
- 软组织松解术
- 自我松动术

关节:踝关节 踝关节跖屈活动限制	**手法治疗类型**:非闪动式关节松动术 **受限的运动**:踝关节跖屈受限(距小腿关节)

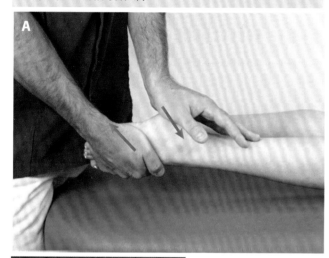

患者体位:俯卧。

治疗师体位:站立于患者患侧。

1. 患者俯卧于治疗床上,膝关节屈曲 15°,踝关节跖屈。
2. 治疗师将上方手放在距骨的后方,下方手环绕胫骨/腓骨远端以保持稳定。
3. 治疗师利用上方手对踝关节进行牵引。
4. 在跖屈活动受限处,治疗师用渐进摆动技术向前滑动距骨。

图 8-19

注意:关节囊受限模式表现为跖屈活动度受限多于背屈受限。在步态周期中,充分的踝关节跖屈活动度是足趾适当离地的必要条件。该技术也可在仰卧位下进行(见图 8-19B)。

关节:踝关节
踝关节跖屈活动限制

手法治疗类型:非闪动式关节松动术
受限的运动:踝关节跖屈受限(PTFJ)

患者体位:仰卧于治疗床一侧。

治疗师体位:站立于患者的患侧。

1.患者取仰卧位,并保持膝关节屈曲。

2.治疗师将上方手放在腓骨头前侧,下方手放在胫骨上以维持踝关节跖屈与内旋。

3.在腓骨头后向滑动受限处,治疗师可用渐进摆动技术向后方松动关节。

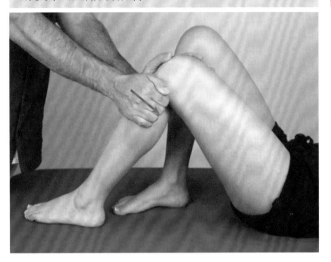

图 8-20

注意:踝关节跖屈伴随足内翻。助记法:PIP,即踝关节跖屈和内翻导致腓骨头向后移动。在治疗踝关节活动受限时,应注意恢复 PTFJ 关节的活动性。

关节:踝关节
踝关节跖屈活动限制

手法治疗类型:闪动式关节松动术
受限的运动:踝关节跖屈受限(PTFJ)

患者体位:仰卧于治疗床一侧。

治疗师体位:站立于患者的患侧。

1.患者取仰卧位,下肢伸直。

2.治疗师将上方手放在患者腓骨头前方,下方手放在胫骨上用以维持踝关节的内旋与跖屈。

3.在腓骨头后移活动受限处,治疗师向后施加 HVLA 闪动手法。

4.治疗师用大鱼际施加向后的力,以使腓骨头向后滑移。

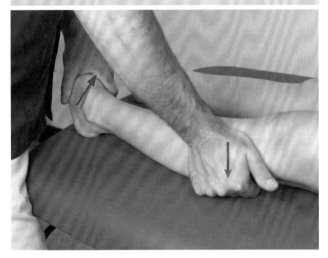

图 8-21

注意:踝关节跖屈伴随足内翻。助记法:PIP,即踝关节跖屈和内翻导致腓骨头向后移动。在治疗踝关节活动受限时,应注意恢复 PTFJ 关节的活动性。

关节:踝关节
踝关节跖屈活动限制

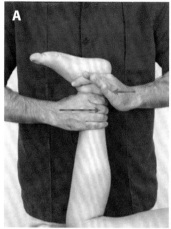

手法治疗类型:闪动式关节松动术
受限的运动:踝关节跖屈受限(距小腿关节)

患者体位:俯卧,足离开治疗床面。

治疗师体位:站立于治疗床尾。

1.患者取俯卧位,足与距骨离开治疗床面的同时,固定胫骨/腓骨于床面。

2.治疗师将上方手放在患者跟骨处,下方手放在中足处以达到牵引距骨及跖屈踝关节的目的。

3.治疗师于局部受限处向前滑动距骨。

4.在组织受限处,治疗师向前施加 HVLA 闪动手法。

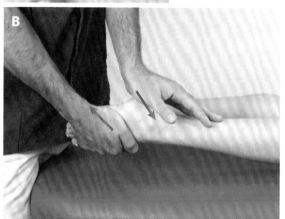

图 8-22

关节:踝关节
踝关节跖屈活动限制

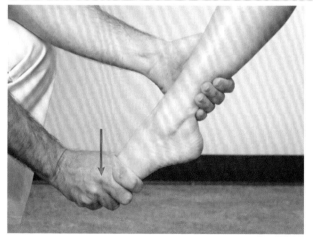

手法治疗类型:肌肉能量技术
受限的运动:踝关节跖屈受限

患者体位:坐在有一定高度的治疗床边。

治疗师体位:坐于患者前方。

1.治疗师将上方手放在患者小腿的后侧以稳定胫骨与腓骨,下方手放在患侧足背。

2.接着,治疗师将踝关节推至关节跖屈受限处。

3.嘱患者等长收缩踝关节(远离受限处)3~5 秒至背屈位。患者用约 5 磅的力和治疗师相抵抗,然后完全放松。

4.放松后,治疗师将踝关节推向新的跖屈受限处。治疗师重复该操作,直到组织无进一步放松或踝关节跖屈活动度无进一步改善。

图 8-23

注意:该技术也可以在仰卧位下进行。该技术在当患者对关节滑动操作表现出疼痛感或有明显的肌卫现象时是有效的。

关节:踝关节
踝关节跖屈活动限制

手法治疗类型:动态关节松动术
受限的运动:踝关节跖屈受限(距小腿关节)

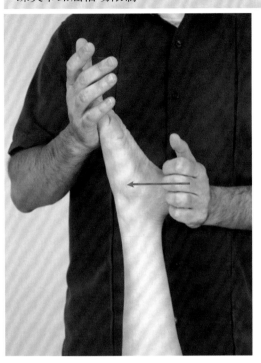

图 8-24

患者体位:俯卧,膝关节屈曲。

治疗师体位:坐于患者的患侧。

1.屈曲膝关节 90°。

2.治疗师将上方手放在患侧足背,下方手置于跟骨上。

3.当患者跖屈踝关节时,治疗师施加附属滑移来承受所有的组织张力,并向前滑动距骨。

4.重复该项操作,患者主动跖屈踝关节,同时治疗师向前滑动距骨,直到踝关节跖屈角度得到显著改善。

注意:该技术在患者对关节滑动松动操作表现出疼痛感时是有效的。

关节:踝关节
踝关节跖屈活动限制

手法治疗类型:拮抗松弛术
受限的运动:踝关节跖屈受限

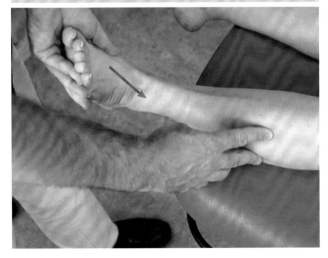

图 8-25

患者体位:仰卧。

治疗师体位:站立于患者的患侧。

1.患者取仰卧位。治疗师触诊患侧张力过高的胫骨前肌。

2.随后,治疗师轻按患者感到不适的肌肉,并找出患者张力最高且自觉最不适的点。让患者对不适感进行 10 个等级的评估。

3.治疗师帮助患者被动背屈踝关节,并外翻后足直到患者触诊位置的不适感降至 2 级或以下。

4.治疗师保持该姿势 90 秒,期间治疗师不需要持续按压患者的激痛点。90 秒后,治疗师立即被动伸直患侧大腿并在初始位置评估感到不适的位置。如果不适感仍然高于 2 级,则继续治疗。

注意:上述操作可减少胫骨前肌的高张力,使踝关节能够进行更大程度的跖屈运动。

关节:踝关节

踝关节跖屈活动限制

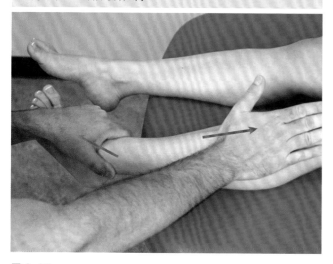

图 8-26

手法治疗类型:肌筋膜松解术

受限的运动:踝关节跖屈受限

患者体位:仰卧。

治疗师体位:站或坐于治疗床尾。

1.患者取仰卧位。

2.治疗师下方手放在患者中足足背。治疗师将上方手放在患者胫骨下端前方。

3.治疗师使用组织张力技术来松解肌筋膜,促进踝关节跖屈和内翻。

4.治疗师触诊软组织,并在张力方向上对受限处施以轻微压力,施压时长为3~5分钟。治疗师用双手分别向相反方向施力。

5.保持组织受限处局部的轻微压力,直到受累组织松弛或变软,肌筋膜被拉长。

注意:该项技术适用于因肌筋膜受限导致的关节活动性降低。

关节:踝关节

踝关节跖屈活动限制

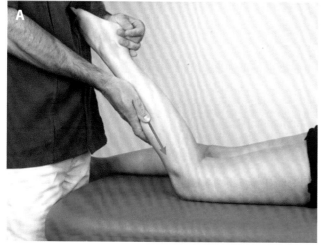

图 8-27(待续)

手法治疗类型:软组织松解术

受限的运动:踝关节跖屈受限

徒手软组织松解术

患者体位:俯卧。

治疗师体位:站立于患者的患侧。

1.患者取俯卧位。

2.治疗师帮助患者屈曲膝关节,并背屈踝关节。

3.治疗师触诊胫骨前肌并在局部保持深层按压。

4.治疗师可以通过轻柔的弹拨手法,或横向推动肌肉和肌腱的方式达到松解软组织的目的,同时,可在局部进行反复叩击以增加局部组织血液循环。

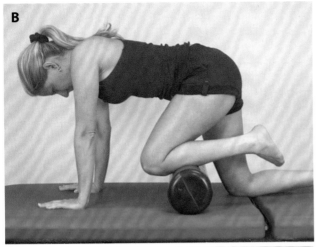

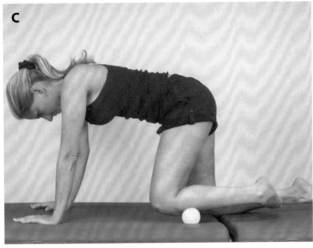

图 8-27(续)

自我软组织松解术

患者体位:四点跪位,将患侧小腿放于泡沫轴或按摩球上。

1.患者屈髋屈膝,然后通过胫骨前肌将自身体重负荷在泡沫轴上。

2.患者可于按摩球/泡沫轴上保持静止或前后摆动以放松胫骨前肌处软组织。

3.重复该操作,直到局部软组织得到放松。

注意:可以在泡沫轴或按摩球上放置一条毛巾,以增加患者的舒适感(见图 8-27B 和图 8-27C)。

关节:踝关节
踝关节跖屈活动限制

手法治疗类型:自我松动术
受限的运动:踝关节跖屈受限

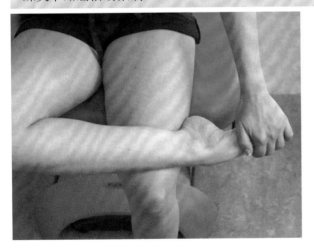

图 8-28

患者体位:坐位。

1.患者取坐位,双侧下肢交叉。

2.患者将患足对侧手握住患足跟骨处,患足同侧手放在患足前足的背侧面。

3.患者主动跖屈踝关节。

4.在组织受限处,患者继续推动踝关节辅助跖屈。

5.可保持静止或者进一步摇摆跖屈。

注意:可以与保持-放松技术相结合,以达到改善关节活动性的目的。

踝关节内翻

8D 踝关节内翻手法治疗技术

- 非闪动式关节松动术
- 闪动式关节松动术
- 肌肉能量技术
- 动态关节松动术

- 拮抗松弛术
- 肌筋膜松解术
- 软组织松解术
- 自我松动术

关节:踝关节
踝关节内翻活动限制

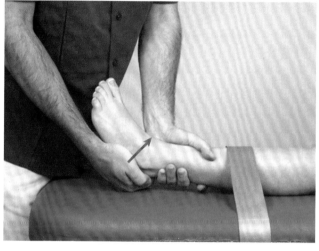

图 8-29

手法治疗类型:非闪动式关节松动术
受限的运动:踝关节内翻受限

患者体位:仰卧或长坐位。
治疗师体位:站立于治疗床尾。
1.治疗师将患者踝关节置于轻度跖屈位。
2.治疗师将上方手环绕胫腓骨远端,下方手握住跟骨后内侧部分。
3.治疗师对距下关节进行牵引。
4.在跟骨内翻组织受限处,治疗师对跟骨后侧向内滑动时,可在组织关节活动受限处使用渐进摆动技术。

注意:该技术可用于恢复足踝复合体的外旋活动。

关节:踝关节
踝关节内翻活动限制

手法治疗类型:闪动式关节松动术
受限的运动:踝关节内翻受限

患者体位:侧卧,患足置于楔形垫上。

治疗师体位:站立于患者的患侧。

1.患者取侧卧位,距骨超出楔形垫边缘。

2.治疗师以一只手固定距骨,另一只手握住跟骨。

3.治疗师对跟骨进行牵引,然后内翻跟骨。

4.在跟骨与距骨活动受限处,治疗师对跟骨后部向内施加 HVLA 闪动手法。

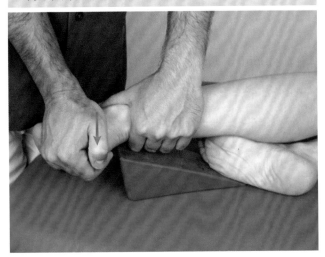

图 8-30

注意:闪动技术适用于对非闪动类手法处理无效的患者。

关节:踝关节
踝关节内翻活动限制

手法治疗类型:肌肉能量技术
受限的运动:踝关节内翻受限

患者体位:仰卧。

治疗师体位:坐于(或站于)治疗床尾。

1.治疗师将上方手放在患者中足上,下方手放在跟骨的后侧部分。

2.接着,治疗师牵拉跟骨,并内翻距下关节和中足至关节活动受限处。

3.嘱患者等长收缩患足至外翻位(远离受限处),保持 3~5 秒。患者用约 5 磅的力和治疗师相抵抗,然后完全放松。

4.放松后,治疗师向外滑动跟骨前侧部分的同时,向内滑动跟骨后侧部分,接着进一步放松其他软组织,并将患踝推向新的受限处。治疗师重复该操作,直到组织无进一步放松或踝关节内翻活动度无新的增加。

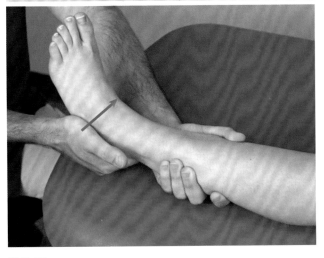

图 8-31

注意:该技术在患者对关节滑动操作表现出疼痛感或有明显的肌卫反应时是有效的。

关节:踝关节
踝关节内翻活动限制

手法治疗类型:动态关节松动术
受限的运动:踝关节内翻受限

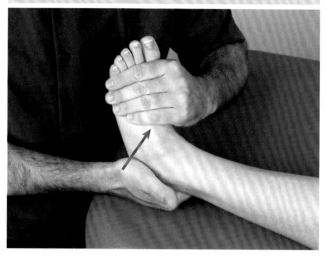

图 8-32

患者体位:仰卧。

治疗师体位:坐于治疗床尾。

1.治疗师用上方手握住中足,下方手的掌骨跟部接触跟骨的下侧面。

2.嘱患者主动进行足内翻,与此同时,治疗师对距下关节进行牵引,辅助跟骨进行滑动,承受所有的组织张力,对跟骨施加内翻的压力。

3.当治疗师向内滑动跟骨后侧的同时,需要向外滑动跟骨前侧。

4.每次重复该技术时,均需要患者配合主动足内翻。

注意:关节囊模式为内翻活动受限。

关节:踝关节
踝关节内翻活动限制

手法治疗类型:拮抗松弛术
受限的运动:踝关节内翻受限

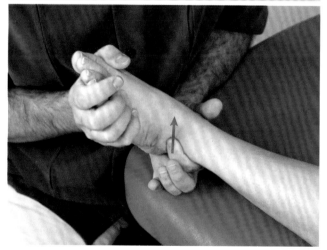

图 8-33

患者体位:仰卧。

治疗师体位:坐于患者的患侧。

1.患者取仰卧位,膝关节轻度屈曲。治疗师触诊患足跟骨外侧、踝外翻肌及距腓前韧带。随后,治疗师轻按患者感到不适的肌肉或韧带,并找出患者张力最高且自觉最不适的点。让患者对不适感进行 10 个等级的评估。

2.治疗师帮助患者分别在背屈和跖屈位下被动外翻踝关节,直到患者触诊位置的不适感降至 2 级或以下。

3.治疗师该位置下保持 90 秒,期间治疗师不需要持续按压激痛点。90 秒后,治疗师立即被动伸直患侧下肢并再次评估感到不适的位置。如果不适感仍然高于 2 级,则继续治疗。

注意:可以与保持–放松技术相结合,以达到改善关节活动性的目的。

关节:踝关节

踝关节内翻活动限制

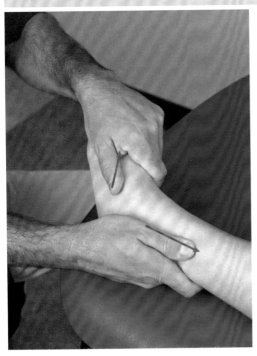

图 8-34

手法治疗类型:肌筋膜松解术

受限的运动:踝关节内翻受限

患者体位:健侧卧位。

治疗师体位:坐于患者的患侧。

1. 患者取侧卧位,下肢屈曲。
2. 治疗师用上方手环绕患侧脚踝,以达到稳定胫腓骨远端的目的。下方手(掌侧)放在中足的后外侧部分。
3. 治疗师使用组织张力技术来松解肌筋膜,促进踝关节内翻。
4. 治疗师触诊软组织,并在张力方向上对受限处施以轻微压力,施压时长为3~5分钟。治疗师双手分别向相反方向施力。
5. 保持组织受限处局部的轻微压力,直到局部组织松弛或变软,肌筋膜被拉长。

关节:踝关节

踝关节内翻活动限制

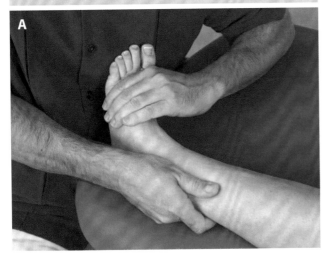

图 8-35(待续)

手法治疗类型:软组织松解术

受限的运动:踝关节内翻受限

徒手软组织松解术

患者体位:仰卧。

治疗师体位:坐于治疗床尾。

1. 患者取仰卧位,膝关节保持伸展姿势。
2. 治疗师用拇指及其他四指环绕患侧腓骨长肌和腓骨短肌并在局部保持深层按压。
3. 治疗师可以通过轻柔的弹拨手法,或横向推动肌肉和肌腱的方式,以达到松解软组织的目的,同时,可在局部进行反复叩击以增加局部组织血液循环。

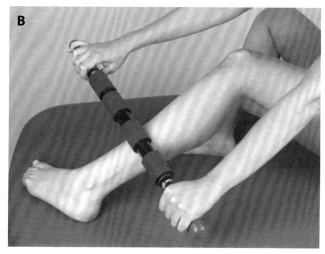

自我软组织松解术

患者体位:坐位,膝关节屈曲并内旋下肢。

1.患者用按摩棒按压腓骨长肌和腓骨短肌的表面。

2.患者可通过保持静止或前后摆动按摩球/按摩棒
以放松腓骨长肌和腓骨短肌。

3.重复该操作,直到局部软组织得到放松。

图 8-35(续)

注意:腓骨长肌和腓骨短肌位于小腿的外侧部分,其可以限制足的内翻运动。

关节:踝关节

踝关节内翻活动限制

手法治疗类型:自我松动术

受限的运动:踝关节内翻受限

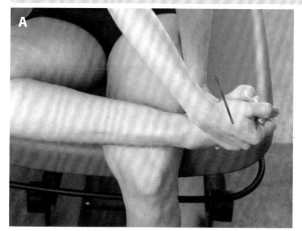

患者体位:坐位。

1.患者取坐位,屈曲患侧膝关节,并将患侧小腿放
在健侧大腿上。

2.患者握住患侧跟骨并内翻踝关节,直至组织活
动受限处。

3.可保持静止或通过向内滑动跟骨,进一步内翻踝
关节。

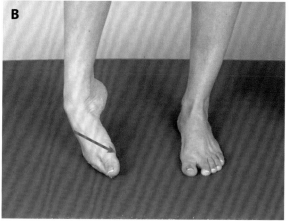

图 8-36

注意:可以与保持-放松技术相结合,以达到改善关节活动性的目的。

踝关节外翻

8E 踝关节外翻手法治疗技术
- 非闪动式关节松动术
- 闪动式关节松动术
- 肌肉能量技术
- 动态关节松动术

- 拮抗松弛术
- 肌筋膜松解术
- 软组织松解术
- 自我松动术

关节:踝关节
踝关节外翻活动限制

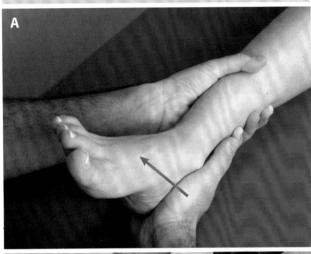

图 8-37

手法治疗类型:非闪动式关节松动术
受限的运动:踝关节外翻受限

患者体位:坐位。
治疗师体位:坐于治疗床尾。
1.治疗师将患者踝关节置于轻度背屈位。
2.治疗师将上方手环绕跟骨的外侧部分,下方手握住跟骨内侧部分。
3.治疗师对距下关节进行牵引。
4.将关节置于外翻活动受限处,治疗师对跟骨后部向外滑动时,需要同时向内滑动跟骨前部。
5.治疗师可使用渐进摆动技术。

注意:替代操作见图 8-37B,患者取仰卧位,下肢屈曲并放在治疗师膝关节上。治疗师将拇指放在患者跟骨的后内侧部分,其余四指用来固定距骨。在关节活动受限处,治疗师向外滑动跟骨后侧部分。外翻是组成足踝复合体内旋的一部分。

关节:踝关节
踝关节外翻活动限制

手法治疗类型:闪动式关节松动术
受限的运动:踝关节外翻受限

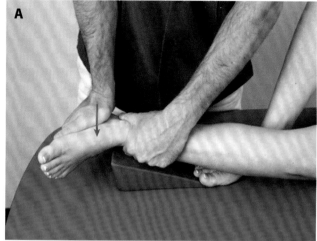

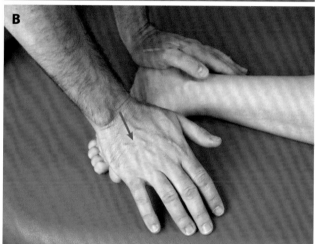

图 8-38

患者体位:仰卧。

治疗师体位:站立于患者的患侧。

1.患者取仰卧位,下肢外旋。

2.治疗师交叉双手,将一只手放在跟骨上,另一只手放在足舟骨上。

3.治疗师双手向相反方向推动,以对跟骨进行牵引。

4.在跟骨与距骨活动受限处,治疗师对跟骨后部向外施加 HVLA 闪动手法。

注意:替代操作见图 8-38B,治疗师可用大鱼际按压跟骨内表面,以及另一只手用大鱼际按压患足舟骨内侧。接着,治疗师向外对跟骨进行闪动操作。该技术也可以在治疗师双手交叉的姿势下进行,关节面前内/后外方向上约为 30°。

关节:踝关节
踝关节外翻活动限制

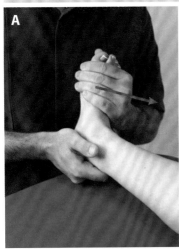

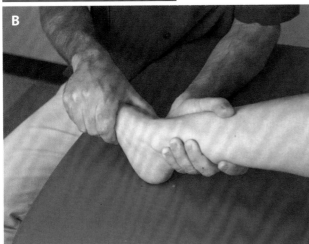

图 8-39

手法治疗类型:肌肉能量技术
受限的运动:踝关节外翻受限

患者体位:仰卧。

治疗师体位:坐于治疗床尾。

1. 治疗师将上方手放在患侧距骨和中足上,下方手置于跟骨下侧。
2. 治疗师牵拉跟骨,并外翻距下关节和中足至关节活动受限处。
3. 嘱患者等长收缩内翻踝关节(远离组织受限处)3~5 秒。患者以约 5 磅的力和治疗师相抵抗,然后完全放松。
4. 放松后,治疗师继续向外滑动跟骨至新的外翻活动受限位。治疗师重复该操作,直到组织无进一步放松或踝关节外翻活动度无新的增加。

注意:该技术在患者对关节滑动操作表现出疼痛感或有明显的肌卫反应时是有效的。

关节:踝关节
踝关节外翻活动限制

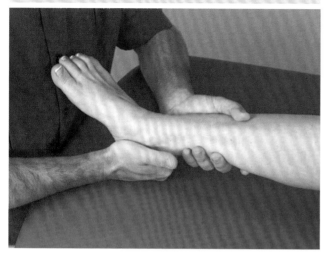

图 8-40

手法治疗类型:动态关节松动术
受限的运动:踝关节外翻受限

患者体位:坐位。

治疗师体位:坐于治疗床尾。

1. 治疗师用上方手握住患者患侧小腿,下方手的跟部置于跟骨下方。
2. 嘱患者主动进行足外翻,与此同时,治疗师对距下关节进行牵引,辅助跟骨滑动,承受所有的组织张力对跟骨实施外翻的压力。
3. 当治疗师向内滑动跟骨前部的同时,需要向外滑动跟骨后部。
4. 每次重复该技术时,均需要患者配合主动足外翻。

注意:该技术适用于患者受累局部张力过高或存在肌卫反应时。

关节:踝关节
踝关节外翻活动限制

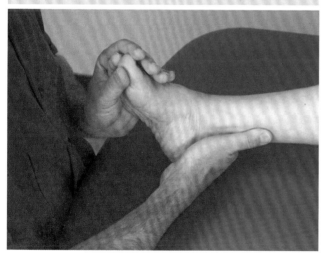

图 8-41

手法治疗类型:拮抗松弛术
受限的运动:踝关节外翻受限

患者体位:仰卧。

治疗师体位:站立于患者的患侧。

1. 患者取仰卧位,膝关节轻度屈曲。治疗师触诊患足跟骨内侧、踝关节内翻肌及三角韧带。随后,治疗师轻按患者感到不适的肌肉和韧带,并找出患者张力最高且自觉最不适的点。让患者对不适感进行 10 个等级的评估。
2. 治疗师帮助患者分别在背屈及跖屈位下被动内翻踝关节,直到患者触诊位置的不适感降至 2 级或以下。
3. 治疗师保持该姿势 90 秒,期间治疗师不需要持续按压患者的激痛点。
4. 90 秒后,治疗师立即被动伸直患者患侧下肢并再次评估感到不适的位置。如果不适感仍然高于 2 级,则继续治疗。

注意:该技术在患者对关节滑动操作表现出疼痛感或有明显的肌卫反应时是有效的。

关节:踝关节
踝关节外翻活动限制

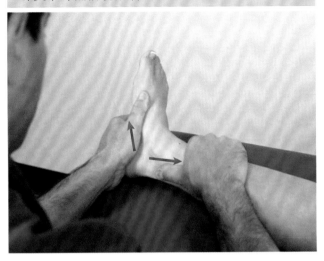

图 8-42

手法治疗类型:肌筋膜松解术
受限的运动:踝关节外翻受限

患者体位:仰卧。

治疗师体位:站立于患者的患侧。

1.患者取仰卧位,下肢屈曲。

2.治疗师分别将双手拇指放在跟骨后内侧。其余手指握住跟骨下外侧,与此同时,治疗师对跟骨进行牵拉。

3.治疗师使用组织张力技术来松解肌筋膜,促进踝关节外翻。

4.治疗师触诊软组织,并在张力方向上对受限处施以轻微压力,施压时长为 3~5 分钟。治疗师双手分别向相反方向施力。

5.保持组织受限处局部的轻微压力。直到局部组织松弛或变软,肌筋膜被拉长。

注意:小腿的内侧肌群可限制踝关节的外翻。

关节:踝关节
踝关节外翻活动限制

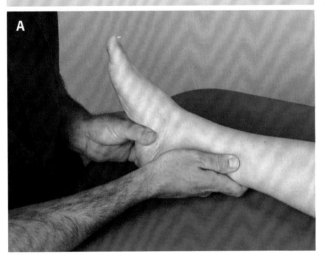

图 8-43(待续)

手法治疗类型:软组织松解术
受限的运动:踝关节外翻受限

徒手软组织松解术

患者体位:仰卧。

治疗师体位:站立于患者的患侧。

1.患者放松足至轻度跖屈位。

2.治疗师触诊胫骨后肌腱,并在局部保持深层按压。

3.治疗师可以通过轻柔的弹拨手法,或横向推动肌肉和肌腱的方式,以达到松解软组织的目的,同时,可在局部进行反复叩击以增加局部组织血液循环。

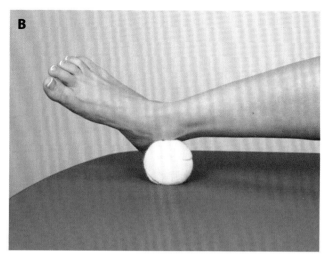

图 8-43(续)

自我软组织松解术

患者体位:健侧卧位。

1.患者将按摩球压在胫骨后肌下方。

2.患者可通过保持静止或前后摆动按摩球/泡沫轴以放松局部软组织。

3.重复该操作,直到局部肌肉得到放松。

注意:小腿的内侧肌群可限制踝关节的外翻。

关节:踝关节
踝关节外翻活动限制

手法治疗类型:自我松动术
受限的运动:踝关节外翻受限

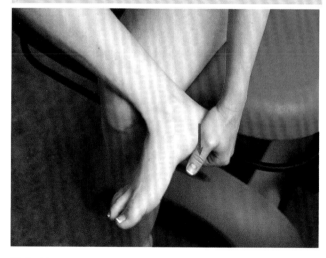

图 8-44

患者体位:坐位,下肢交叉。

1.患者将患侧小腿放在健侧大腿上。

2.患者通过握住患侧跟骨并外翻踝关节,直至组织活动受限处。

3.可在该位置下保持静止或者通过向外滑动跟骨,进一步将踝关节推至新的外翻角度。

注意:可以与保持-放松技术相结合,以达到改善关节活动性的目的。

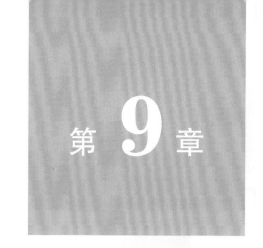

第 **9** 章

足部关节

概述

介绍和讨论足部关节的生物力学及其相关手法治疗技术。

治疗技术

学习目标

完成本章节学习后,读者将能够:
- 描述足部关节的解剖与生物力学机制。
- 理解现有关足部关节手法操作技术的循证依据。
- 掌握针对关节各方向受限的运动的8种手法。
- 阐明各种手法技术的基本操作步骤。

概述

中足的关节包括跗横关节[1]和跗骨间关节,主要由舟骨、骰骨和楔骨(也被称为骰舟楔关节[2])之间形成的关节面组成。跗横关节(又称跗中关节或 Chopart 关节)是由跟骰关节与距舟关节组成的。中足的关节被认为是一个功能性球窝关节,其随着距下关节的运动而运动(见图 9-1)。

距舟关节与距下关节的前部共用关节囊,进一步证明了距舟关节与距下关节的前部之间的功能联系。该关节的紧张位是充分旋后位,松弛位则是充分旋前位[3]。中足关节由跳跃韧带(跟舟足底韧带)、足底短韧带和足底长韧带,外侧的三角韧带和分歧韧带提供支撑(见图 9-2)。

前足关节包括跗跖关节、跖骨间关节、跖趾关节和趾间关节。跗跖关节(又称 Lisfranc 关节)是平面滑车关节,能做附属滑移运动。该关节的紧张位是旋后位[3]。跖趾(MTP)关节属于髁状滑液关节,具有两个

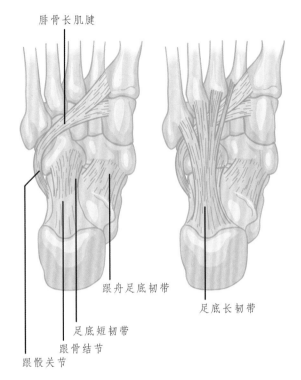

图 9-2 足底韧带。

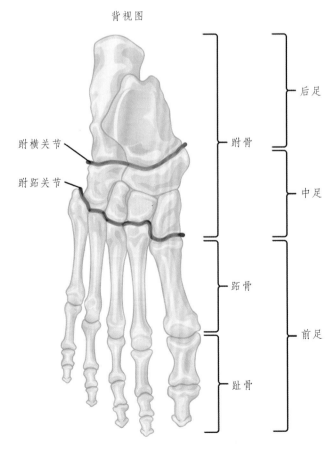

图 9-1 足分为 3 部分:后足、中足和前足。跗横关节将后足与中足分离,跗跖关节将中足与前足分离。

自由度:屈曲/伸展和外展/内收。MTP 关节面的关节面由凸出的跖骨头和凹陷的趾骨底组成。紧张位为充分伸展位,松弛位为 10°~20° 伸展。MTP 关节主要负责承重功能,在步行中的站立后期和足趾离地阶段,特别是第一跖趾关节的充分伸展至关重要[1,3]。趾间关节是滑车铰链关节,可以进行屈曲和伸展。该关节的紧张位是充分伸展位,而松弛位是轻微屈曲位[3]。

踝关节/足部关节的肌肉组织除了稳定足踝复合体还对结构和韧带的稳定性起着重要的作用。肌肉组织可分为外在肌和内在肌,前者起源于小腿,后者起源于足踝复合体本身。位于小腿后方的外在肌肉包括小腿三头肌(腓肠肌和比目鱼肌)、胫骨后肌、趾长屈肌和蹞长屈肌[1,4]。后侧肌肉的收缩引起足的旋后动作,导致足踝复合体在步态周期的站立后期及足趾离地阶段的关节硬度增加。胫骨后肌是距下关节和跗中关节旋后的原动力肌,其对于保持足的纵弓和在站立相控制足部关节旋前至关重要。趾长屈肌和蹞长屈肌是足趾屈曲的原动力肌,有助于保持足纵弓[1,4,5]。

腓骨长肌和腓骨和短肌位于小腿的外侧,是距下关节和跗中关节旋前的原动力肌。腓骨长肌止于内侧楔骨和第一跖骨的基底部,有助于维持足横弓的稳定性。位于前侧的肌肉包括胫骨前肌、趾长伸肌和蹞长伸肌。趾伸肌和蹞长伸肌是足趾伸展的主要

动力肌。蹞长伸肌有旋后作用,而趾长伸肌有助于旋前。胫骨前肌可使距下关节和跗中关节旋后。足部的内在肌包括趾短屈肌、蹞内收肌和外展肌、蚓状肌、足底骨间肌和背侧骨间肌。这些肌肉的功能主要是稳定足趾并支撑足弓[1,4,5](见图 9-3)。

足底筋膜是一种重要的结缔组织结构,在足踝复合体中充当"绞盘"的作用。其支撑纵弓,有助于足趾的稳定,对负重有重要的作用。足底筋膜由纵向排列的致密纤维结缔组织组成,具有抵抗拉力的 I 型胶原纤维。足底筋膜起源于足底跟骨处(跟骨结节),远端止于足底的足趾纤维鞘和第一趾的籽骨。足底筋膜易发生炎症和退行性改变,影响足踝复合体和纵弓的功能[2,6]。足踝复合体的关节活动度(ROM)受限是足底筋膜炎的一个危险因素。最近的一项临床实践指南发现了使用手法治疗足底筋膜炎的有效证据,包括使用关节和软组织松解技术以改善足踝关节及小腿肌肉组织的活动性。

由于足踝关节的负重功能,易发生关节炎。第一跖趾关节常受骨关节炎或痛风的影响。该关节的关节囊受限模式为伸展受限大于屈曲受限,而跗跖关节的关节囊受限模式则表现为屈曲受限大于伸展受限[3,7-10]。手法治疗技术可有效恢复关节活动性,从而改善足部骨关节炎患者的功能和疼痛症状[9]。

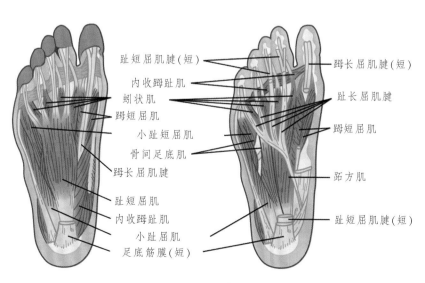

趾短屈肌腱(短)
内收蹞趾肌
蚓状肌
蹞短屈肌
小趾短屈肌
骨间足底肌
蹞长屈肌腱
趾短屈肌
内收蹞趾肌
小趾屈肌
足底筋膜(短)

蹞长屈肌腱(短)
趾长屈肌腱
蹞短屈肌
跖方肌
趾短屈肌腱(短)

图 9-3　足内在肌。

案例分析

患者为 23 岁女性,表现为左足疼痛。患者两周前打排球时踩到了同伴的脚,当时她感到自己左足有爆裂声。此后,她足外侧出现疼痛,且无明显既往病史。她自称当自己把重心移到足外侧时,左足会出现疼痛,感觉就像鞋子里有块石头。目前她无法跑步、打排球,并且不得不中断有氧训练课程。X 线片呈阴性。

物理治疗评估结果包括:

- 步态分析发现站立相左侧中足活动性下降,足趾离地减少。
- 主被动关节活动度评估显示,左侧中足旋前和旋后运动受限,并在活动范围末端处出现疼痛。
- 骰骨的活动性评估表明跖侧滑动受限。
- 中足外侧存在局部肿胀。

问题

1. 在步态周期中,足跟着地、站立中期及足趾离地时,中足分别在做何种运动?
2. 如何确定关节炎症是否处于急性、亚急性,或者慢性期?
3. 这些信息将如何指导你进行关节操作干预?
4. 根据现有证据,何种手法适用于该患者骰骨所出现的问题?

以下证据适用于该患者的治疗:

- Durall[11]对骰骨综合征的检查和治疗进行了文献回顾。Durall 表示,骰骨手法治疗应被视为一种早期治疗方法(存在禁忌证时除外)。
- Matthews 和 Claus[12]在一篇病例分析中指出,核影像资料显示骰骨病变呈阳性结果的患者,经手法治疗后,症状得到迅速且持久的缓解。他们的假说认为,手法治疗可以逆转神经致敏作用。
- Jennings 和 Davies[13]对存在足部疼痛和骰骨活动度受限的 7 例患者进行了骰骨手法治疗。经过治疗后,7 例患者均可恢复运动并在下一个季度中没有复发(平均随访 5.7 个月)。
- Patla 等[14]对 1 例患有胫骨后肌腱病的患者,采用了骰骨闪动手法治疗。结果显示,在高速低幅(HVLA)闪动手法治疗后,该患者疼痛完全缓解。

关键术语

趾间关节囊模式:屈曲受限大于伸展受限。

跗中关节囊模式:跖屈、旋后和内收受限大于背屈受限。

趾间关节紧张位:完全伸展。

跖趾(MTP)关节紧张位:完全伸展。

跗中关节紧张位:完全旋后。

跗跖关节紧张位:完全旋后。

趾间关节:滑车铰链关节,具有 1 个自由度,即屈曲/伸展;近端关节凸面大于远端凹面。

趾间关节松弛位:轻微屈曲。

跖趾(MTP)关节松弛位:10°~20°伸展。

跗中关节松弛位:介于关节活动度两个末端之间的中间位置。

跖趾(MTP)关节分类:髁状滑液关节,具有 2 个自由度:屈曲/伸展和外展/内收。MTP 关节的关节面由凸出的跖骨头和凹陷的趾骨底组成。

跗跖(Lisfranc)关节分类:平面滑液关节,可做滑动运动。

跗横关节(跗中关节或 Chopart 关节)分类:由

跟骰关节与距舟关节联合形成。中足关节被认为是一个功能性球窝关节，其随着距下关节的运动而运动。

参考文献

1. Levangie PK, Norkin CC. *Joint Structure and Function: A Comprehensive Analysis.* 5th ed. Philadelphia, PA: F. A. Davis Co; 2011.
2. Sizer P, Phelps V, James R, Matthijs O. Diagnosis and management of the painful ankle/foot part 1: Clinical anatomy and pathomechanics. *Pain Practice.* 2003;3(3):238–262.
3. Magee DJ. *Orthopedic Physical Assessment.* 6th ed. St. Louis, MO: Saunders Elsevier; 2014.
4. Moore KL, Agur AMR, Dalley AF. *Clinically Oriented Anatomy.* 7th ed. Philadelphia, PA: Wolters Kluwer Health/Lippincott Williams & Wilkins; 2013.
5. Nordin M, Frankel VH. *Basic Biomechanics of the Musculoskeletal System.* 4th ed. Philadelphia, PA: Wolters Kluwer Health/Lippincott Williams & Wilkins; 2012.
6. Martin R. Heel pain: plantar fasciitis: Revision 2014. *J Orthop Sports Phys Ther.* 2014;44(11):A1–A33.
7. Cyriax JH. *Textbook of Orthopaedic Medicine: Diagnosis of Soft Tissue Lesions.* (Vol 1, 7th ed.). London, England: Ballière Tindall; 1978.
8. Cyriax JH, Cyriax P. *Cyriax's Illustrated Manual of Orthopaedic Medicine.* 2nd ed., Pbk. ed. Oxford, England; Boston, MA: Butterworth-Heineman; 1996.
9. Sizer PS, Phelps V, Dedrick G, James R, Matthijs O. Tutorial diagnosis and management of the painful ankle/foot. part 2: examination, interpretation, and management. *Pain Practice.* 2003;3(4):343–374.
10. Snedeker JG, Wirth SH, Espinosa N. Biomechanics of the normal and arthritic ankle joint. *Foot Ankle Clin.* 2012;17(4):517–528.
11. Durall CJ. Examination and treatment of cuboid syndrome: a literature review. *Sports Health.* 2011;3(6):514-519.
12. Matthews ML, Claus AP. Two examples of "cuboid syndrome" with active bone pathology: why did manual therapy help? *Manual Ther.* 2014;19(5):494–498.
13. Jennings J, Davies GJ. Treatment of cuboid syndrome secondary to lateral ankle sprains: a case series. *J Orthop Sports Phys Ther.* 2005;35(7):409–415.
14. Patla C, Lwin J, Smith L, Chaconas E. Cuboid manipulation and exercise in the management of posterior tibialis tendinopathy: a case report. *Int J Sports Phys Ther.* 2015;10(3):363–370.

足部关节手法治疗技术

9A 中足旋前手法治疗技术　　9D 前足背屈手法治疗技术

9B 中足旋后手法治疗技术　　9E 前足跖屈手法治疗技术

9C 前足一般手法治疗技术

中足旋前

9A 中足旋前手法治疗技术

- 非闪动式关节松动术
- 闪动式关节松动术
- 肌肉能量技术
- 动态关节松动术
- 拮抗松弛术
- 肌筋膜松解术
- 软组织松解术
- 自我松动术

关节:足部关节
中足旋前活动限制

手法治疗类型:非闪动式关节松动术
受限的运动:中足旋前受限

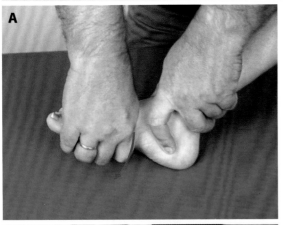

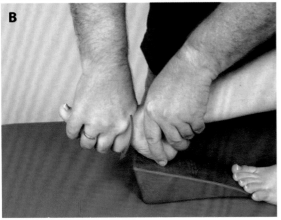

图 9-4

患者体位:仰卧,膝关节屈曲,患侧足平放于治疗床上。

治疗师体位:站立于治疗床旁。

1. 膝关节屈曲 70°~90°。

2. 治疗师将一只手放在患者患侧足背,另一只手放在足底,抵住近端骨(距骨)。治疗师可用手掌或小鱼际放在足背,覆盖存在功能障碍的骨骼,并向组织受限处施加朝向跖侧的压力。

3. 在组织受限处,治疗师可使用渐进摆动技术进行跖侧滑动。通过治疗师的手掌将力量作用于患者足背,而另一只手从足底抵住近端骨(距骨、跟骨)。

4. 关节滑动的力应朝向跖侧。

注意:可使用一个泡沫块支撑在足的跖侧面,见图 9-4B。在站立相,足踝复合体需要适度旋前以使力衰减。

关节:足部关节
中足旋前活动限制

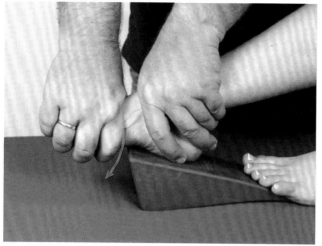

图 9-5

手法治疗类型:闪动式关节松动术
受限的运动:中足旋前受限

患者体位:仰卧,患侧膝屈曲并将患足放在斜枕上
　　(泡沫块)。

治疗师体位:站立于治疗床旁。

1.患者患侧膝关节屈曲 70°~90°。

2.治疗师将一只手放在患侧足背,另一只手放在
　足底抵住近端骨(距骨)。治疗师可用手掌或小
　鱼际放在足背存在功能障碍的骨骼上,并向组
　织受限处施加朝向跖侧的力。

3.在组织受限处,治疗师施加高速低幅闪动手法
　操作。通过治疗师的手掌将力量作用于患者足
　背,而另一只手从足底抵住近端骨。

4.骨骼将朝跖侧滑动。

注意:可使用一个泡沫块支撑在足的跖侧面。

关节:足部关节
中足旋前活动限制

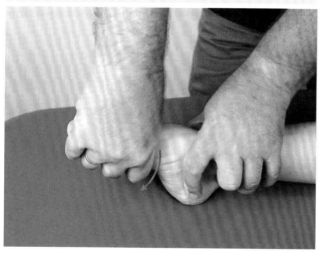

图 9-6

手法治疗类型:肌肉能量技术
受限的运动:中足旋前受限

患者体位:仰卧,将患侧膝关节伸展,踝关节呈跖
　　屈位。

治疗师体位:站立于患者患侧。

1.患者患侧膝关节伸直,踝关节呈跖屈位。

2.治疗师将手放在足背,并将拇指放在有功能障
　碍的关节(舟骨/楔骨)上。将另一手的拇指沿着
　待松动的关节线放置,其余手指包绕足的跖侧面。

3.治疗师对中足进行牵拉,直至组织受限处。接
　着,治疗师通过拇指尖向关节受限处施加朝向
　跖侧的力。与此同时,背屈关节线远端部分。

4.嘱患者等长收缩跖屈踝关节(远离受限处)3~5
　秒。患者用约 5 磅的力和治疗师相抵抗,然后完
　全放松。

5.该处得到放松后,治疗师开始进一步放松其他
　软组织,并将患侧中足推向新的旋前受限处。治
　疗师重复该操作,直到组织无进一步放松或背
　屈活动度无新的增加。

注意:该技术适用于患者出现肌卫反应或肌张力过高时。

关节:足部关节
中足旋前活动限制

手法治疗类型:动态关节松动术
受限的运动:中足旋前受限

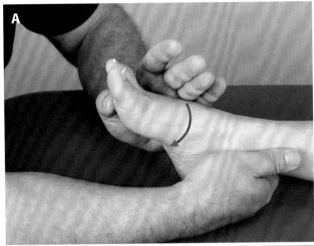

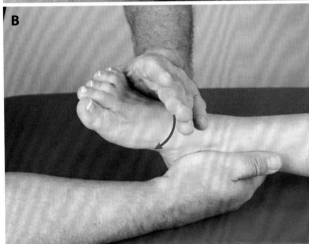

图 9–7

患者体位:仰卧,踝关节呈中立位。

治疗师体位:坐于治疗床尾。

1.治疗师将一只手在患者患侧足背,另一只手放在足底/足后,抵住近端骨(距骨)。治疗师可将手指放在足背,覆盖有功能障碍的骨骼上。

2.治疗师嘱患者滚动患足至旋前位。

3.在主动旋前受限处,治疗师对局部进行附属滑移运动,以放松组织张力,并促使关节朝跖侧滑动。在运用上述技术时,可联合渐进摆动技术。通过手指将力量施加在足背上,同时对侧手从足底抵住近端骨。

4.重复上述操作,直到患足跖侧活动度得到改善。

注意:治疗师可在后足处使用贴扎固定,以稳定跟骨与距骨。

关节:足部关节
中足旋前活动限制

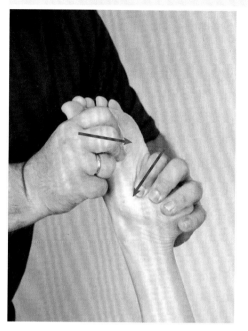

图 9-8

手法治疗类型:拮抗松弛术
受限的运动:中足旋前受限

患者体位:俯卧,膝关节屈曲,踝关节跖屈。

治疗师体位:站立于患者的一侧。

1. 患者取俯卧位,患侧膝关节屈曲,踝关节呈跖屈位。治疗师触诊患侧足固有屈肌群。随后,治疗师轻按患者感到不适的肌肉,并找出患者张力最高且自觉最不适的点。让患者对不适感进行 10 个等级的评估。

2. 治疗师帮助患者被动屈曲前足,继续向中足的方向推动跟骨,促进中足旋前。

3. 接着,治疗师触诊足内在肌肉,并继续移动距骨和跟骨,直到患者触诊位置的不适感降至 2 级。

4. 治疗师在该位置下保持 90 秒,在此期间治疗师不需要持续按压患者的激痛点。90 秒后,治疗师立即被动伸直患侧下肢并再次评估感到不适的位置。如果不适感仍然高于 2 级,则治疗继续。

注意:上述操作可减少足固有肌群的高张力,使踝关节能够进行更大程度的旋前运动。该技术是一种有利于治疗后足马蹄足畸形的间接技术。

关节:足部关节
中足旋前活动限制

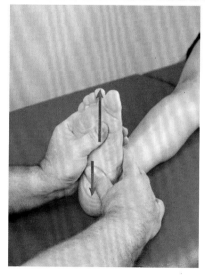

图 9-9

手法治疗类型:肌筋膜松解术
受限的运动:中足旋前受限

患者体位:仰卧于治疗床上。

治疗师体位:坐于患者的患侧。

1. 患者取仰卧位,患侧踝关节背屈。

2. 治疗师将一只手的拇指放在足底筋膜跟骨附着点。另一只手的拇指用来固定中足。

3. 在跟骨关节活动受限处,治疗师使用组织张力技术来松解肌筋膜至足背屈位。治疗师从跟骨朝远端跖骨方向移动。

4. 治疗师触诊软组织,并在张力方向上对受限处施以轻微压力,施压时长为 3~5 分钟。

5. 保持组织受限处局部的轻微压力,直到受限组织松弛或变软,肌筋膜被拉长。

注意:将局部压力保持一段时间会更有效。该技术适用于足底筋膜及足固有肌群受限的运动。

关节:足部关节
中足旋前活动限制

手法治疗类型:软组织松解术
受限的运动:中足旋前受限

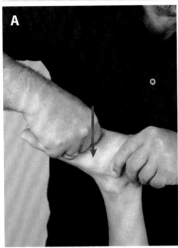

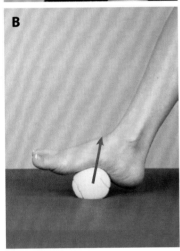

图 9-10

徒手软组织松解术

患者体位:俯卧,膝关节屈曲 90°。

治疗师体位:站立于患者的患侧。

1.患者取俯卧位,膝关节屈曲 90°。

2.在膝屈曲位下,治疗师触诊足固有肌群并于局部保持深层按压。

3.治疗师可以通过轻柔的弹拨手法或横向推动肌肉和肌腱的方式,以达到松解软组织的目的,同时,可在局部进行反复叩击以增加组织血液循环。

4.重复该操作,直至局部软组织放松。

自我软组织松解术

患者体位:站立位,将足部放于泡沫轴或按摩球上。

1.患者将足部放于泡沫轴上,从而将自身重量负荷在泡沫轴上。

2.患者可通过保持静止或前后摆动以放松局部软组织。

3.重复该操作,直至局部软组织放松。

注意:可在泡沫轴或按摩球上放置一条毛巾,以增加患者的舒适感(图 9-10B)。自我软组织松解术也可在站立位下进行(见图 9-10B)。

关节:足部关节
中足旋前活动限制

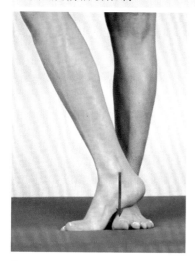

图 9-11

手法治疗类型:自我松动术
受限的运动:中足旋前受限

患者体位:站立。
1.患者取站立位,下肢伸直,将健侧足放于患侧足上。
2.患者通过健侧足足跟向患侧中足施加重量。
3.患者轻柔地向下(朝向地板放方向)松动足弓。
4.患者对需要松动的关节施加重量,直至组织受限处。患者可在张力局部保持静止,或者弹性按压中足。

注意:可以在患足上放置一条毛巾以增加患者的舒适度。这项技术可聚焦于舟骨或楔骨。该项技术可联合保持–放松技术以促进关节活动。

中足旋后

9B 中足旋后手法治疗技术

- 非闪动式关节松动术
- 闪动式关节松动术
- 肌肉能量技术
- 动态关节松动术
- 拮抗松弛术
- 肌筋膜松解术
- 软组织松解术
- 自我松动术

关节:足部关节
中足旋后活动限制

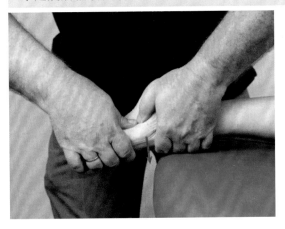

图 9-12

手法治疗类型:非闪动式关节松动术
受限的运动:中足旋后受限

患者体位:俯卧。
治疗师体位:站立于患者的患侧。
1. 治疗师将两只手分别放在患者患足的两侧。
2. 治疗师将双手拇指放在足底需要被松动的关节一侧。接着,治疗师用拇指向背侧方向松动关节的同时,对侧手的其余手指抵住中足以限制远端骨的活动。
3. 在组织受限处,治疗师向足背侧方向进行渐进摆动操作。
4. 骨骼应朝向背侧移动。

注意:旋后受限的运动可导致足过度旋前。充分的中足旋后活动度,可为步行中蹬离期结束时提供一个坚固的杠杆。

关节:足部关节
中足旋后活动限制

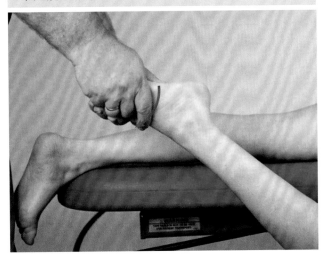

图 9-13

手法治疗类型:闪动式关节松动术
受限的运动:中足旋后受限(楔骨、骰骨)

患者体位:俯卧。
治疗师体位:站立于患者的患侧。
1. 膝关节屈曲 70°~90°,患侧小腿悬于床边。
2. 治疗师分别用双手放在足的两侧,并用双手拇指交叉按压足底存在功能障碍的骨骼,并施加朝向足背方向的力至组织受限处。
3. 在组织受限处,治疗师通过伸展膝关节、跖屈踝关节进行高速低幅闪动手法操作。通过"J"环形按摩运动使患侧足关节屈曲,踝关节呈跖屈位;力的传递主要通过治疗师双手拇指及腕关节的尺偏运动;当治疗师尺偏腕关节时,会对患者中足和前足产生牵引力。
4. 骨骼应朝足背侧滑动。

注意:该项技术也被称为 Hiss 快速运动技术。这项技术也可用于跗跖关节。

关节:足部关节
中足旋后活动限制

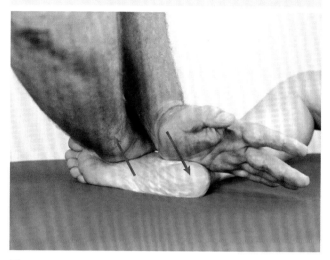

图 9-14

手法治疗类型:闪动式关节松动术
受限的运动:中足旋后受限(舟骨)

患者体位:仰卧,患侧膝关节屈曲,足部放松,足外
　　侧接触床面。

治疗师体位:站立于患者的健侧。

1.患者患侧膝关节屈曲 70°~90°。

2.治疗师将双手放在跟骨和舟骨上。治疗师双手
　交叉,手指指向相反方向。

3.在组织受限处,治疗师固定跟骨与距骨的同时,
　对舟骨进行向远端背向的高速低幅闪动手法操
　作。

4.舟骨应朝足背侧滑动。

注意:HVLA 闪动手法适用于关节滑动技术无效时。该技术也可用于第一跖趾关节。

关节:足部关节
中足旋后活动限制

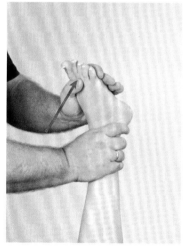

图 9-15

手法治疗类型:肌肉能量技术
受限的运动:中足旋后受限

患者体位:俯卧,膝关节屈曲。

治疗师体位:站立于治疗床尾。

1.患者患侧膝关节屈曲 90°。

2.接着,治疗师将双手放在患足两侧,并将双手拇
　指交叉按压足底存在功能障碍的骨骼,并对其
　施加朝向足背方向的力,直至组织受限处。

3.嘱患者等长收缩,使踝关节旋前(远离受限处)
　3~5 秒。患者用约 5 磅的力和治疗师相抵抗,然
　后完全放松。

4.放松后,治疗师开始继续向背侧滑动关节,放松
　其他软组织,并将患侧中足推向新的旋后受限
　处。治疗师重复该操作,直到组织无进一步放松
　或旋后活动度无新的增加。

关节:足部关节
中足旋后活动限制

手法治疗类型:动态关节松动技术
受限的运动:中足旋后受限

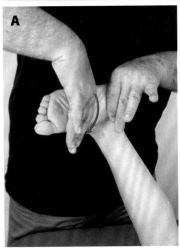

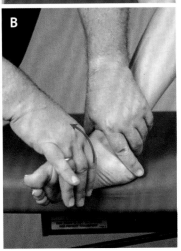

图 9-16

患者体位:俯卧,患侧膝关节屈曲。

治疗师体位:站立于治疗床尾。

1. 治疗师用双手环绕患足,并重叠双手拇指于足底功能障碍处。

2. 接着治疗师嘱咐患者主动跖屈并旋后患足。

3. 在患者主动跖屈并旋后患足的同时,治疗师进行附属滑移以放松组织张力,并促使功能障碍关节朝背侧滑动。

4. 每次重复该技术时,均需要患者主动跖屈中足。

注意:当该技术用于跗中关节时,特别需要注意,在患者主动旋后的同时,治疗师向背侧滑动舟骨。该技术也可在仰卧位,膝关节屈曲且足外侧置于床面的体位下进行。

关节:足部关节
中足旋后活动限制

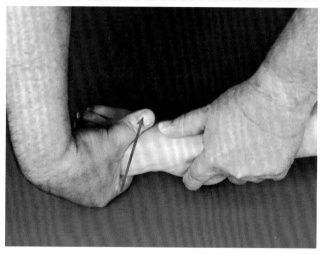

图 9-17

手法治疗类型:拮抗松弛术
受限的运动:中足旋后受限

患者体位:仰卧,患足呈中立位。

治疗师体位:站立于患者的一侧。

1.患者取仰卧位,踝关节背屈。治疗师触诊跗中关节足伸肌群。随后,治疗师轻按患者感到不适的肌肉,并找出患者张力最高且自觉最不适的点。让患者对不适感进行 10 个等级的评估。

2.治疗师帮助患者被动旋前前足,并伸展足趾。接着,继续向中足的方向挤压跖骨。

3.治疗师触诊肌肉并继续移动距骨和跟骨,直到患者触诊位置的不适感降至 2 级或以下。

4.治疗师在该位置下保持 90 秒,在此期间治疗师不需要持续按压患者的激痛点。90 秒后,治疗师立即被动伸直患侧大腿并再次进行检查。如果不适感仍然高于 2 级,则治疗继续。

注意:上述操作可减少足固有肌群的高张力,使踝关节能够进行更大程度的旋后运动。

关节:足部关节
中足旋后活动限制

手法治疗类型:肌筋膜松解术
受限的运动:中足旋后受限

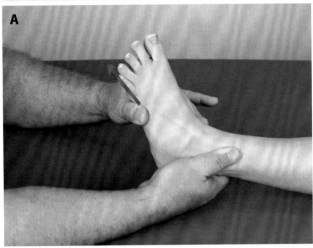

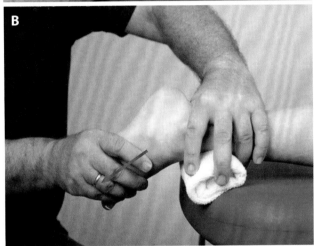

图 9-18

患者体位:仰卧。

治疗师体位:坐于患者的患侧。

1.患者取仰卧位,踝关节轻度跖屈。

2.治疗师将一只手的拇指放在足底筋膜的跟骨附着处,并抓住整个中足。治疗师用另一只手稳定后足。

3.在跟骨关节受限处,治疗师使用组织张力技术,通过向背侧滚动中足来松解肌筋膜至足旋后位。

4.治疗师触诊软组织,并在张力方向上对受限处施以轻微压力,施压时长为3~5分钟。治疗师双手朝相反方向施力。

5.保持组织受限处局部的轻微压力,直到其松弛或变软,肌筋膜被拉长。

注意:将局部压力保持一段时间会更利于松解足底筋膜和足固有肌群。该技术也可在俯卧位下进行。

关节:足部关节
中足旋后活动限制

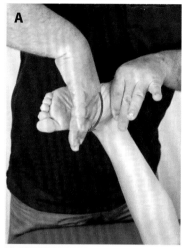

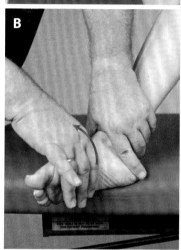

图 9-19

手法治疗类型:软组织松解术
受限的运动:中足旋后受限

徒手软组织松解术
患者体位:仰卧。
治疗师体位:坐于治疗床尾。
1.患者取仰卧位,患足呈中立位。
2.治疗师触诊足固有肌群并于局部保持深压力。
3.治疗师可以通过轻柔的弹拨手法,或横向推动肌肉和肌腱的方式,以达到松解软组织的目的,同时,可在局部进行反复叩击以增加组织血液循环。
4.重复该操作,直至软组织放松。

自我软组织松解术
患者体位:坐位,交叉下肢,并将患足置于健侧膝关节上。
1.患者用一只手放在患侧中足上。
2.患者可在足肌群上保持静止或前后摆动以放松局部软组织。
3.重复该操作,直到局部软组织松弛。

注意:该技术适用于因软组织活动受限而使全关节活动度受到影响的情况。

关节:足部关节
中足旋后活动限制

手法治疗类型:自我松动术
受限的运动:中足旋后受限

患者体位:站立。

1.患者取站立位,双足平放于地面上。

2.患者将按摩球置于患足足弓下。

3.患者将体重负荷于患足上,轻柔地向上松动足弓。

4.在触及组织受限处后,患者在受限处施加松动力。

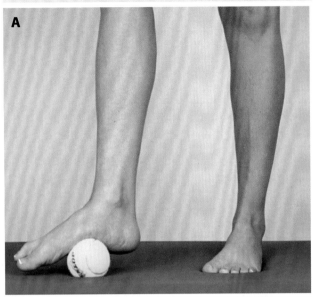

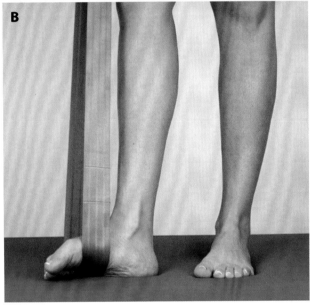

图 9-20

注意:患者也可在站立位进行该技术,用一根弹力带环绕中足,并向上提拉足弓,与此同时,患者滚动患足至旋前或旋后位。该项技术可联合保持–放松技术一起使用。患者可静态保持局部张力或者向上提拉关节。

前足一般活动

关节:足部关节
前足一般活动限制

手法治疗类型:非闪动式关节松动术
受限的运动:足趾运动受限

患者体位:俯卧。
治疗师体位:坐或站立于治疗床尾。
1.患者患足跖屈 10°。
2.治疗师将双手拇指放在松动线两侧,其余手指沿着足背松动线放置。
3.在组织受限处,治疗师向相反方向震荡滑动跖骨。

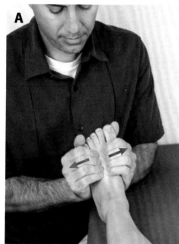

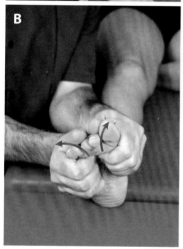

图 9-21

注意:该技术可用于第一跖屈列或沿着跖骨,尤其当患者存在神经瘤时。该技术也可辅助用于恢复前足背屈或者跖屈活动度。

关节:足部关节
前足一般活动限制

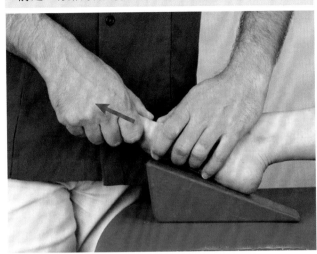

图 9-22

手法治疗类型:非闪动式关节松动术
受限的运动:足趾运动限制

患者体位:仰卧。

治疗师体位:站立于治疗床尾。

1.患者患足跖屈 10°。

2.治疗师将上方手(固定手)放在需要固定的跗骨上。下方手(松动手)沿着松动线放置,其余手指沿着足背松动线放置。

3.治疗师在固定近端骨的同时牵引趾骨。

注意:该技术可辅助恢复前足背屈或者跖屈活动度。该技术的操作过程中,也可同时进行闪动牵引操作。

前足背屈

9D 前足背屈手法治疗技术
- 非闪动式关节松动术
- 闪动式关节松动术
- 肌肉能量技术
- 动态关节松动术

- 拮抗松弛术
- 肌筋膜松解术
- 软组织松解术
- 自我松动术

关节:足部关节
前足背屈活动限制

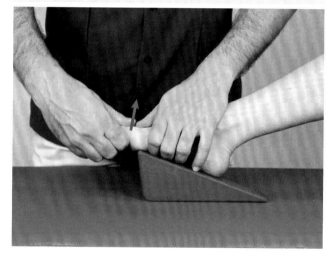

图 9-23

手法治疗类型:非闪动式关节松动术
受限的运动:前足背屈受限

患者体位:仰卧。
治疗师体位:站立于治疗床旁。
1. 患者患足跖屈 10°。
2. 治疗师近端手置于足背稳定足近端骨,远端手沿待松动关节线放置,拇指放在足背,其余手指则置于足底。治疗师向背侧滑动足远端部分(趾骨)。
3. 在组织受限处,治疗师使用渐进摆动技术向背侧滑动趾骨。
4. 骨骼应朝向背侧移动。

注意:该技术可用于跗骨或趾骨。趾骨的近端关节面为凹面。

关节:足部关节
前足背屈活动限制

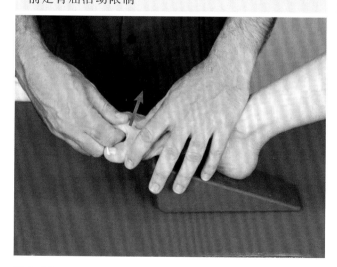

图 9-24

手法治疗类型:闪动式关节松动技术
受限的运动:前足背屈受限

患者体位:仰卧,膝关节屈曲。
治疗师体位:站立于患者的患侧。
1. 治疗师将上方手放在足背侧面,下方手则沿着足的某一跖列放置。
2. 治疗师在此位置上牵拉跗骨或趾骨,在近端趾骨软组织受限处,用手施加朝向背侧的力。
3. 在组织受限处,治疗师通过背屈跖列以向背侧进行高速低幅闪动手法操作。
4. 骨骼将朝足背侧滑动。

注意:趾骨近端表面为凹面。

关节:足部关节
前足背屈活动限制

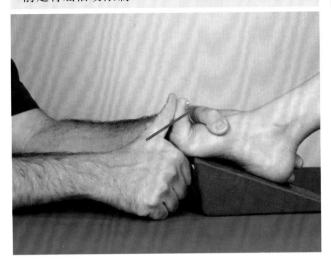

图 9-25

手法治疗类型:肌肉能量技术
受限的运动:前足背屈受限

患者体位:仰卧,患侧膝关节屈曲。

治疗师体位:坐于治疗床尾。

1. 患者患侧膝关节屈曲,并将患足跖屈 10°。

2. 治疗师将一只手沿着足底放置,拇指置于功能受限关节(跖骨/跗骨)上,沿着待松动的跖列放置。其余手指则紧握贴于足底。对侧手主要用于固定足近端骨。

3. 治疗师牵拉跗骨至组织活动受限处。在组织受限处,治疗师用拇指尖向跖侧施力。与此同时,背屈跖骨列的远端部分。

4. 嘱患者等长收缩跖屈前足(远离受限处)3~5 秒。患者用约 5 磅的力和治疗师相抵抗,然后完全放松。

5. 放松后,治疗师继续背屈关节,进一步放松其他软组织,并将患侧前足推向新的背屈受限处。治疗师重复该操作,直到组织无进一步放松或背屈活动度无新的增加。

注意:该技术适用于因肌卫反应或肌肉张力过高导致的关节活动性下降。

关节:足部关节
前足背屈活动限制

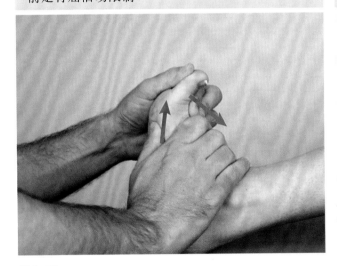

图 9-26

手法治疗类型:动态关节松动术
受限的运动:前足背屈受限,足籽骨功能障碍

患者体位:仰卧。

治疗师体位:站立于治疗床旁。

1. 患者患足呈中立位。

2. 治疗师将近端手沿着足的第一跖骨列放置,拇指放在足底籽骨近端。治疗师的远端手则沿着患足蹬趾的趾骨放置。

3. 在患者主动背屈患足的同时,治疗师对局部进行附属滑移松动,放松组织张力,并促使籽骨朝远端滑动。

4. 每次重复该技术时,均需要患者主动背屈蹬趾。

注意:该技术也可用于松动趾间关节。

关节:足部关节
前足背屈活动限制

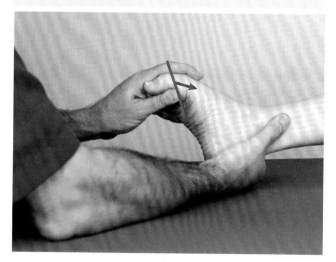

图 9–27

手法治疗类型:拮抗松弛术
受限的运动:前足背屈受限

患者体位:仰卧。

治疗师体位:坐于患者的患侧。

1.患者取仰卧位,患侧踝关节及前足呈中立位。

2.治疗师将一只手的拇指放在足底,其余手指放在足背。

3.治疗师轻按患者感到不适的肌肉,并找出患者张力最高且自觉最不适的点。让患者对不适感进行 10 个等级的评估。

4.治疗师帮助患者被动跖屈前足,直至患者触诊位置的不适感降至 2 级或以下。

5.治疗师该位置下保持 90 秒,在此期间治疗师不需要持续按压患者的激痛点。90 秒后,治疗师立即被动伸直患侧大腿并再次评估感到不适的位置。如果不适感仍然高于 2 级,则继续治疗。

注意:上述操作过程中,治疗师可能需要增加一些中足的旋后动作。

关节:足部关节
前足背屈活动限制

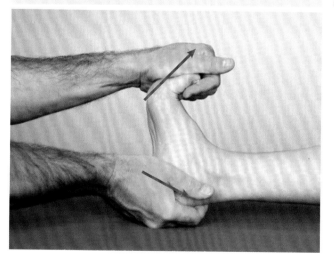

图 9–28

手法治疗类型:肌筋膜松解术
受限的运动:前足背屈受限

患者体位:仰卧。

治疗师体位:坐于患者的患侧。

1.患者取仰卧位,踝关节背屈。

2.治疗师将上方手沿着足底放置,下方手沿着趾骨放置。

3.在组织受限处,治疗师使用组织张力技术将患足推至背屈位,患趾推至伸展位,从近端至远端松解肌筋膜。

4.治疗师触诊软组织,并在张力方向上对受限处施以轻微压力,施压时长为 3~5 分钟。

5.保持组织受限处局部的轻微压力,直到局部组织松弛或变软,肌筋膜被拉长。

注意:局部压力保持一段时间会更利于松解足底筋膜、屈肌及足固有肌。

关节:足部关节 前足背屈活动限制	**手法治疗类型**:软组织松解术 **受限的运动**:前足背屈受限

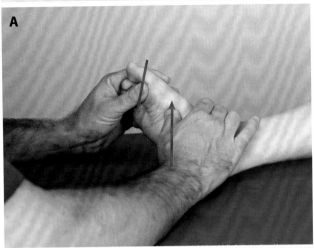

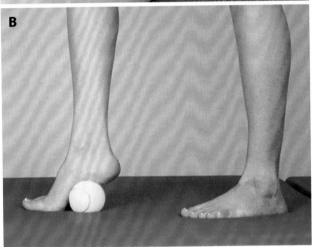

图 9-29

徒手软组织松解术

患者体位:仰卧。

治疗师体位:坐于患者的患侧。

1. 患者取仰卧位。
2. 患膝屈曲,治疗师触诊足固有肌群并保持深层按压。
3. 治疗师可以通过轻柔的弹拨手法,或横向推动肌肉和肌腱的方式,以达到松解软组织的目的,同时,可在局部进行反复叩击以促进组织血液循环。
4. 重复该操作,直到软组织松弛。

自我软组织松解术

患者体位:站立位,承重于泡沫轴或按摩球上。

1. 患者患足踩在按摩球上,通过足承重于按摩球上。
2. 患者保持静止或前后摆动以放松局部软组织。
3. 重复该操作,直到局部软组织得到放松。

注意:可在泡沫轴或按摩球上放置一条毛巾,以增加患者的舒适感。自我软组织松解术也可在坐位下进行。

关节:足部关节
前足背屈活动限制

手法治疗类型:自我松动术
受限的运动:前足背屈受限

患者体位:跪位或坐位。

1.患者取跪位,前足背屈。

2.患者承重于前足。

3.患者通过将重量置于需要松动的关节上,进而
  轻柔地松动前足,直至组织活动受限处,患者可
  保持静止或前后摆动关节以放松局部软组织。

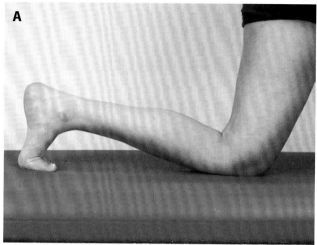

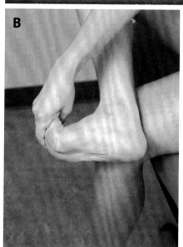

图 9-30

注意:可以在患足或患侧膝关节下方放置一条毛巾,以增加患者的舒适感(图 9-30A)。该项技术可与保
持-放松技术相结合(图 9-30B)。

前足跖屈

9E 前足跖屈手法治疗技术

- 非闪动式关节松动术
- 闪动式关节松动术
- 肌肉能量技术
- 动态关节松动术

- 拮抗松弛术
- 肌筋膜松解术
- 软组织松解术
- 自我松动术

关节:足部关节

前足跖屈活动限制

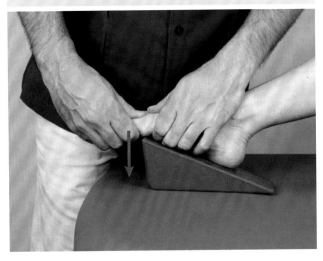

图 9-31

手法治疗类型:非闪动式关节松动术

受限的运动:前足跖屈受限

患者体位:仰卧,患侧膝关节屈曲,足平放于治疗床面。

治疗师体位:站立于治疗床旁。

1. 患者患足跖屈 10°,置于治疗床边缘或斜垫上。
2. 治疗师的近端手置于足背以固定近端跗骨,远端手放在待松动组织局部,拇指放在足背侧,其余手指置于足底。
3. 治疗师向跖侧滑动足远端部分(趾骨)。
4. 在组织受限处,治疗师使用渐进摆动技术向跖侧滑动趾骨。

注意:该技术可用于跗跖关节或跖趾关节。趾骨的近端关节面为凹面。

关节:足部关节

前足跖屈活动限制

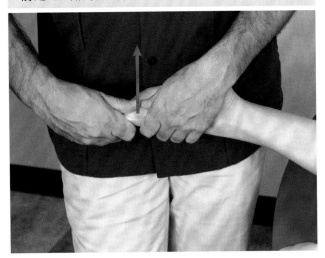

图 9-32

手法治疗类型:闪动式关节松动技术

受限的运动:前足跖屈受限

患者体位:俯卧。

治疗师体位:站立于患者的患侧。

1. 治疗师近端手置于患侧足背以固定近端跗骨,远端手放在待松动组织局部,拇指放在足背侧,其余手指置于足底。
2. 治疗师向跖侧滑动足远端部分(趾骨)。
3. 在组织受限处,治疗师向跖侧进行高速低幅闪动手法操作。
4. 跗骨应朝足跖侧滑动。

注意:该技术可用于跗跖关节或跖趾关节。

关节:足部关节
前足跖屈活动限制

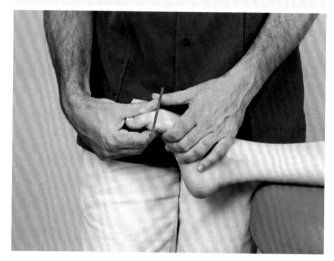

图 9-33

手法治疗类型:肌肉能量技术
受限的运动:前足跖屈受限

患者体位:仰卧于治疗床边。

治疗师体位:站立于患者的患侧。

1.患侧膝关节伸直,患足跖屈 10°。

2.治疗师将一只手放在足底,拇指置于功能受限的关节(跖骨/跗骨)上,沿着待松动的跖列放置。其余手指则紧贴足底。对侧手固定足近端骨。

3.治疗师牵拉跗骨至组织受限处。在组织受限处,治疗师用示指向跖侧施力。与此同时,跖屈跖骨列的远端部分。

4.嘱患者等长收缩背屈患足(远离受限处)3~5 秒。患者用约 5 磅的力和治疗师相抵抗,然后完全放松。

5.放松后,治疗师继续向跖侧滑动关节,放松其他软组织,并将患侧前足推向新的跖屈受限处。治疗师重复该操作,直到组织无进一步放松或跖屈活动度无新的增加。

注意:该技术适用于患者出现肌卫反应或肌张力过高时。

关节:足部关节
前足跖屈活动限制

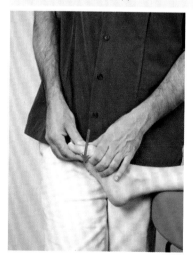

图 9-34

手法治疗类型:动态关节松动术
受限的运动:前足跖屈受限

患者体位:仰卧。

治疗师体位:站立于治疗床尾。

1.患者患足跖屈 10°。

2.治疗师将近端手放于足背以固定近端跖骨,远端手放在待松动组织局部(趾骨),拇指放在足背侧,其余手指置于足底。

3.在患者主动跖屈患足的同时,治疗师对局部进行附属滑移,放松组织张力,并继续向跖侧滑动趾骨。该技术可与渐进摆动技术一起进行。

4.每次重复该技术时,均需要患者主动跖屈患足。

注意:该技术也可用于松动籽骨,通过患者跖屈第一跖骨列的同时,向跟骨方向滑动籽骨。

关节:足部关节
前足跖屈活动限制

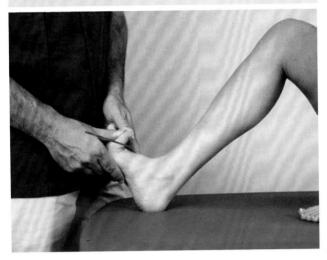

图 9-35

手法治疗类型:拮抗松弛术
受限的运动:前足跖屈受限

患者体位:仰卧于治疗床上。
治疗师体位:站立于患者的患侧。

1. 患者取仰卧位,膝关节屈曲 45°,踝关节及前足呈中立位。
2. 治疗师将一只手的拇指放在前足背侧,其余手指放在足背。
3. 治疗师轻按患者感到不适的肌肉,并找出患者张力最高且自觉最不适的点。让患者对不适感进行 10 个等级的评估。
4. 治疗师帮助患者被动背屈前足,直到患者触诊位置的不适感降至 2 级或以下。
5. 治疗师在该位置下保持 90 秒,在此期间治疗师不需要持续按压患者的激痛点。90 秒后,治疗师立即伸直患侧大腿并再次评估感到不适的位置。如果不适感仍然高于 2 级,则继续治疗。

关节:足部关节
前足跖屈活动限制

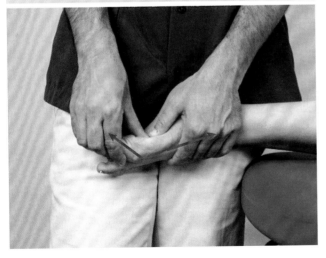

图 9-36

手法治疗类型:肌筋膜松解术
受限的运动:前足跖屈受限

患者体位:俯卧于治疗床上。
治疗师体位:站立于患者的患侧。

1. 患者取俯卧位,患侧踝关节跖屈并离开床面。
2. 治疗师将拇指放在足底,其余手指放在足背。
3. 在组织受限处,治疗师使用组织张力技术将患足推至跖屈位,患趾推至屈曲位,从近端至远端松解肌筋膜。
4. 治疗师触诊软组织,并在张力方向上对受限处施以轻微压力,施压时长为 3~5 分钟。
5. 保持组织受限处局部的轻微压力,直到局部组织松弛或变软,肌筋膜被拉长。

注意:该技术也可用于拉长小腿前群肌。

关节:足部关节
前足跖屈活动限制

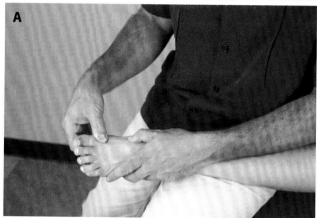

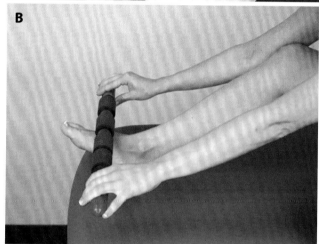

图 9-37

手法治疗类型:软组织松解术
受限的运动:前足跖屈受限

徒手软组织松解术

患者体位:仰卧,足部关节跖屈。

治疗师体位:坐于治疗床尾。

1.患者取仰卧位,患足跖屈。

2.治疗师触诊足背侧肌群(姆长伸肌、趾长伸肌),并在局部保持深层按压直至肌肉放松。

3.治疗师可以通过轻柔的弹拨手法,或横向推动肌肉和肌腱的方式,以达到松解软组织的目的,也可在局部进行反复叩击以增加组织血液循环。

自我软组织松解术

患者体位:坐位。

1.患者可使用按摩棒按压足背。

2.患者可保持静止或前后摆动以放松局部软组织。

3.重复该操作,直到局部软组织得到放松。

注意:该技术也可用来放松足固有肌。

关节:足部关节
前足跖屈活动限制

手法治疗类型:自我松动术
受限的运动:前足跖屈受限

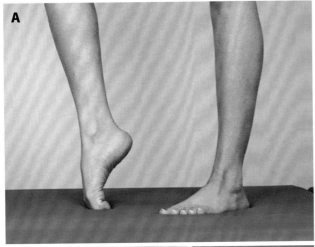

患者体位:站立。
1.患者取站立位,前足跖屈。
2.患者将自身重量压在前足上。
3.患者将重量转移到患足上,轻柔地松动前足直到触及组织受限处。患者可保持静止或前后摆动关节。

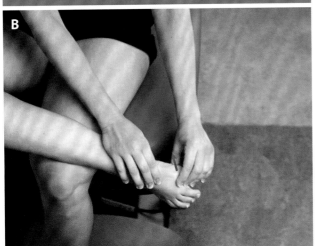

患者体位:坐位,交叉下肢,并将患足置于健侧膝关节上。
1.患者将同侧手放在患足上方。
2.患者可保持静止或前后摆动以放松局部软组织。
3.重复该操作,直到局部软组织得到放松。

图 9-38

注意:可在患足下放置一条毛巾,以增加患者的舒适感(图 9-38A)。该项技术可与保持-放松技术相结合(图 9-38B)。

附　录

案例分析：足和踝

　　一位 23 岁女性被转至门诊接受物理治疗。该患者主诉在过去的 2 个月中,她的右踝和右足出现持续的无力感与平衡障碍。她是大学校队活跃的排球运动员,在比赛中,她感觉难以跳起和着地。她回忆道,在过去的 1 年中发生了 2 次踝关节扭伤,最近一次右踝关节扭伤发生在 4 周前。她将自己的疼痛描述为间歇性的隐痛,目前报告疼痛评分为 3/10 分,在 2 个小时的校队排球练习后,症状恶化,疼痛增至 5/10 分。休息 15~20 分钟后,她的脚踝疼痛感又重新降至 3/10 分的基线水平;她的足部疼痛主要局限于第五跖骨处,且疼痛感维持在 3/10 分。她经常感觉足外侧负重困难。右脚踝疼痛局限于前外侧,偶尔伴有足底外侧疼痛,且右膝的外侧也会出现间歇性疼痛。在过去 2 个月中,她的疼痛感基本保持不变。她的活动受限主要包括:长时间站立疼痛会加重;尤其是夜间的站立性姿势、跑步和下蹲时;并且在排球练习期间,起跳和着地困难。

　　客观评估:姿势检查无明显异常。腰椎检查显示,加压后右、左前、后象限活动完全且无痛。骶髂关节激发试验结果阴性。髋关节和膝关节的主动/被动活动范围正常,双侧加压无疼痛。右髋和膝关节的抗阻测试为 5/5 分,无痛且有力。

　　步态观察分析:初始触地、承重反应及站立中末期的足跟抬离早期,右下肢缺乏距下关节外翻和胫骨内旋。右下肢其他生物力学表现在站立中末期是正常的。在站立终末阶段,右踝有轻微的疼痛。

　　神经系统检查:感觉方面,皮区及皮神经分布区的轻触觉完好。本体感觉方面,左踝位置觉完好,右踝被动背屈和跖屈时位置觉减弱。在 L4、L5 和 S1 节段,双侧下肢反射均为 2+。肌力测试为 5/5 且无痛。

　　血管:胫后动脉和足背动脉双侧搏动均为 2+。

　　下肢神经动力学检查:双侧 Slump 试验结果为阴性,伴被动踝关节内翻及颈椎屈曲的直腿抬高试验结果为阴性。

　　舟骨坠落试验:右侧 6mm,左侧 5mm。

　　踝关节的特殊试验:踝关节前抽屉试验结果为阴性,下胫腓韧带联合挤压试验结果为阴性。

　　静态平衡评估:单腿站立时间,左侧睁眼、闭眼均为 30 秒,右侧睁眼 15 秒,闭眼 7 秒。

　　踝关节检查:左踝关节主动/被动关节活动度在正常范围内,抗阻测试正常且无痛。患者屈髋屈膝 90° 坐位,相对于左侧,右侧胫骨内旋受限。右踝的主动活动度,背屈 0°~5°,跖屈 0°~30°,内翻 0°~8°,外翻 0°~5°。

　　辅助被动运动试验:距小腿关节活动度减少 1+,距骨内旋及距下关节向内侧滑动活动度减少 1+。右侧远端胫腓关节活动度减少 1+,近端胫腓关节活动度减少 2+。跟骰关节跖向活动激发足外侧和足底疼痛的测试 2+。

　　触诊:单独的徒手肌力测试显示,右侧腓骨长肌和腓骨短肌无力伴轻度疼痛。第五跖骨基底部触诊疼痛。

足踝功能测量:日常生活活动量表测试结果为 72/84 分,运动量表测试结果为 22/32 分。

分析

1.该案例中是否出现警示性症状或体征?

第五跖骨基底处的疼痛提示需要 X 线检查。

2.根据案例中提供的信息,最初的物理治疗评估是什么?

患者是一位 23 岁的女性,主诉为去年踝关节反复扭伤。身体结构和功能受限因素包括踝关节疼痛、主动和被动活动范围减少、本体感觉减弱、轻度步态异常和静态平衡缺陷。受限的运动包括与排球有关的起跳与着地动作,长时间站立,跑步和蹲举;参与受限的运动包括不能完全致力于排球队的练习。症状和体征提示右侧踝关节功能性不稳,临床应激性低;分期,慢性;稳定性,不变。

慢性踝关节不稳(CAI)被认为是由患者踝关节反复扭伤和踝关节外侧韧带损伤引起的。在外侧踝扭伤中更容易受伤的韧带是距腓前韧带和跟腓韧带。有两种类型的慢性踝关节不稳,机械性和功能性。机械性不稳包括脚踝损伤后的病理性松弛所引起的踝关节不稳[1]。患者前抽屉试验结果阴性帮助临床医生排除前踝不稳,Sn 0.78 和 Sp 0.75。功能性踝关节不稳的临床特征是由本体感觉和神经肌肉缺陷引起踝关节不稳定的感觉[2]。临床医生可以通过联合象限测试和负激发/特殊试验来排除腰椎、骶髂关节(SI)、髋膝引起的疼痛或牵涉痛。附加外周敏化操作的 Slump 试验结果阴性可以排除来自神经系统的影响。

患者足底外侧的疼痛可能与一些病理解剖原因有关;然而,根据临床检查,一系列的体征和症状表明存在右侧跟骰关节活动度减少和功能障碍。伴有踝关节被动内翻和趾屈的急性踝关节扭伤后可发生骰骨综合征,患者报告踝关节前外侧疼痛。踝关节的强制跖屈和内翻损伤机制可引起对跟骰关节囊、韧带和腓骨长肌腱的刺激。与骰骨综合征相关的客观表现包括:触诊骰骨疼痛,跗中关节活动性测试时症状重现,步态终末端的止痛步态,患踝抗阻内翻/外翻时出现疼痛和无力,以及足跟/足趾抬高或单腿跳测试中的障碍。临床医生需要使用 Ottawa 踝关节原则或进行影像检查,以在手法松动或操作之前排除骨折的可能性[3]。

3.关于踝关节疼痛的鉴别诊断,还有什么需要考虑的因素?

- 腓骨肌腱炎。
- 骨折/疲劳性骨折。
- 神经损伤(压迫)或周围神经病变。
- 三角骨。
- 骨软骨缺损。
- 胫骨后肌腱炎。
- 腓骨或腓肌腱半脱位。
- 跗管。
- 距下关节扭伤。
- 血管损伤。

4.建议的治疗:手法治疗干预

a.直接治疗与间接治疗。由于患者的临床应激性较低,且临床发现被动附属运动测试中出现活动度降低及诱发疼痛,主动关节活动度受限,所以直接的手法治疗干预是合适的。针对外侧踝扭伤后,目前有基于临床预测法则(CPR)的临床发现支持关节松动。CPR 显示阳性似然比为 5.9,表明 4 个预测变量中 3 个变量为阳性的患者会对关节松动/手法后产生积极反应,从而使阳性似然比增加。CPR 中的 4

个预测变量包括：站立时踝关节疼痛加重、夜间症状加重、舟骨下降≥5mm，以及远端胫腓关节活动度降低[4]。

　　b.手法治疗技术的应用和选择包括以下方面(关节松动或操作)：

- 距下关节外侧滑动。
- 近端和远端胫腓关节。

　　距小腿关节牵引[4]和前后向滑动[5][关节松动或动态关节松动(MWM)[6]借助弹力带固定距骨前侧]。

　　证据：Green等[5]证明在急性踝关节扭伤后接受了距小腿关节前后向关节松动的患者，在3个疗程后，步速得到提高且踝关节活动度增加。Collins等[6]在对关节进行动态关节松动术后，背屈角度明显改善，而没有明显的疼痛压力阈值或热痛阈的改变，这表明MWM对亚急性踝关节扭伤有机械效应。

　　c.确定锻炼或相关的家庭锻炼计划。

- 跟腱在负重和非负重位的拉伸[4]。
- 字母练习[4]。
- 抗阻练习和增强式训练。
- 本体感觉训练——在一项Meta分析中，急性和慢性踝关节扭伤患者在进行本体感觉训练后，其功能得到了改善；然而，对于本体感觉训练在关节位置觉、肿胀、活动度或运动恢复方面的优势，目前还没有共识。

　　5.临床建议。对近端胫腓关节的评估是很重要的，因为近端和远端胫股关节的功能重要性与足和踝关节的运动学有关。Hubbard和Hertel发表的证据描述了远端胫腓关节的一个前侧位置性缺陷[9]，而其他的作者则报告了继外侧踝关节扭伤后的后侧位置性缺陷[8]。

　　6.近端和远端胫腓关节被认为是联合关节，关节动力学运动主要在前/后和上/下滑动，以及向外/内旋转的骨动力学运动。Ogden[11]通过透视观察，使近端胫腓关节的运动可视化，并表明由于踝关节背屈期间距骨的外旋，使得近端胫腓关节外旋。

参考文献

1. Hertel J. Functional anatomy, pathomechanics, and pathophysiology of lateral ankle instability. *J Athl Train*. 2002;37(4):364–375. [PMID 12937557]
2. Hertel J. Functional instability following lateral ankle sprain. *Sports Med*. 2000;29(5):361–371.
3. Jennings J, Davies GJ. Treatment of cuboid syndrome secondary to lateral ankle sprains: a case series. *JOSPT*. 2005;35(7):409–415. [PMID 16108581]
4. Whitman J, Cleland JA, Mintken PE, et al. Predicting short-term response to thrust and non-thrust manipulation and exercise in patients with post inversion ankle sprain. *JOSPT*. 2009;39(3):188-200. [PMID 19252260]
5. Green T, Refshauge K, Crosbie J, Adams R. A randomized controlled trial of a passive accessory joint mobilization on acute ankle inversion sprains. *Phys Ther*. 2001;81(4):984–994.
6. Collins N, Teys P, Vicenzino B. The initial effects of a Mulligan's mobilization with movement technique on dorsiflexion and pain in subacute ankle sprains. *Man Ther*. 2004;9(2):77–82.
7. Ismail MM, Ibrahim MM, Youssef EF, El Shorbagy KM. Plyometric training versus resistive exercises after acute lateral ankle sprain. *Foot Ankle Int*. 2010;31(6):523–530. doi:10.3113/FAI.2010.0523. [PMID 20557819]
8. Berkowitz CM, Kim DH. Fibular position in relation to lateral ankle instability. *Foot Ankle Int*. 2004;25:318–321.
9. Hubbard T, Hertel J. Anterior positional fault of the tibia after sub-acute lateral ankle sprains. *Man Ther*. 2008;13:63–67.
10. Postle K, Pak D, Smith TO. Effectiveness of proprioceptive exercises for ankle ligament injury in adults: A systematic literature and meta-analysis. *Man Ther*. 2012;17:285–291.
11. Ogden JA. The anatomy and function of the proximal tibiofibular joint. *Clin Orthop Relat Res*. 1974;101(101):186–191.

索 引

共同交流探讨
提升专业能力

扫描本书二维码，获取以下资源

☆**交流社群** >>>>>>>>>>>>>>

加入本书专属读者交流群，一起分享阅读心得

☆**推荐书单** >>>>>>>>>>>>>>

获取康复、按摩及骨科学图书推荐，拓展专业视野

扫码添加智能阅读向导
助你实现高效阅读

操作步骤指南

① 微信扫描左侧二维码，选取所需资源。

② 如需重复使用，可再次扫码或将其添加到微信的"收藏"。